2022
药品监管前沿研究

中国药品监督管理研究会
上海市食品药品安全研究会　组织编写

主　编　张　伟　执行主编　唐民皓

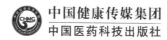

中国健康传媒集团
中国医药科技出版社

图书在版编目（CIP）数据

2022药品监管前沿研究 / 中国药品监督管理研究会，上海市食品药品安全研究会组织编写；张伟主编 . — 北京：中国医药科技出版社，2022.12

ISBN 978-7-5214-3458-3

Ⅰ .②2… Ⅱ .①中… ②上… ③张… Ⅲ .①药品管理—监管制度—研究报告—中国 Ⅳ .① R954

中国版本图书馆 CIP 数据核字（2022）第 194630 号

策划编辑 于海平 **责任编辑** 吴思思
美术编辑 陈君杞 **版式设计** 也 在

出版 **中国健康传媒集团** | 中国医药科技出版社

地址 北京市海淀区文慧园北路甲 22 号

邮编 100082

电话 发行：010-62227427 邮购：010-62236938

网址 www.cmstp.com

规格 710×1000mm $^{1}/_{16}$

印张 26 $^{3}/_{4}$

字数 432 千字

版次 2022 年 12 月第 1 版

印次 2022 年 12 月第 1 次印刷

印刷 三河市万龙印装有限公司

经销 全国各地新华书店

书号 ISBN 978-7-5214-3458-3

定价 **128.00 元**

获取新书信息、投稿、为图书纠错，请扫码联系我们。

编 委 会

序

　　中国药品监督管理研究会和上海市食品药品安全研究会共同组织编写的《2022 药品监管前沿研究》已经完成，本书为药品监管前沿研究类的年度报告。回顾本书的编写过程，恍如昨日。2021 年春，本书的编撰计划开始酝酿；2021 年秋，编委会正式启动本书的规划编辑工作。截至 2022 年 9 月，本书 34 篇研究报告已经通过编委会审改和中国医药科技出版社的初步审核，即将出版发行。

　　本书为近年来"两品一械"监管领域研究成果汇编。《中华人民共和国药品管理法》《中华人民共和国疫苗管理法》《医疗器械监督管理条例》及《化妆品监督管理条例》相继颁布、修订实施，相关核心配套规章有序出台，"两品一械"监管法律法规体系日趋完善，为坚决守住安全底线，促进医药产业高质量发展提供了有力保障。本书聚焦"两品一械"监管及产业发展的热点、难点和痛点，以法治思维和法治方式破解"两品一械"监管领域的"瓶颈"，为全面落实监管新制度、新理念及继续推进药品监管政策的改革创新提供助力。

　　目前，我国医药产业正处于从高速增长向高质量发展跨越的关键时期。本书紧扣医药产业高质量转型进程中的新需求、新问题，探索总结药品监管新方法，为推动制药大国向制药强国跨越提供助力。

　　近年来，已有多个平台或者载体，助力政府、企业、以及社会有关各方共同推进药品治理研究；各大高校专家学者不断献力推动医药监管政策研究；执法队伍逐渐扎根监管一线，从实证角度梳理分析问题并摸索化解路径；产业界不断致力医药科技创新实践；以上各方都积累了不同视角的研究成果。

本书集各家之大成，群策群力，凝聚行业和各方专业力量，切入新时代下药品监管实践中的热点问题，重点聚焦产业发展的痛点和政府监管的难点，着力寻求化解路径并提出相关对策方案。

在此向全体参与本书研究、编审工作的同志表示衷心感谢。欢迎广大读者对本书提出宝贵意见，以便日后进一步完善。

2022 年 12 月 1 日

前　言

近年来，医药行业一些机构和组织将行业相关最新统计数据、专题调研样本和市场商业信息等进行研究加工和分析，对发展趋势进行预测，并以年度蓝皮书或其他文集形式面世，成为医药企业规划产品线、谋划未来的一个重要信息来源。但专注于药品监管政策研究的年度报告文集却极为鲜见，这对于致力于药品监管研究的智库而言，无疑是一个缺憾。基于此，在邵明立创会会长倡导下，在中国药品监督管理研究会的指导和策划下，上海市食品药品安全研究会积极承担起年度研究报告文集的组织编撰工作。

要编撰成一本什么类型的研究报告集？这是编撰者首先需要解决的方向性问题。立足于研究会作为智库的功能定位以及多年来参与药品监管决策的经验积累，经反复讨论和意见征询，锁定了聚焦点——药品监管政策的前沿。什么是"前沿"？即防御阵地最前面的边缘地带，比喻科学研究中最先进、最尖端的领域。这意味着本研究报告集既要符合研究型智库的专业特点，聚焦于国家药品监管政策中正在探索中且尚未破解的问题，又要全方位收集和汇聚近年来涉及药品监管政策方面前瞻性的研究成果，为国家监管政策的研究制定提供有参考价值的意见和建议。

2015 年，国家以药品医疗器械审评审批制度改革为切入点，出台了一系列药品监管政策的重大改革举措。在此基础上，2019 年新版《中华人民共和国疫苗管理法》和新修订《中华人民共和国药品管理法》面世，此后《医疗器械监督管理条例》修订和《化妆品监督管理条例》相继出台，药政领域法律制度的"四梁八柱"得以重构。在"两法两条例"的引领下，药品监管政策改革和创新步入了高速运行的"快车道"，一系列的监管配套政策陆续面世，药品监管制度体系建设逐步完善。但在我国当今社会巨大变革背景下，面对全球医药科技的迭代和更新，如何顺应和契合医药产业高质量发展的迫切需求，如何吸纳和借鉴国际药品治理的成功经验，铸就符合我国国情的药品监管政策，业界的有识之士仍有诸多改革设想和实践探索在酝酿之中。古人云："谋定而后动，知止而有得"，这意味着制定任何公共政策，须有前期周密、准确和有预判的谋划为铺垫。反之就可能会走弯路，付出试错代价，甚至于贻误产业良性发展的机遇。因此，国家药品监管政策需要有前沿的研究探索，这恰恰也是智库可以发挥政府"外脑"的基本职能之所在。

作为监管政策智库应当具有两个方面的功能：一方面要为政府制定监管政策做前期方案的调研、设计和布局，以助力政府科学监管；另一方面要吸纳产业对优化监管政策的诉求和建议，及时反馈至政府监管的决策层，以促进产业高质量发展。由此，智库应当承担起药品监管前沿探索者的角色，围绕国家监管政策的重点和走向，主动选择和设计前瞻性方案，"大胆假设，小心求证"，提出智库对于监管政策的思考和建议，同时还应当将这个领域监管政策的分析、思考和建议做定期的汇集、编撰和发布，以满足政府部门、行业组织、研究机构和医药企业等各方面的需求，这便是组织编辑本书的初衷。

《2022 药品监管前沿研究》收集了近两年内中国药品监督管理研究会和各专委会以及上海市食品药品安全研究会组织开展的课题研究成果，也转载收录了近两年来一些专家学者在专业期刊登载的部分研究报告。根据编委专家会讨论和商议，本书分为学术理论、制度探索、产业前沿、监管决策、执法实践五个板块，共收录了 34 篇研究报告。本书是编辑团队的起步之作，由于启动时间较短，经验不足，工作难免存在疏漏之处，敬请各位专家、同行提出宝贵意见。

衷心感谢编撰团队各位编委、审稿专家和收录文章的各位作者以及出版社各位同仁的默默付出和辛勤杰作。

张　伟　唐民皓

2022 年 11 月 22 日

目 录

执法实践

学术理论

中国药品监管科学研究：进展、挑战与展望

社会共治：新时代药品安全国家治理的战略选择

中国药品监管科学研究：
进展、挑战与展望

张怡 [1]
1. 清华大学万科公共卫生与健康学院

摘要： 监管科学是一门聚焦前沿的新兴交叉学科。为了应对科技发展引起的监管挑战，美国、日本、欧盟等发达国家和地区的药品监管机构都在大力发展监管科学。2019年4月30日，我国药品监管科学行动计划正式启动。经过3年努力，研究获得了实质性进展。但总体而言，我国药品监管科学建设仍处于起步阶段，尚未有力提升药品监管能力和水平，形成高效能监管引领医药产业高质量发展的局面。本文通过评估我国药品监管科学行动计划的实施情况，分析查找现阶段我国监管科学发展存在的短板和不足。在此基础上，本文从顶层设计的角度总结了美国药品监管科学研究体系和体制机制建设经验，并为我国药品监管科学发展提供了完善建议。

关键词： 药品监管；监管科学；发展路径；机制建设；人才培养

一、前言

药品是治病救人的特殊商品，关系到公众的生命安全和身体健康。如何保障药品安全，促进药品高质量发展，是世界各国药品监管机构共同关注的焦点问题。进入21世纪后，科学技术飞速发展。一方面，生物技术、纳米技术、人工智能、大数据等新兴科技在药品研发、生产等环节的广泛应用极大地促进了人类的生命健康。另一方面，随着新产品、新技术、新工艺、新材料的出现，传统的监管模式、方法和工具已无法满足药品监管的需求。为了应对新兴科技引起的监管挑战，美日欧等发达国家和地区的药品监管机构都在大力发展监管科学。

　　作为一门聚焦前沿问题的新兴学科，监管科学自20世纪70年代以来历经酝酿，日益受到各国公共领域监管机构的重视。发展监管科学已成为全球药品监管的必然趋势[1]。近年来，监管科学也逐渐成为我国药品监管的工作重点和理论研究热点。在实际工作方面，国家药品监督管理局（以下简称国家药监局）在2019年4月30日启动中国药品监管科学行动计划，正式开展监管科学研究。经过3年的努力，我国药品监管科学研究已获得实质性进展。在理论研究方面，相较于美日欧，我国药品监管科学研究起步较晚。赵嘉、谭德讲等在2014年对监管科学的由来、定义、主要研究内容、作用进行了初步介绍[2]。此后，学者对发达国家特别是美国药品监管科学战略规划、制度机构建设、人才培养等方面进行了全面而深入的研究[3-7]。自2019年起，学者对于我国药品监管科学的研究日益丰富。邵明立从战略高度提出了我国药品监管科学的研究框架[8]。毛振宾、林尚雄从学科体系、学术体系和话语体系三个维度，探讨了中国特色药品监管科学体系之建构[9]。还有学者聚焦生物药、中药、基因和细胞治疗产品等重点领域，对中国药品监管科学研究提出建议[10-12]。

　　在肯定成绩的同时，也应当认识到，我国药品监管科学研究还处于起步阶段，尚未有力提升药品监管能力和水平，形成高效能监管引领医药产业高质量发展的局面。有鉴于此，本文将对中国药品监管科学行动计划的实施情况进行评估，分析查找现阶段我国监管科学发展存在的短板和不足。随后，本文将从顶层设计的角度总结美国药品监管科学研究体系和体制机制建设经验，在此基础上为我国药品监管科学发展提供完善建议。

二、我国药品监管科学发展概况

（一）我国药品监管科学的发展历程

　　我国药品监管机构一直践行科学监管理念，积极推动监管科学发展。2013年，中国药品监督管理研究会正式成立，填补了我国在药品政策领域缺乏专门学术团体的空白，对我国药品监管科学的发展起到了积极的推动作用[13]。2016~2021年，中国药品监督管理研究会共组织召开了五届中国药品监管科学大会，汇聚专家学者、监管工作者和医药行业代表，共同探讨监管科学新兴研究热点，为后续中国药品监管科学行动计划的出台提供了智力支撑。

2019 年 4 月 30 日，国家药监局发布中国药品监管科学行动计划，拉开了我国药品监管科学研究的序幕。该行动计划以支撑药品安全及高质量发展为目标，旨在推动监管理念制度机制创新，解决影响和制约药品创新、质量、效率的突出性问题，是推进我国药品监管体系和监管能力现代化，助力我国从制药大国向制药强国迈进的"驱动器"。行动计划立足于当前我国药品监管急需，明确了发展监管科学的 3 项重点任务，即启动监管科学重点项目，开展创新性研究，实现关键领域突破；建设监管科学研究基地，夯实我国药品监管科学基础，培养监管科学领军人才；推出一批药品审评与监管新制度、新工具、新标准、新方法，加快实现药品治理体系和治理能力现代化。

2021 年 2 月 19 日，中央全面深化改革委员会第十八次会议审议通过了《关于全面加强药品监管能力建设的实施意见》（以下简称《实施意见》），对新发展阶段推进药品监管体系和监管能力现代化作出了系统部署。《实施意见》提出，要实施中国药品监管科学行动计划，紧跟世界药品监管科学前沿，加强监管政策研究，加快推进监管新工具、新标准、新方法研究和应用。同年 12 月，国家药监局、国家发展和改革委员会（以下简称国家发改委）、科学技术部（以下简称科技部）等八部委联合印发《"十四五"国家药品安全及促进高质量发展规划》，将中国药品监管科学行动计划列为重要任务，为下一阶段我国药品监管科学的发展指明了方向。

（二）取得的进展

自 2019 年中国药品监管科学行动计划实施以来，我国药品监管科学经过 3 年的统筹推进，初步形成了以重点项目、监管科学研究基地、重点实验室"三位一体"的研究框架和体系（图 1）[14]。

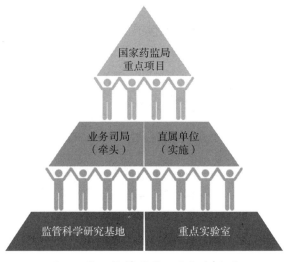

1. 重点项目

2019 年 4 月，国家药监

图 1　药品监管科学研究框架体系

局以解决监管问题为导向，聚焦国际医药产业发展前沿，启动了首批 9 个监管科学重点项目，覆盖细胞和基因治疗产品、纳米类药物、人工智能医疗器械等多个领域。重点项目主要由国家药监局制定分工方案，由相关司局牵头，会同有关直属单位和部分省局制定项目实施方案、明确研究计划，并依托监管科学研究基地和重点实验室，共同开展创新性研究。目前，首批重点项目已取得积极的研究成果，制定新工具、新方法、新标准 103 项，其中 45 项已应用于药品监管工作，对提升药品监管能力和水平、加快创新产品上市起到了重要的技术支撑。在总结首批重点项目实施情况的基础上，国家药监局在 2021 年 6 月再次启动了第二批 10 个重点项目，相关研究正在稳步推进中。

2. 监管科学研究基地

国家药监局依托国内知名高校和科研机构，通过认定、共建、签署框架协议等模式，先后建立了 12 家监管科学研究基地，范围覆盖药品（中药）、医疗器械、化妆品和创新领域[14]。研究基地主要有两大任务：一是开展监管科学创新研究，夯实我国药品监管科学基础；二是开展监管科学基础理论研究，推进监管科学学科建设，培养高水平的专业人才。

目前，各研究基地立足监管需求，瞄准医药产业发展前沿，结合自身特色和专业优势，开展了针对性的监管科学研究。经过 3 年努力，研究基地在助力开发药品审评与监管新工具、新标准、新方法，推进监管科学学科建设和人才培养方面取得了实质性进展，为创新产品监管提供了重要的技术支撑（表 1 ）。

表 1　国家药监局监管科学研究基地

药品（中药）	医疗器械	化妆品	创新领域
沈阳药科大学 山东大学 中国药科大学 中国中医科学院（中药） 北京中医药大学（中药）	四川大学 华南理工大学	北京工商大学 江南大学	海南省真实世界 数据研究院
北京大学 中国医学科学院			

3. 重点实验室

重点实验室是我国药品监管科学研究的重要技术支撑机构。《"十四五"

国家药品安全及促进高质量发展规划》明确要求"统筹推进监管科学重点实验室建设"。自中国药品监管科学行动计划正式实施以来，国家药监局已于2019年7月和2021年2月评审认定了两批共117家重点实验室。

从机构类型来看，第一批45家重点实验室主要以中国食品药品检定研究院为龙头、省级检验检测机构为依托；第二批72家重点实验室则在高校、科研机构和医院进行了重点布局和建设（图2）。允许第三方机构参与检验检测工作，利用社会力量丰富现有的专业技术资源，是加强我国药品监管能力建设的一次有益探索。

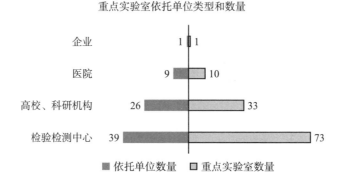

图2 重点实验室在依托单位的布局

从区域划分看，这117家重点实验室分布在27个省（市）。其中，国家药监局在京津冀（33家）、江浙沪（21家）和粤港澳大湾区（17家）等医药产业集中的区域进行了重点布局，覆盖比例高达61%；同时，国家药监局也关注其他地区的医药产业发展，布局了46家重点实验室（图3）。

　　从监管产品类别和研究内容看，117家重点实验室涵盖中药、化学药、生物制品、医疗器械、化妆品和创新性前沿技术等多个医药产品类别（图3）。研究内容以监管科学战略需求为导向，聚焦在中药传承发展、细胞和基因治疗、人工智能等医药产品创新研发、重点产品监管等前沿问题，为我国医药产品高质量发展提供强有力的技术支撑。

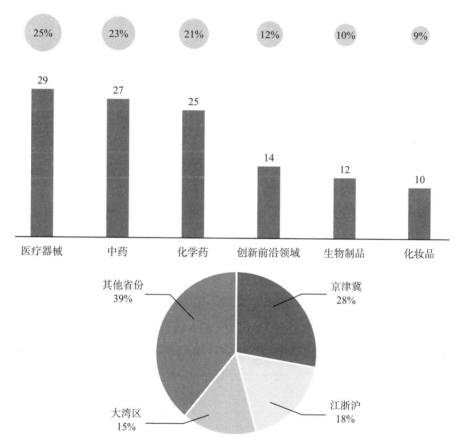

图3　重点实验室在不同地域和监管产品类别的布局

　　针对重点实验室建设的具体情况，国家药监局在2022年1月出台了《国家药品监督管理局重点实验室考核评估规则（试行）》。规则要求建立重点实验室年度报告制度和动态的准入和退出制度。评估考核机制的建立，一方面能够促进重点实验室不断提升自身的专业水平，另一方面也能使国家药监局全面了解重点实验室的运行和管理状况，及时总结经验，发现问题和短板，进一步完善重点实验室布局，提升重点领域检验检测能力。

（三）存在的问题

尽管我国药品监管科学研究已取得一定成就，产出了多项新工具、新方法、新标准，一定程度上加速了创新医药产品上市。但总体而言，当前我国药品监管能力与医药产业高质量发展需求不匹配的问题仍然显著。从体系建构层面看，我国药品监管科学发展主要存在以下问题。

1. 机制建设

（1）内部管理和运行机制　发展监管科学不仅需要战略规划，更需要组织落实、具体部署。目前，中国药品监管科学行动计划的实施主要由国家药监局科技和国际合作司负责，并已成立重点实验室管理办公室，支持和管理重点实验室的发展与运行。但机构内部暂未建立专门的管理和运行机制，负责监管科学相关项目和合作机构的遴选、评估以及日常沟通联络等工作。

（2）协作机制　高效的协作机制有助于促进产业界、学术界和政府机构的协作联动，形成监管合力。截至 2022 年 5 月，国家药监局已建立 12 家监管科学研究基地和 117 家重点实验室。但由于国家药监局相关司局、直属单位与各研究基地、重点实验室之间尚未建立起顺畅的沟通交流平台，可能导致信息与资源共享存在障碍，出现重复研究和力量分散的情况。

（3）投入保障机制　缺乏长期稳定的投入保障机制，是制约我国药品监管科学发展的主要因素。尽管国家药监局已协调科技部，将药品监管科技相关需求纳入到国家科技计划体制中，并有十个项目获得了国家重点研发计划"科技助力经济 2020"重点专项立项支持。但总体而言，当前对监管科学研究项目的经费投入仍然不足。此外，由于药品监管部门本身预算有限，对监管科学研究基地和重大实验室的建设无法给予足够的经费支持，可能会在一定程度上影响基地和实验室开展监管科学创新研究的积极性。

（4）评估考核机制　科学合理的评估考核机制一方面能够激发合作机构的研究活力和创新力，不断提升监管科学研究水平，另一方面也有助于国家药监局评估并进一步完善监管科学战略规划和布局。目前，国家药监局已建立重点实验室定期考核和动态调整机制。重点实验室每年应当提交年度报告，并接受年度考核和不定期检查，未通过评估的实验室将被取消资格认定。但是，目前尚未针对监管科学总体战略、重点项目以及监管科学研究基地建立科学的评估考核机制和指标体系。

（5）成果转化机制　监管科学是一门以监管需求为导向，为监管决策提供支撑的应用科学。目前，监管科学研究已产出 103 项新工具、新方法、新标准，并有 45 项研究成果已应用于药品监管实践。然而，监管科学研究的成果转化与应用与医药产业创新发展和人民群众用药需求相比，仍存在一定差距。需要进一步完善成果转化机制，突破成果转化瓶颈。

2. 人才培养

国家药监局一直注重高层次监管人才培养，并采取了一系列措施加强专业人才队伍建设。中国药品监管科学行动计划明确将"推进监管科学学科建设，培养监管科学领军人才"列为监管科学研究基地的重要任务。目前，各研究基地结合自身特色和专业优势，在监管科学人才培养方面进行了有益探索，并取得了一定成绩。但整体而言，由于建设时间较短，投入经费有限等因素，我国尚未建立起系统的监管科学人才培养体系，药品监管人员专业能力不强的问题仍然比较突出。

三、美国药品监管科学发展及其对我国的启示

美国食品药品管理局（FDA）是第一个将监管科学概念引入其监管战略的药品监管机构。为解决监管医药产品时遇到的挑战，美国 FDA 在 20 世纪 90 年代正式提出了监管科学的概念，并将其作为 21 世纪重点推动的学科。美国 FDA 的这一举措并不让人感到意外。事实上，美国 FDA 的百年历程正是其逐步强化以科学为基础，不断发展、完善监管体制的曲折发展历程[1]。不得不承认，美国药品监管制度仍然是当前国际社会的金标准。美国药品监管科学研究和应用对我国发展药品监管科学具有一定的借鉴意义，值得深入思考和研究。

（一）美国药品监管科学的发展历程

进入 21 世纪后，生命科学、纳米新材料、大数据、人工智能等新兴科学技术在药品研发、生产等环节得到广泛应用，使得传统监管工具、方法和手段捉襟见肘。面对新的监管挑战，美国 FDA 必须从长期以来的被动式监管转变为具有前瞻性的主动式监管，开发和应用新工具、新方法和新标准来应对新形势下的药品监管新需求，更好地保障公众健康。2004 年，美国 FDA 发布《创

新／停滞：新医疗产品关键路径上的机遇和挑战》白皮书，号召全社会共同努力来解决影响医药产品研发的关键问题，从而使现代生物医学研究成果能迅速转变为促进公众健康的创新医药产品[15]。之后的几年里，美国 FDA 又发布了一系列白皮书，系统分析评估其执行了近半个世纪的药品监管体制和政策。在2007 年发布的《未来药品安全》报告中，美国 FDA 科学委员会直言，整个机构存在科学基础薄弱、员工能力不足、信息基础设施不完备等严重的系统性问题[16]。为了确保美国 FDA 能够继续履行其保障公众健康的使命，美国国家科学院药品研究所在 2010 年 2 月召集国会议员、美国 FDA 和其他政府机构官员和学者，共同探讨如何发展药品监管科学。美国 FDA 科学委员会在会上重申了美国 FDA 存在人力资源限制、缺乏科学基础以及信息技术薄弱等问题。此外，由于缺乏足够的财政支持，美国 FDA 的科学家只能根据经费来源而非基于真正的科学需要来开展研究。另一方面，由于学者普遍不具备监管思维，导致美国 FDA 与学术界的合作也无法有效开展。基于这些系统性障碍，与会专家提出了构建监管科学基础设施的两种可能模式：合作模式和卓越中心模式。此外，各位专家还提出了构建药品监管科学的基本框架和实施路径[17]。

2011 年 8 月 17 日，美国 FDA 发布《促进 FDA 监管科学：战略规划》，正式推行以科学为基础的监管理念。该战略规划将监管科学定义为"开发新工具、标准和方法用以评价所监管之产品的安全性、有效性、质量和绩效的科学"。美国 FDA 在规划中明确了监管科学的 8 个优先领域；考虑到全球化问题，2013 年又新增"加强全球产品安全网络"为第 9 个优先领域（表 2）。通过确定每个优先领域内的关键科学挑战并制定具体实施计划，美国 FDA 明确了监管科学的发展方向，也为外部研发活动提供了指引。战略还提出了推进监管科学的可能路径，包括与其他政府部门合作、完善员工培训和职业发展体系、建立监管科学和创新卓越中心，以此树立美国 FDA 监管科学文化，夯实科学基础，鼓励员工参与研究[18]。

为了落实《食品药品安全和创新管理法》的要求，美国 FDA 在 2013 年发布了《推动药品监管科学的战略和实施规划》，针对美国 FDA 在优先领域面临的监管难题提出了具体的解决方案，以推动监管科学研究与实际应用。首先，积极开展内部监管科学活动，包括加强实验室基础研究、鼓励员工基于监管数据开展研究、建立内部资助机制激励美国 FDA 员工开展监管科学研究。其次，通过协助机制和外部资助机制，与其他政府机构、学术界、产业界等开展广泛的交流合作，促进监管科学创新。在促进监管科学具体应用方面，美国 FDA 采取的措施包括：①建立完善的员工培训体系；②推动新科学在监管决策中的应用，包括制修订监管指南和规范、召开特定产品的咨询委员会会议等；③加强基础设施建设，支持在审评申请时运用新兴科技。

此外，美国 FDA 以新的监管需求为导向，针对生物医药新技术制定了具体的监管科学计划，例如《纳米科技监管科学研究计划》（2013）和《毒理学发展路径指南》（2017）。美国 FDA 还在 2019 年和 2021 年相继发布了《技术现代化行动计划》（TMAP）和《数据现代化行动计划》（DMAP），以加强技术基础设施建设。TMAP 旨在通过计算机硬件和软件的现代化，构建一个能够受理、评估和分析新型数据来源（例如，真实世界数据）的技术架构，而 DMAP 则更关注数据的管理、质量控制、分析和实时使用[19, 20]。TMAP 和 DMAP 的发布为美国 FDA 技术现代化奠定了基础，助力美国 FDA 在监管决策中更好地应用现代技术创新监管工具和方法，提升监管效能。最后，考虑到新冠肺炎疫情对公共卫生的影响，美国 FDA 在 2021 年发布了《推进监管科学：监管科学重点领域》报告，确立了新形势下监管科学需要重点关注的四大领域（表 2）[21]。

表 2　中美两国药品监管科学重点领域／课题比较

美国	中国
监管科学优先领域（2011）	**行动计划首批重点项目（2019）**
1. 促进毒理学现代化，以增进产品的安全性 2. 推动临床试验和个性化医疗的创新，以改善产品开发和患者治疗效果 3. 创造新的方法以改进产品的生产工艺并提高产品质量 4. 确保 FDA 已经为新兴技术的评估做好充分准备 5. 通过信息科学整合各种数据资料并加以利用，以提高健康结果 6. 推行以预防为主的食品安全体系，以保障公共卫生 7. 加快制定医疗对策，为美国和全球抵御各种健康威胁 8. 进一步发展社会和行为科学，以帮助消费者和专业人员在选择产品时做出知情决策 9. 加强全球产品安全网络（2013 年新增）	1. 细胞和基因治疗产品技术评价与监管体系研究 2. 纳米类药物安全性评价及质量控制研究 3. 以中医临床为导向的中药安全评价研究 4. 上市后药品的安全性监测和评价方法研究 5. 药械组合产品技术评价研究 6. 人工智能医疗器械安全有效性评价研究 7. 医疗器械新材料监管科学研究 8. 真实世界数据用于医疗器械临床评价的方法学研究 9. 化妆品安全性评价方法研究

续表

美国	中国
监管科学重点领域（2021）	行动计划第二批重点项目（2021）
1. 公共卫生准备和应对 针对新兴传染病开发医疗应对措施和准备，开发减少病原体污染的技术，解决药物滥用和抗生素耐药性问题，确保食品安全和复方制剂质量 2. 通过创新增加选择和竞争 个性化诊疗和精准医疗，复杂创新临床设计，微生物研究，新型食品和成分，再生医学，先进制造，增加对复杂药物的仿制替代品的获取，生物标志物等产品开发工具 3. 释放数据的力量 产品安全监测，AI、电子健康技术、真实世界数据等多样化的数据和技术 4. 赋能患者和消费者 了解患者和消费者的偏好和观点，对患者报告的结果和其他临床结果开展评估，赋能患者和消费者做出更明智的决定	1. 中药有效性安全性评价及全过程质量控制研究 2. 干细胞和基因治疗产品评价体系及方法研究 3. 真实世界数据支持中药、罕见病治疗药物、创新和临床急需医疗器械评价方法研究 4. 新发突发传染病诊断及治疗产品评价研究 纳米类创新药物、医疗器械安全性有效性和质量控制评价研究 基于远程传输、柔性电子技术及医用机器人的创新医疗器械评价研究 新型生物材料安全性有效性评价研究 化妆品新原料技术指南研究和化妆品安全监测与分析预警方法研究 恶性肿瘤等常见病、多发病诊疗产品评价新工具、新标准和新方法研究 药品、医疗器械警戒技术和方法研究

（二）美国药品监管科学发展对我国的启示

美国 FDA 不仅以监管新需求为导向进行顶层设计，发布了一系列药品监管科学战略规划、具体实施计划和路线图，更为重要的是，美国 FDA 还建立了配套的制度机制，确保规划能够顺利实施。

1. 设立专门机构

美国 FDA 在机构内部成立了专门机构来推动监管科学的应用与发展。首先，监管事务办公室下设监管科学办公室（ORS），为美国境内的 16 家实验室开展高质量的科学研究提供战略领导。其次，首席科学家办公室（OCS）下设监管科学与创新办公室（ORSI），主要负责：加强核心科学能力和基础设施建设；与其他政府机构、全球监管合作伙伴、学术界和业界等合作，为各类监管科学研究项目和活动提供支持；征求外部顾问和利益相关方的意见，协助确定、审查和满足美国 FDA 的科学需求和优先事项等[22, 23]。

考虑到自身资源和专业知识的局限性，美国 FDA 在 2011 年启动了监管科学和创新卓越中心（CERSI）计划，旨在加强与学术机构的合作伙伴关系，通过引入外部"智力"开展监管科学创新研究、培训和学术交流，夯实美国FDA科学基础，推动监管科学创新发展。自2012年起，美国FDA已与四所高校和一家医院签署合作协议，建立了马里兰大学CERSI、加州大学旧金山分校和斯坦福大学联合CERSI、约翰霍普金斯大学CERSI以及耶鲁大学梅奥诊所联合CERSI[24]。CERSI组织架构见图4。

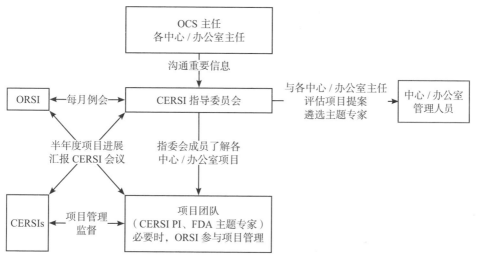

图 4　CERSI 组织架构

为了更好地推进CERSI计划，美国FDA特别成立了CERSI指导委员会。指导委员会由美国FDA各中心/办公室指定的资深科学家组成，ORSI主任担任指导委员会主席。具体职责包括：确定CERSI计划的优先研究领域；审阅CERSI合作项目申请书；制定研究影响指标，评估CERSI项目的执行情况、成果和影响；向ORSI和各CERSI提供建议和指导；确保CERSI相关事项和活动有效地传达给美国FDA各中心/办公室等。指导委员会的日常运行和管理工作由ORSI负责，主要包括：促进ORSI、CERSI指导委员会和各CERSI之间的有效沟通；管理CERSI计划和CERSI研究项目。

2. 促进产业界 - 学术界 - 政府（产学官）合作

如前所述，美国FDA深知机构自身的资源和专业知识是有限的。因此，美国FDA通过建立各种协作机制和资助机制，积极推动学术界、产业界和政府机构合作，最大限度利用社会"智力"资源，共同推进监管科学创新研究，开发新工具、新方法、新标准，以应对监管科学关键领域带来的监管挑战。

（1）监管科学和创新卓越中心　美国 FDA 通过建立 CERSI 与学术机构开展合作，积极推动监管科学创新研究，以解决美国 FDA 在优先领域面临的监管难题。目前，美国 FDA 基于最新监管需求确立了 CERSI 研究的三大优先领域：①涉及产品全生命周期和人口群体的最前沿主题，例如肿瘤学、发展个性化医疗、数字健康技术的评估等；②开发、评估提高美国 FDA 监管产品质量和安全性的方法；③开发能够改善和简化产品临床审评和上市后评估的方法和工具。基于学术机构的不同学科优势和自身特色，四个 CERSI 都有不同的研究重点。CERSI 指导委员会定期根据研究影响指标，评估 CERSI 研究项目的执行情况、成果和影响。

（2）广泛机构公告　自 2012 年以来，美国 FDA 通过广泛机构公告（Broad Agency Announcement，BAA），这一特别的合同机制向外界广泛征求创新想法和提案，并通过 BAA 资助学术界、产业界和其他政府机构开展监管科学前沿研究，以提高美国 FDA 在优先领域的监管水平。通过 BAA，美国 FDA 可以在其专业知识或能力有限的领域，利用外部知识和基础设施，创新医药产品开发和审评的新工具、新方法，解决监管难题。截至 2022 年 5 月，美国 FDA 通过 BAA 资助了监管科学九大优先领域内的 81 项研究项目。

（3）公私伙伴关系　美国 FDA 作为以科学为基础的监管机构，能够用来直接资助监管科学研究的经费有限。因此，美国 FDA 通过与学术界、产业界以及患者组织等建立公私伙伴关系（Public–Private Partnership，PPP）或联盟，在监管科学研究、教育和推广方面合作，引领创新医药产品研发。对于产业界而言，PPP 是其参与监管科学研究以及监管科学人才培养最重要的渠道。

值得一提的是，所有外部研究成果都可以在美国 FDA 数据库中获取，确保外界对美国 FDA 可能开发和应用的新工具、新标准和新方法有所了解[19, 20]。美国 FDA 还建立了评估考核机制和指标体系（例如，前述 CERSI 研究影响指标），定期对监管科学研究成果进行评估，分析其在推动监管科学、促进监管决策科学化方面的效用，为下一步工作提供完善建议[25]。

3. 加强专业人才队伍建设

美国 FDA 深知一支专精于前沿科学的人才队伍对监管创新医药产品的重要性。因此，美国 FDA 非常注重员工的培训和职业发展，通过构建多层次的人才培养体系，不断强化员工的专业知识和技能，以提升监管能力和水平。

（1）内部资助　美国 FDA 通过设立竞争性内部资助计划，鼓励各中心/办公室的科学家和审评人员开展监管科学关键领域研究，促进各办公室和中心之间的跨部门协作交流。此外，美国 FDA 还发起了英才计划，为美国 FDA 的科学家们提供机会与学术机构相关研究领域的权威专家合作交流，畅通专业人才的职业发展渠道。

（2）培训和教育项目　美国 FDA 为员工提供了多种职业发展培训，确保员工对最新科技进展有所了解，包括在机构内主办讲座、邀请外部科学专家分享最佳实践和信息，为员工提供在职教育等。美国 FDA 各产品审评和科学研究中心还为处于不同职业发展阶段的科学家、研究员提供针对性的培训和课程。

此外，美国 FDA 还通过 CERSI 提供培训项目，具体包括四大类：① 由美国 FDA 和各 CERSI 共同资助的，或由高校独立举办研讨会和培训课程；② 由 CERSI 组织系列讲座、线上及线下研讨会，汇报监管科学研究的最新进展；③ 由各 CERSI 设立奖学金项目，资助本科生、研究生和高校的年轻科学家参加培训；④ 举办监管科学主题的学生竞赛。

（3）学科建设　经过二十年的酝酿发展，美国药品监管理论体系和学科体系逐渐成形。2020 年，监管科学作为专业条目被收录至美国第六版《学科专业目录》。这意味着监管科学作为一门新兴学科，正式获得了美国教育部门的认可。目前，不少美国高校都设置了监管科学学科，开设了相关课程。马里兰大学、加州大学旧金山分校和约翰霍普金斯大学等高校还提供监管科学硕士和博士学位教育[26]。

四、推动我国药品监管科学发展的建议

深入贯彻落实"四个最严"要求，坚持人民至上、生命至上，保障药品安全，促进药品高质量发展，满足人民群众的日益增长的用药需求，是新发展阶段下药品监管机构肩负的新使命。面对新形势下的监管挑战，国家药监局积极回应，立足国际监管科学前沿和我国药品监管亟需，出台了中国药品监管科学行动计划。经过国家药监局 3 年的统筹推进，监管科学研究已取得积极成果，中国特色药品监管科学框架体系初步形成。但从当前情况看，我国药品监管科学的研究与应用与美日欧等国家和地区相比仍处于起步阶段，还存在一些短板和弱项。因此，本文认为应当借鉴美国发展和应用药品监管科学的经验，从推动国家科技创新和医药产业高质量发展的战略高度，进一步加强顶层设计，完善我国药品监管科学战略规划，推动药品监管科学向纵深发展[27, 28]。具体建议如下。

建立健全监管科学工作机制，全面落实监管科学战略部署。推动药品监管科学发展是一项兼具专业性和复杂性的系统工程，不仅要提升科学研究的能力和水平、加强基础设施建设，还要兼顾资源整合以及与学术界、产业界和其他政府部门的交流合作等行政事宜。因此，监管科学的稳步推进离不开强有力的组织领导和机制保障。

首先，完善的内部管理和运行机制。在国家药监局内部设立专门的监管科学管理办公室，负责落实中国药品监管科学行动计划的战略部署，包括重点项目、研究基地、重点实验室的遴选、评估考核以及与相关单位沟通联络等日常管理和运行工作，以便更好地推进行动计划的实施。

其次，高效的协作机制。监管科学是一门多学科相交叉的前沿学科，受限于自身资源和专业知识，药品监管机构很难独立推动监管科学快速发展。因此，建议国家药监局建立协作机制，积极推动产业界、学术界和相关政府部门开展交流合作，凝聚社会"智力"资源共同推进监管科学创新研究，激发协同效应，实现合力共赢。另一方面，搭建监管科学互动平台，促进国家药监局相关司局、直属单位与监管科学研究基地、重点实验室之间的沟通交流和信息共享，形成"药品监管科学研究共同体"，集中力量进行科研攻关，助力新工具新标准新方法的开发，以监管科学为引领提升药品监管效能。

再次，稳定的投入保障机制。深入推进监管科学研究需要长期稳定的经费资助。构建监管科学投入保障机制，加大对重点领域的支持力度，对提升我国药品监管科学研究水平具有重要的促进作用。因此，建议根据医药产业发展需要，在国家科技创新体系中系统布局，将监管科学重点项目逐步纳入国家科技重大专项或国家重点研发计划，补齐药品监管科学研究方面的短板。

从次，科学规范的遴选和评估机制能够推动相关单位不断提升监管科学研究水平，也能使国家药监局全面了解监管科学发展情况，及时总结经验教训，进一步完善监管科学战略布局。因此，建议建立科学合理的指标体系，规范监管科学重点项目、研究基地和重点实验室的遴选，定期评估重点项目的研究成果以及研究基地和重点实验室的运行成效。建立动态调整和退出机制，对于未通过评估的基地和实验室，取消资格认定。

最后，高效的成果转化机制。紧跟生物医学技术发展和医药产业创新前沿，建立以监管需求为导向的成果转化机制，加快推动监管科学研究成果的转化应用，破解当前制约药品监管能力的"卡脖子"问题。

构建多层次的人才培养体系，实现监管人才数量和质量的"双提升"。中国药品监管科学行动计划的出台为我国培养高质量、专业化的监管人才提供了基本遵循。以行动计划为基础，立足医药产业高质量发展和药品监管长远规划，从顶层设计的高度制度药品监管科学学科建设规划，构建多层次的人才培养体系，破解当前监管人才供给与需求不匹配的问题，为实现我国药品监管体系和监管能力现代化提供强有力的人才保障和智力支撑。

首先，从学科建设角度看，监管科学是一门集药学、医学、生物学、公共管理学、法学等多学科相交叉的新兴学科。鼓励监管科学研究基地依托高校开设监管科学课程，设置监管科学学科，构建多层次的监管科学学位教育体系，培养具有多学科背景和国际视野的复合型人才，加强监管科学专业人才梯队建设。

其次，从人才培养角度看，探索建立以国家药监局高级研修学院为主体，以监管科学研究基地为依托的药品监管科学培训教育体系，科学布局功能定位，统筹教育资源，形成监管科学教育合力。尝试高级研修学院、地方药监部门、监管科学研究基地联合培养模式，为审评员、检查员、检验检测机构专业技术人员等提供具有针对性的专业能力培训和继续教育，破除人才发展瓶颈，实现专业监管人才数量和质量的"双提升"。

当前，我国正处于从制药大国向制药强国转型的关键时期。展望2035年，随着监管科学的深入发展，我国药品监管能力将得到进一步提升，实现高效能监管引领医药产业高质量发展，更好地满足人民群众日益增长的健康需求。

参考文献

［1］张怡，王晨光. 监管科学的兴起及其对各国药品监管的影响［J］. 中国食品药品监管，2019（7）：21-29.

［2］赵嘉，谭德讲，高泽诚，等. 监管科学的起源定义及作用［J］. 中国药事，

2014, 28（12）: 1290–1293.

［3］刘昌孝，程翼宇，范骁辉. 转化研究：从监管科学到科学监管的药物监管科学的发展［J］. 药物评价研究，2014, 37（5）: 385–391.

［4］杨悦. 监管科学的起源［J］. 中国食品药品监管，2019（4）: 13–23.

［5］时君楠，梁钻姬，赖云锋，等. 发展和应用监管科学：中国、美国、欧盟和日本的药品监管机构的经验［J］. 中国食品药品监管，2020（5）: 38–55.

［6］张雅娟，杨景舒，孙文爽，等. 美国 FDA 监管科学与创新卓越中心建设初探［J］. 中国新药杂志，2020, 29（22）: 2528–2534.

［7］贺亮，董晨东，茅宁莹，等. 美国药品监管科学人才培养实践探究及对我国的启示［J］. 中国新药杂志，2021, 30（5）: 385–393.

［8］邵明立. 中国药品监管科学研究框架之思考［J］. 中国食品药品监管，2019（12）: 4–9.

［9］毛振宾，林尚雄. 打造中国特色的监管科学学科体系、学术体系和话语体系［J］. 中国食品药品监管，2020（4）: 4–13.

［10］王军志. 我国生物药监管科学的发展概述［J］. 中国新药杂志，2018, 27（21）: 2465–2471.

［11］刘昌孝，张铁军，黄璐琦，等. 发展监管科学，促进中药产业传承创新［J］. 药物评价研究，2019, 42（10）: 1901–1912.

［12］杨建红，陈江鹏，赵晓宇，等. 药品监管科学研究之基因和细胞治疗产品Ⅰ：我国监管体系的问卷调研及结果分析［J］. 中国药事，2021, 35（5）: 504–515.

［13］刘昌孝. 国际药品监管科学发展概况［J］. 药物评价研究，2017, 40（8）: 1029–1043.

［14］中国药品监督管理研究会. 高效能监管促进高质量发展——第五届中国药品监管科学大会观点综述［J］. 中国食品药品监管，2022（2）: 4–13.

［15］FDA. Critical Path Opportunities Report［R/OL］.［2022–07–13］（2022–07–13）. https://humanmotioninstitute.de/assets/documents/Critical_Path_Initiative_Report_FDA_2006_1.pdf.

［16］Subcommittee on Science and Technology of FDA. Science and Mission at Risk［R］. 2007.

［17］Institute of Medicine. Building a National Framework for the Establishment of

Regulatory Science for Drug Development：Workshop Summary［R］. 2011.

［18］FDA. Advancing Regulatory Science at FDA：A Strategic Plan［R］. 2011.

［19］FDA. Technology Modernization Action Plan［R］. 2019.

［20］FDA. Data Modernization Action Plan［R］. 2019.

［21］FDA. 2021：Advancing Regulatory Science at FDA：Focus Areas of Regulatory Science［R］. 2021.

［22］FDA. About the Office of Regulatory Science（ORS）［R/OL］.［2017-08-12］（2022-07-13）. https://www.fda.gov/science-research/field-science-and-laboratories/about-office-regulatory-science-ors.

［23］FDA. Office of Regulatory Science and Innovation［R/OL］.［2022-06-09］.（2022-07-13）. https://www.fda.gov/about-fda/office-chief-scientist/office-regulatory-science-and-innovation.

［24］Centers of Excellence in Regulatory Science and Innovation（CERSIs）［R/OL］.［2022-06-10］（2022-07-13）. https://www.fda.gov/science-research/advancing-regulatory-science/centers-excellence-regulatory-science-and-innovation-cersis.

［25］FDA. Strategy and Implementation Plan for Advancing Regulatory Science［R/OL］. 2013：FDA，CERSI Research Impact Metrics. www.fda.gov/science-research/advancing-regulatory-science/cersi-research-impact-metrics.

［26］张雅娟，张琳，陈俊辉，等. 监管科学的学科建设和人才培养［J］. 中国食品药品监管，2022（1）：20-31.

［27］徐景和. 推进药品监管科学研究向纵深发展［N］. 中国医药报，2021-04-15（001）.

［28］焦红. 进一步加强药品监管科技支撑［J］. 前进论坛，2022（4）：35-36.

社会共治：新时代药品安全国家治理的战略选择

唐民皓 [1]

1. 上海市食品药品安全研究会

摘要：《中华人民共和国疫苗管理法》（以下简称《疫苗管理法》）和新修订的《中华人民共和国药品管理法》（以下简称《药品管理法》）首次将"社会共治"作为基本原则写入了法律总则，这意味着国家药品安全治理发生了重大的战略变革。"社会共治"主要为了解决药品安全治理中"政府独大"和"监管失灵"的问题，通过社会多元主体的共同参与和承担，实现"官民共治"的新的社会治理模式。本文对药品监管和治理进行了比较分析，并深入论述了在"社会共治"框架下未来参与药品治理的各主体角色和实现途径。

关键词：社会共治；协同治理；政府一元单向监管；科学监管

药品安全问题是涉及公众健康和民生保障的基本问题，也是体现国家治理体系和能力建设的一个重要领域。2019年，《疫苗管理法》和新修订的《药品管理法》中，首次将"社会共治"作为基本原则写入了法律总则（第三条），这是继《中华人民共和国食品安全法》（以下简称《食品安全法》）之后，国家再次将"社会共治"确定为国民生命健康领域实现社会治理的重要法律原则；2021年，国务院修订的《医疗器械监督管理条例》亦将"社会共治"作为产业监管的基本原则。这两项医药领域重要法律法规对基本原则的调整，标志着我国药品安全国家治理的一次重大的战略性调整，药品安全治理理念和实践的改革创新迈入了一个全新的发展阶段。

一、"社会共治"是药品安全治理战略的重大变革

药品作为一种与人体生命健康相关的风险产品，国家必须保证药品的安全、有效和可及。在国家治理体系中，对药品的安全和风险防范，也体现了国家治理能力中保障民生和维护社会稳定的一种基本能力。在世界各国，都将药品与一般商品加以区别，并授权政府专业机构实施专门的监管政策和措施。但药品也具有一般商品的属性，不能因为其产品有一定特殊性，就忽视了对该产品管理的科学性和有效性。在业已高度市场化的药品生产经营领域里，如何构建更加科学的、与时代相适应的国家治理体系和治理能力，是当前医药行业和全社会对政府的迫切要求，也是政府及其药品监管部门无法回避的严峻话题。

我国 20 世纪 80 年代以来，改革开放推进了医药行业的市场化进程，药品从原有国家指令计划管理的行业，迅速转型为一个具有高度市场化的竞争性行业。快速释放的市场"魔力"不断冲击和困扰着转型中的社会经济秩序，"市场失灵"的弊端逐渐凸现。针对这一问题，国家秉承旧经济体制既有的政府管理惯性，借鉴先行国家常用的监管路径，迅速构建起政府"一元单向监管"的治理模式，制定了以《药品管理法》为主体的法律架构，组建起药品专业化的监管队伍，对药品从研发到使用的全过程实施强监管，形成了具有中国特色的社会转型时期特有的监管体制和机制。这种以监管为主要手段的政府"一元单向监管"治理模式对一定时期药品领域的风险防范起到了重要的"保底"作用。然而，药品安全的相关事件并未就此消失，药品全产业链中或大或小的风险隐患无所不在，药品安全问题仍然不断困扰着全社会的消费者，药品安全监管的实际绩效与公众热切期待的治理目标依然存在不小的差距，"药品监管体系和监管能力存在的短板问题日益凸显，从而影响了人民群众对药品监管改革的获得感"。药品监管体系和监管能力的"短板"可能存在于多方面，但多年以来药品安全治理实践证明，传统的政府"一元单向监管"治理模式最主要的"短板"是国家有限的监管资源难以承担起药品安全治理的所有责任。政府"一元单向监管"治理模式的主要特征是政府单纯依托自有的监管资源和能力，单纯依赖于强势监管措施和连续性整治运动，单

纯依靠严厉惩戒和高压处罚手段；其局限在于不重视市场主体自律管理的积极作用，不认可其他社会资源参与药品治理的作用。一言以蔽之，即政府力求用一己之力包揽了药品安全几乎所有的治理事务和社会责任。

近年来，药品安全事件的多有发生，药品安全问题成了一段时期内涉及民生的热点问题，政府"一元单向监管"模式受到来自社会和业界的批评和责难。为了解决这一问题，国家历经了多次药品监管体制的重大变革，每次体制改革着力于监管机构的分合，监管事权的再配置，力求从监管体制本身的优化重组来解决药品安全治理难题，但并未超越和突破政府"一元单向监管"的治理模式。应当承认，在任何现代国家的社会治理中，强大的政府监管是十分必要的，监管资源的不断优化配置也是必需的，但全然依赖于现有的政府监管体系和监管能力，让其在复杂的市场环境下承受几乎全部的药品安全治理责任，不管从监管成本还是监管能力看，都是很不切实际的。面对整个医药产业中复杂的供应链、面广量大的安全隐患和风险点，单依靠政府有限的监管资源，常常显得捉襟见肘、力不从心，难以达到预期的治理目标。从近年来在疫苗生产和经营领域多次发生的安全风险事件也充分证明，政府"一元单向监管"的治理模式很难在药品供应链的诸多领域和环节中完全走出"监管失灵"的现实困境。

党的十八届三中全会提出："全面深化改革的总目标是完善和发展中国特色社会主义制度，推进国家治理体系和治理能力现代化"。"十九大"报告进一步提出："我们要在继续推动发展的基础上，进一步加强和创新社会治理，打造共建共治共享的社会治理新格局"。所谓"国家治理体系"，其构成要素包括了执政党、政府、企业、社会、民间和媒体等各类主体，涉及各领域的体制、机制、程序以及相关行为规范等；所谓"国家治理能力"即是运用国家制度充分组织和动员社会的各类主体参与国家和各类社会事务的治理的途径、手段、措施和方法等。国家治理体系和治理能力现代化，表明了中国的执政党和政府正在从思想上、行动上摒弃了传统"监管"的套路，由"政府一元单向管理"，转型为由政府、市场、社会和民众"多元交互共治"的治理模式，这是国家治理大政的战略性变革，是实现国家"善治"的客观要求和必然走向。

在这种国家宏观治理变革大背景下，以《药品管理法》为基础的药品治理法律制度中，明确倡导"社会共治"，并积极借鉴世界各国在药品安全治理方面的成熟做法，将国家治理变革要求转化为药品法律治理的战略目标和行动指南，这一变革将深刻影响我国药品安全治理的战略格局和资源配置，具有极其重大的现实价值和深远的历史意义。

二、"社会共治"是药品安全治理的必然选择

长期以来，"治理"仅仅被解读为国家依靠公权力来管理和维护正常的社会秩序，我们常用的"监管"（学术界也称之为"规制"或"管制"）一词在内涵上似乎更加接近传统意义上的"治理"，是市场经济条件下政府为实现某些公共政策目标，对市场主体进行的监督、规范与制约。20 世纪 90 年代以来，西方政治学家、经济学家以及管理学家不断赋予"治理"以新的含义，使之与"监管"的概念区分开来，并形成了现代意义上的治理理论体系。目前学界对"治理"一词并未给出确切定义，但"治理"的概念比"政府（监管）"一词的含义更为广泛，已经成为学界和社会的共识。"治理"反映这样一种观念，即各国政府并不完全垄断一切合法的权力。在政府而外，社会上还有一些其他机构和单位可以参加维持秩序，参加经济和社会调节[1]。在目前的国家管理理论和实践中，"治理"的内涵与外延已远远超出传统的政府监管的意义。

"社会共治"从字面上可以简单解读为政府与政府以外其他主体的"共同治理"或"协同治理"。在社会科学的协同治理理论中，"共治"的目的在于改善社会治理实际效果，实现对国家和相关领域"善治"的治理目标。从市场秩序形成机制的研究看，在市场秩序发生变革的历史时期，市场的治理秩序存在"自发性与建构性的互动"，"政府突破体制壁垒的制度创新与企业重塑市场惯习的规则创新之间的相辅相成"[2]。这种所谓的两种"秩序"的"互动"和"相辅相成"，实际上就是对"社会共治"的理论阐述。有学者认为，现阶段提出"社会共治"的背景，"主要是为了解决发展中国家'政府独大'和'无法治理'两种现象并存的矛盾。社会共治从本质上说就是破除权力的垄断。破除这种垄断，意味着一个很简单的道理，即政府只是治理社会问题的一个主体，在该止步的地方必须停下来，承认自己在一些问题上的低效或者无效，让社会发挥功能"[3]。也有学者指出，"共治是指在多元化社会发展

中迫切需要构建的包括党委、政府、社会组织和公民个人等多元力量共同参与的社会共同治理格局"[4]。编者以为，在国家治理体系和治理能力现代化的语境中，"社会共治"即意味着不能再将"国家治理"与强化公权力的管制画等号，而是要强调社会多元主体的共同参与和承担，实现"官民共治"的新的社会治理模式。

在药品安全领域，"监管"与"治理"在内涵方面存在本质上的差异：①任务目标不同。"监管"与"治理"尽管都是为了维护公众的健康与安全，但药品监管的目标常常局限于更多是要维护公众安全和社会稳定，力图在一定时期内不发生重大药害事件，不要被媒体炒作，并让公众对政府监管公信力保持基本的信心；"治理"目标则要求从社会资源配置和制度的协调上，动员各方面的社会力量，从国家治理的长远目标上维护药品的安全、有效和可及，并兼顾医药企业发展的利益所在，寻求所有社会成员意志和愿望的最大公约数。②参与主体不同。药品监管更多注重发挥政府和监管部门及其相关事业机构的准入管理和监督检查作用；而"治理"主体的特点更加"多元"，除行政主体外，还包括企业、行业组织、社会第三方机构、媒体等其他社会组织乃至公民个人。这意味着社会中的多元角色不仅仅是被治理的对象，也是参与治理的主体。③权力来源不同。政府的监管权来自于以《药品管理法》为主体的药品管理法律法规的授权，这体现了法定职责必须为和法无授权不可为的精神；而治理强调多层次多领域依法治理，治理权中的相当一部分由行业内的共同约定，或企业内部的自身规范约束，是企业的自我规制或通过行规行约的共同约定和遵循，是社会主体的自我约束、自我管理，即所谓的"自治"。政府监管机构的公权力与企业自我管理、行业自律相结合，体现了法律制度倡导的"社会共治"。④权威性质不同。药品监管事权由国家的强制力作为支撑，它的施行有赖于国家的权威和强力机器的保证，且往往是单向的、强制的、刚性的；治理的权威除来源于国家法律规范之外，更多地来源于政府与企业意愿的契合，来自社会主体间的共识、协商或契约，也来自经济组织内部的"私权利"，等等。治理的权威形成过程是复合的、合作的、包容的，治理活动更容易达到各方的合意，将更有助于治理目标的实现。⑤手段方式不同。传统的监管更多采用标准制定、行政许可、行政处罚等命令控制型方式，对失范者处以法律惩戒（并常常以严厉、从重处罚等）为基本监管方式；而"多元"的治理结构使得政府部门、社会组织、市场主体之间不再是单纯的"命令—服从"关系，不再强调从科层制的规制体系与直接执行行政任务的单向度规制为唯一方式，向综合运用管理的、市场的、契约的治理机制发展[5]。通过约定达成更多的合意、沟通、协商、指导、激励，通过引入先进技术来防范安全风险。

2021 年，国家药监局等八部委发布的《"十四五"国家药品安全及促进高质量发展规划》对药品安全领域的"社会共治"做了框架性的描述："严格落实药品安全企业主体责任、部门监管责任和地方政府属地管理责任，鼓励行业协会和社会公众参与药品安全治理，推动形成政府监管、企业主责、行业自律、社会协同的药品安全共治格局"。也有学者在研究中将参与药品安全"社会共治"格局中的主体角色做了进一步细化的阐述，即"企业负责、政府监管、行业自律、公众参与、媒体监督、社会协同、法治保障"的社会共治格局[6]。可见预见，"社会共治"的理念下，我国药品安全领域传统的政府"一元单向监管"的治理模式将逐步转型为由政府和各类市场主体、社会组织机构和民众"多元交互共治"的治理模式，政府药品监管机构、医药企业、医药相关社会组织、个人等不同行为主体间将形成了一种"多元交互"的协同共治关系，从而促使医药领域的市场主体、社会组织、机构和个人以"治理者"的身份出现，并通过更多的途径和方式参与到药品安全治理的大格局中。

三、药品"社会共治"主体角色和实现途径

在国家治理的宏观语境中，"社会共治"是属于理念、原则和价值等"治道"层面的阐述，如果从可利用的社会治理的资源分析，目前中国社会可以归为三类：一是以政府组织体制为基础的国家公权力治理系统（即以政府行政监管为主和其他国家机构协同管理的组织体系，学界也称之为"第一部门"），这是一个需要加速优化和逐步转型的治理体系；二是以市场生产经营者为主体的企业组织自我约束的治理系统［即以药品上市许可持有人（MAH）为主和其他药品生产经营者构成的企业群体，学界也称之为"第二部门"］，这是一个需要大力激发和积极促进的治理体系；三是以行业组织、社会机构和公民为基础的非官方的民间治理系统（即上述两者以外的所有的

社会组织和个人，学界也称之为"第三部门"）[7]，这是一个有待深入研究并有效发掘的社会治理体系。上述三方面的社会治理资源是现代社会组织治理架构最基本的三要素，也构成了我国完整的国家治理体系。由于我国的药品安全"社会共治"刚刚起步，各治理系统构建和治理主体参与将有一个循序渐进的角色适应过程，有必要对药品安全社会共治中的主体角色定位和参与治理的实现途径进行适当的分析。

（一）完善 MAH 制度，医药相关市场主体对产品承担主要责任，并逐步成为行业治理的主角。中国要实现"从制药大国向制药强国跨越"的战略目标，务必要促进药品生产经营者成为真正有责任的企业群体。这个企业群体应该由一批富有社会责任感的科学家和企业家组成和引领，他们在技术和产品创新的同时，具有治病救人的价值取向、企业产品的责任意识、诚信守法的自我约束和积极良好的社会责任，带领本企业员工素质的持续进步，并带领行业整体素质的提升。当下，我国医药行业的稳步发展自然离不开强大的政府监管，但从长远看更要依仗于医药企业群体自我创新和自我管理的内动力的逐步构建和强大。安全有效的药品并不是监管出来的，而是优秀的药品企业生产销售出来的，因此 MAH 和相关主体理应成为医药行业安全治理的主角。从这个意义上看，2019 年修订的《药品管理法》中创制了药品上市许可持有人（MAH）制度（第六条），恰恰体现了这一重要的治理走向。《药品管理法》建立 MAH 制度的立法目的，一方面在于鼓励药品的研发创新，让更多的市场主体直接取得 MAH 资格，防止药品产能过剩和资源浪费，但法律制度更深刻的意义还在于理顺了药品主体责任的连贯性，通过明确 MAH 要对药品全生命周期安全、有效和质量可控承担责任，切实在法律层面解决了多年来"企业是第一责任人"的难题。对于 MAH 与其他药品生产经营者的关系，《药品管理法》设定了"主要责任与相应责任相结合"的责任分担机制（第三十条），要求通过签订企业间民事协议等形式，形成各企业主体间相互制约形式的"共治"，改变了以往管理责任分散的问题。可以说，MAH 制度为药品"社会共治"中最重要主体的角色定位和功能发挥做出了一个制度铺垫。在 MAH 制度框架下，在药品领域后续配套法规政策中，有必要更多地设定 MAH 和其他药企的义务和责任的条款，并倡导药品企业运用民事契约等方式，强化企业间的义务和责任，致力于逐步树立起 MAH 和其他药企的责任意识和管控机制，切实改变药品企业简单满足于通过符合监管审查的底线要求，或不加思考地被动听命于执法人员单向指令的惯习，鼓励企业在满足监管基本要求之上构建更加优质的企业管理标准和内部操作规范，促使企业从被动他律的责任承担逐步转型为主动自律的责任承担。药品安全治理政策要促进企业做强做大，扶持好企业好产品占领市场，促进中游企业和产品变成好企业好产品，并依法严惩无良企业和劣质产品，最终将其驱逐或退出市场。

（二）促进职能转型，强化科学监管，让政府回归监管规则制定者和监督执行者的角色。可以预见，在未来相当长的一段时间内，政府依然是药品安全治理的主导者和引领者，这是由于我国经济特殊发展阶段中的政府功能所决定的。但从长远发展看，政府职能务必要与政府治理能力相适应，政府是不可能包揽社会治理的全部事项和问题的，在药品安全治理方面也是如此，这是世界各国药品治理的成熟经验。编者认为，现阶段的药品监管需要重点做好两个方面的任务：一是处理好政府监管和市场配置资源的关系。我国经济体制改革和对外开放的历程，始终是围绕着如何正确认识与处理好政府与市场这一核心关系展开的。新时代医药行业的政企关系，应当是以监管关系的基础上，逐步构建起良好的服务关系、指导关系、协商关系和互动的新型关系。药品涉及人体健康和安全，是一种需要专业监管的特殊产品，但药品仍然具有普通产品所具有的属性。不能因为药品的特殊而将医药领域中政府与市场的关系简单化。面对现阶段我国的药品安全和药品企业的治理，政府监管要"有所为有所不为"，要切实改变以往"包揽一切"的"保姆"角色，回归到规则制定者和监督执行者的角色。政府监管的重点应当致力于重点把控风险，有效配置监管资源，在牢牢坚守药品监管的安全底线前提下，更大限度地允许医药企业根据市场发展需求自由配置相关的生产要素，让市场来决定资源流向，从而有效激发医药市场的活力。2022年4月10日，《中共中央　国务院关于加快建设全国统一大市场的意见》发布，明确提出了要"加快建立全国统一的市场制度规则，打破地方保护和市场分割，打通制约经济循环的关键堵点，促进商品要素资源在更大范围内畅通流动"，要"实行统一的市场准入制度"，严格落实"全国一张清单"管理模式，"统一规范评价程序及管理办法""提升全国互通互认互用效力"和"严禁各地区各部门自行发布具有市场准入性质的负面清单"，等等。国家医药监管政策有必要在构建全国统一大市场的国家战略目标中，进一步优化政府监管和市场配置资源的关系，加快清理废除妨碍统一市场和公平竞争的各种规定和做法；清理违法自行设立的各种行政许可、备案等监管事项和标准、清理在法律法规以外的各类红头文件和在监管操作中的各种口头指令，以在守住"底线"的前提下，最大限度地促进医药领域市场要素的自由配置和流动，激发市场的创造力。这是落实"十四五"促进医药产业的高质量发展的重要前提，也是构建未来药品安全"社会共治"的国家治理战略的制度保证。二是提升政府各项监管决策的科学化水平。《医疗器械监督管理条例》和新修订的《药品管理法》首次将"科学监管"作为药品管理的重要原则（第三条），这是对政府药品安全治理的提出的全新的要求。首先，药品监管人要树立起对法律的信仰，对规则的信仰，倡导法治精神、法治理念与法治思维，依法行政才是最高监管依据和准则。需要强调的是，对药品生产经营中的风险控制是药品监管的唯一目的，用科学证据和科学逻辑来研判医药产品的风险，是药品监管科学的基础。任何监管法律、行政决策和措施都应有治理成本的考量。中国药品的科学监管负有双重"使命"：在中央监管层面主要侧重于对医药产品上市监管决策的科学化，即对药品上市和上市后实行科学管理，要倡导用监管科学研发和运用新的科学的工具、标准和方法评价药品，保证上市药品的安全、有效和质量可控。中央层面监管政策的制定中应当更多地听取医药企业、行业和社会各方面的意见和建议。在地方监管层面主要侧重于对药品生产经营活动监管决策的科学化，即对药品生产经营活动和市场秩序实行科学理性的监管，要科学地设定监管执行计划、建构合理的监管框架、聚焦监管风险、优化监管资源、策划监管行动、创新发现机制和处置相应的稽查案件等，依据风险排序配置监管资源，高风险强监管、低风险少监管，基本没有风险的可以交由企业自律管理。对涉及企业权利义务的监管要求，务必权衡利弊，慎重决策。科学监管不能等同于执法实践中的最严峻的监管，不能将"最严"监管简单理解为对所有案例均实行最高额的罚款，最具杀伤力的惩戒，更不宜将立案罚款作为基层监管绩效考核的唯一指标。鉴于在基层执法实践中面对的具体案例错综复杂，应鼓励一线监管实践中逐步树立起科学的执法裁量理念，善于对具体情况进行具体的科学研判，切实体现监管的目标和价值，同时法律制度也要为基层监管提供切实可行的容错环境和免责机制。

（三）推动行业协会为药品企业服务和代言，努力担当起行业自律管理的治理角色。行业协会是由行业企业及其组织自愿组成的、为会员共同意愿并按照章程开展活动的自治、互益性的利益共同体。相比于政府监管部门和其他社会机构，行业协会与行业有更直接的贴近，具有显著的信息优势，它们可以更明了生产经营过程所涉及的产品质量标准、生产经营流程、企业管理规范等内部信息，参与行业治理的成本也远低于政府。新修订的《药品管理法》提出，"药品行业协会应当加强行业自律，建立健全行业规范，推动行业诚信体系建设，引导和督促会员依法开展药品生产经营等活动"（第十四条），这是药品治理法律制度首次明确了行业协会的定位和角色。可以说，行业协会发育的成熟度是判断一个行业治理优劣与否的重要标志。在药品安全的"社会共治"中，药品领域的各类行业协会可以进一步利用自身优势，服务企业产品质量、制定行业的质量标准、引导企业拓展市场和规范企业依法经营，发挥对企业的服务、代言和自律管理。从世界各国的实际经验看，行业协会以其自律机制参与药品安全的治理，在整合行业资源，提升行业整体素质，推动技术培训和专业咨询等服务以及搭建与政府沟通平台方面，均起到了十分积极的作用。因此，要积极推动行业协会在药品治理中担当重要角色，在协助政府实现监管目标的同时，协助政府克服"一元单向管理"的传统治理模式的局限性，并成为行业整体利益的代言人。政府在涉及企业利益的决策中务必充分听取行业协会的意见，促使行业协会反映行业对药品治理的呼声，并向政府传递行业的客观信息和真实诉求。在政府职能转变的过程中，监管部门可以借鉴发达国家和地区的治理模式，实现"简政放权"，将部分低风险环节的管理事权让渡于相关领域的行业协会来做，鼓励行业协会充分利用特有的行业资源和潜能，在药品安全治理中发挥更为积极有效的协同作用。

（四）优化媒体监督机制，拓宽社会参与监督的渠道，体现协同治理特殊价值。新闻媒体作为信息传递渠道，具有传播速度快、覆盖面广、扩散力强的信息传播特点，近年来药品生产经营领域多起安全隐患和突发事件都是通过媒体曝光并引发社会广泛关注的。媒体参与药品安全的治理具有三个方面的作用：一是对药品安全管理存在的隐患和不安全因素进行曝光。媒体则通过强大的信息搜集功能，强化对企业不规范行为舆论监督，有助于政府采取或改进相应的监管措施；二是对无良的医药企业和产品形成舆论曝光，向社会传递药品安全的相关信息，由此倒逼药品企业依法合规地开展生产经营活动；三是对政府监管中的懒政怠政和监管决策失误或舞弊等行为进行监督，促进政府监管的积极进取和政务公开。但媒体发挥药品安全协同监督机制的重要前提是，披露信息的真实和客观。由于药品的专业性特点，其产品质量问题常常很难用肉眼直接识别，即便是专业人员在很多情况下也需要通过适当技术手段才可以对药品的质量和安全问题进行鉴定。在当前传媒行业竞争加剧，尤其是自媒体疾速发展的社会环境下，促使各类媒体在药品治理方面有效发挥正向监督机制显得更为重要和迫切。为此，新修订的《药品管理法》明确要求，媒体等"有关药品的宣传报道应当全面、科学、客观、公正"（第十三条）。因此，传媒行业在涉及药品质量和安全的监督方面，也应当有一定专业性的要求，要防止为了吸引眼球而做夸大或失真的信息传播，造成不必要的社会恐慌。国家相关管理部门在鼓励新闻媒体为人民群众创造和谐的舆论监督环境的同时，要积极引导媒体在法律框架内，以客观、科学和准确的药品质量信息服务于社会，加强药品风险信息的交流，及时甄别药品安全相关信息的真实性，同时对自媒体多有发生的涉及药品安全的负面消息要加大辟谣和查处力度，及时肃清其对社会造成的负面影响。

（五）发挥独立第三方专业机构的协同治理角色，并在发展中完善行业管理规范。如前所述，在可利用的社会治理资源中，除了政府的公权力治理系统和以市场主体的自律治理系统外，还存在一个重要的"第三方"，即政府监管者与生产经营者之外相对独立的"第三部门"（前述的行业协会和媒体也应当在广义上归入"第三部门"这个类别中）。随着我国医药产业发展的深入，近年来药品领域独立第三方专业机构正在兴起，这是一类特殊的专业技术服务组织，如临床试验机构的第三方认证机构、临床试验的第三方稽查机构、药品生产经营第三方合规审计机构、药物警戒第三方受托机构、药品第三方科技咨询机构等。在早年国家的政策文件中，将这类机构统称为"经济鉴证类社会中介机构"。第三方具有身份独立、利益独立、业务独立和责任独立等法律特性，是参与药品治理的重要的专业资源。引入"独立第三方"参与市场秩序的协同治理，一个非常重要的原因在于，政府监管的资源和力量是很有限的，政府不可能为企业的所有生产经营活动做专业性"背书"，也无法为可能发生的药品安全风险"买单"。所以，对药品安全的治理可以借助和依托社会资源和市场机制让"独立第三方"参与实现部分治理目标。"独立第三方"参与药品治理，在客观上扩充和壮大了对这个领域社会治理的力量，并有助于提升药品质量安全管理的专业化水平，政府监管的压力和责任也可以在一定程度上得到社会力量的分担，监管资源可以更加聚焦在重要的风险点上。同时，政府监管部门在必要时也可以通过购买服务形式委托"独立第三方"参与政府某些方面的管理事务。"独立第三方"参与行业治理的法律制度设计，国内相关行业已有十余年的法律探索和操作实践，在食品检验、建设项目监理、特种设备监督、安全生产许可等诸多领域中，均可以看到社会"独立第三方"参与治理的行业实践；在国际医药领域的治理实践中，"独立第三方"也在发挥十分积极的作用。随着药品安全治理改革向纵深演进，药品相关法规政策将为"独立第三方"的营造健康发展的制度环境，为逐步培育这方面的资源奠定制度基础。需要强调的是，政府及其监管部门应当尽快着手研究制定和完善对参与药品安全治理的独立第三方的规制政策，借鉴发达国家和地区以及国内相关行业的管理经验，构建和完善此类机构的市场准入、资质授权、技术规范和惩戒退出机制和相关制度，避免在药品治理改革过程中，独立第三方机构在市场化运作中可能出现的负面问题，以减低治理改革带来的社会成本和社会影响。

（六）积极发挥药品专家和智库的顾问功能，用科学和理性辅助政府的监管决策。在现代治理中，专家团队和智库机构在辅助国家机关的决策过程中承担着十分重要参谋助手作用。相比之下，经由权威性专家智库的咨询意见和建议具有更高的公众认可度。尤其在如同药品监管这样的专业性领域，咨询委员会等专家顾问团队"被看作的决策者做出一系列技术性决策时不可或缺的助手"，其"为监管系统提供了其必需的专业能力和关键知识"，"在大多数的健康、安全和环境监管的项目中，即便法律没有要求，监管机构与咨询委员会之间的咨询活动也已逐渐成为例行规范"[8]。专家和智库的专业性咨询有助于化解监管决策中的疑虑和争议，也可以有效降低决策可能带来的负面影响对监管机构直接形成的社会压力和舆论风险。新修订的《药品管理法》在完善药品审评审批制度方面明确规定，要"建立健全沟通交流、专家咨询等机制"（第二十七条）。目前，在监管法规政策的制定、医药产品审评审批、风险识别和评估、重大案件的裁决等重大决策事项中，各级药品监管部门正在进一步优化和完善专家和智库的咨询机制，通过确定并聘请不同领域的技术专家的名单，组建了各种类型、不同层级的专业咨询机构和团队，强化药品专家和智库的顾问功能，做好政府机构的参谋助手，在药品安全的"社会共治"中发挥越来越大的作用。

（七）营造良好消费维权制度环境，积极探索公益诉讼，用司法机制保障安全用药的权益。消费者是药品安全最重要的利益相关者。由于消费者是药品的直接受用人，是药品安全和效用的直接感知和最终承受者，他们无疑应该是药品安全治理中不可忽视的力量。消费者参与药品安全的主要途径：一是提高安全用药常识，熟识本人或家眷常用药品的用量和副作用，及时发现和报告可疑的药物不良反应及其他与用药有关的有害反应；二是对用药中发现的疑惑和问题及时向医生和药学专业人员进行咨询，对认为存在的产品和服务可以诉诸相关企业，寻求通过民事调解解决问题，消费者也可以向政府相关机构投诉和举报，请求监管部门对相关争议进行调解，或协助监管部门对违法企业和产品依法采取的取证和查处行动。消费者还可以通过消费者组织维护自身的合法权益。为了维护消费者的权益，《药品管理法》规定，对药品质量问题造成损害的赔偿损失实行"首负责任制"（第一百四十四条），并明确规定了药品监管部门在接受咨询、投诉和举报的责任和义务以及奖励、保密等制度要求（第一百零六条），以鼓励消费者参与药品安全治理。由于药品是涉及公众生命健康的特殊产品，《药品管理法》对"企业内部举报"也做了相应规定："举报人举报所在单位的，该单位不得以解除、变更劳动合同或者其他方式对举报人进行打击报复"（第一百零六条），其目的在于鼓励违法企业的局内知情者主动揭发违法行为，这也不失为达到药品安全的治理途径之一。在药品安全治理中，当前需要深入研究同业竞争者恶意举报、"职业打假"等有偿举报等相关法律问题，以保证药品安全治理在良好的社会氛围中得以健康发展。

此外，2012 年修订《中华人民共和国民事诉讼法》时新增加了公益诉讼的规定，包括行政公益诉讼与民事公益诉讼。按照提起诉讼的主体，公益诉讼可以划分为检察机关提起的公益诉讼、其他社会团体和个人提起的公益诉讼，前者为民事公诉或行政公诉，后者为一般公益诉讼。对涉及药品安全在内的公益诉讼领域，法律规定的机关和有关组织对药品安全领域侵害众多消费者合法权益的行为，可以通过人民法院向上述机关或者组织提起诉讼，国家检察机关可以支持起诉；对负有监管部门违法行使职权或者不作为，致使国家利益或者社会公共利益受到侵害的，国家检察机关可以向行政机关提出检察建议，督促其依法履行职责。探索和拓展消费维权的公益诉讼，用司法机制保障消费者安全用药的权益，也是达到药品安全"社会共治"的重要途径之一。

参考文献

［1］彼埃尔·德·塞纳克伦斯，冯炳昆. 治理与国际调节机制的危机［J］. 国际社会科学杂志（中文版），1999（1）：91–103.

［2］白乙辰. 自发性与建构性的互动实践——关于市场秩序形成机制的研究［J］. 社会学评论，2017，5（2）：63–75.

［3］赵义. 共治本质是破除权力垄断［J］. 南风窗，2012（10）：4.

［4］包心鉴. 处理好管治与共治的关系［N］. 北京日报，2013–4–15.

［5］王瑞雪. 治理语境下的多元行政法［J］. 行政法学研究，2014（4）：131–138.

［6］徐非. 坚守食品药品安全社会共治理念［N］. 中国食品安全报，2022–03–15.

［7］王建芹. 第三种力量［M］. 北京：中国政法大学出版社，2003.

［8］［美］希拉·贾萨诺夫. 第五部门——当科学顾问成为政策制定者［M］. 上海：上海交通大学出版社，2011.

制度探索

境外药品上市许可持有人
指定境内企业法人管理模式研究

杨悦[1]，吴亦凡[1]，姜晓萌[1]，李壮琪[1]
1.清华大学药学院药品监管科学研究院

摘要： 为了落实《药品管理法》第三十八条境外持有人指定境内企业法人的条款，结合对跨国制药公司在中国的运营情况，从代理制度和合同类型的法律理论出发，分析境外药品上市许可持有人指定的境内企业法人的法理基础，深入研究美国、欧盟、日本的相关规定，提出落实《药品管理法》规定的具体建议。

关键词： 持有人；境内企业法人；代理；委托；责任

新修订的《药品管理法》第三十八条规定，药品上市许可持有人为境外企业的，应当由其指定的在中国境内的企业法人履行药品上市许可持有人义务，与药品上市许可持有人承担连带责任。而第一百三十六条同时规定，药品上市许可持有人为境外企业的，其指定的在中国境内的企业法人未依照本法规规定履行相关义务的，适用本法有关药品上市许可持有人法律责任的规定。由于境外药品持有人指定的境内企业法人缺乏具体规定，2020年国家药监局综合司公开征求《境外药品上市许可持有人境内代理人管理暂行规定（试行）（征求意见稿）》意见。行业广泛关注，但总体上仍存在争议。主要原因是各界对指定企业法人的性质、指定时间、义务、连带责任理解不统一，难以达成一致意见。本研究结合对跨国制药公司在中国的运营情况，从代理制度和合同类型的法律理论出发，分析境外药品上市许可持有人指定的境内企业法人的法理基础，深入研究美国、欧盟、日本的相关规定，提出落实《药品管理法》规定的具体建议。

一、研究背景

（一）药品上市许可持有人制度的新要求

新修订《药品管理法》第三十条明确规定，药品上市许可持有人是指取得药品注册证书的企业或者药品研制机构等。该条规定是对境内和境外药品上市许可持有人的共同界定。为了便于对境外企业作为持有人时依法履行义务和承担责任进行明确，第三十八条对药品上市许可持有人为境外企业的情形，要求应当由其指定的在中国境内的企业法人履行药品上市许可持有人义务，与药品上市许可持有人承担连带责任。

一直以来，我国的药品监管实行"属地管辖"原则，《药品管理法》第二条规定，"在中华人民共和国境内从事药品研制、生产、经营、使用和监督管理活动，适用本法"。随着药品监管改革的不断深化，在药品上市许可持有人制度全面实施的背景下，药品上市许可持有人需要对药品承担全生命周期管理责任，如果药品上市许可持有人是境外企业，则可能会出现无法直接对境外企业追究责任的问题。

一直以来，跨国制药公司或者境外企业在中国设立办事处或者代表机构，又称外国企业在华常驻代表处，是一个代表母公司在国内的业务联络机构，外商代表机构并不是一个独立的法人实体。

随着境外企业在华业务的扩展，一些跨国药企的母公司在华设立子公司，具有独立法人资格，可以独立开展药品经营活动。

部分跨国制药公司在华设立具有独立法人资格的企业，包括具有《药品生产许可证》（A类）及《药品经营许可证》的企业，其实际经营活动如推广、销售等可以由集团子公司负责。

另一类跨国制药公司虽然在华设立了具有独立法人资格的企业，但不具有国内市场运营能力；还有一些境外药品企业只在中国设立办事处或者代表机构，有的甚至并未设立代表处，主要采用许可区域授权（license-out）或与销售代理商合作的方式进行经营活动。

（二）进口药品销售代理商只负责境内销售

在没有全面实施药品上市许可持有人制度时，进口药品主要由国内销售代理商代理境内销售活动。关于进口药品国内销售代理的规定可溯源至上世纪 90 年代。1999 年，国家药品监督管理局发布了《药品流通监督管理办法（暂行）》及配套的《进口药品国内销售代理商备案规定的通知》，要求已获《进口药品注册证》的进口药品在国内市场销售，国外制药厂商必须选定中国合法的进口药品国内销售代理商，进口药品的国内销售代理商必须向国家药品监督管理局备案，并接受所在地药品监督管理部门的监督管理。进口药品国内销售代理商是指直接与国外制药厂商订立进口药品国内销售代理协议的代理商，包括总代理、地区代理等。但 2001 年《药品管理法》和 2002 年《中华人民共和国药品管理法实施条例》（以下简称《药品管理法实施条例》）中都没有相应条款支持进口药品国内销售代理商的备案。

2007 年原国家食品药品监督管理局公布《药品流通监督管理办法》代替原办法。在新办法中未提及进口药品国内销售代理商备案内容，该类备案实际取消。取消备案的原因很大程度上是因为进口药品销售代理实际上必须是取得《药品经营许可证》的经营企业，销售国产药品还是进口药品属于经营品种范围范畴，出于简政放权、放管结合的考虑，并不需要额外的许可或者备案。

2016 年 12 月 26 日起施行的原国务院医改办会同原国家卫生计生委等 8 部门联合下发《关于在公立医疗机构药品采购中推行"两票制"的实施意见（试行）的通知》明确，药品从生产企业到流通企业开一次发票，流通企业到医疗机构开一次发票。为顺应现代药品企业发展趋势，对境外药品国内总代理（全国仅限 1 家国内总代理）可视同生产企业。

进口药品国内总代理主要负责办理进口手续、进口药品在国内销售等，地区代理仅负责区域内进口药品的销售，从现有法规文件中找不到明确规定，要求进口药品销售代理承担药品全生命周期义务的要求。

（三）境外药品进入中国涉及多项代理

境外生产的药品申请在我国境内上市，境外企业在我国办理各项业务的代理并不唯一，包括药品注册代理人、境外企业检查联络人和销售代理等。

药品注册代理是依据《药品注册管理办法》（2020 年 7 月 1 日起施行）

中第九条规定：申请人应当为能够承担相应法律责任的企业或者药品研制机构等。境外申请人应当指定中国境内的企业法人办理相关药品注册事项。

药品境外检查代理人（联络人）是《药品生产监督管理办法》（2020年7月1日起施行）中第四十七条规定：药品上市许可持有人为境外企业的，应当指定一家在中国境内的企业法人，履行《药品管理法》与本办法规定的药品上市许可持有人的义务，并负责协调配合境外检查工作。

《药品管理法》明确要求，药品上市许可持有人为境外企业的，必须明确指定境内企业法人履行法律法规规定的持有人义务，在我国境内落实药品质量管理责任并承担连带责任。

在药品上市许可持有人制度下，面临一个非常现实的问题，当境外企业作为药品上市许可持有人时，谁有资格被境外企业指定为境内企业法人代为履行全生命周期义务。

二、对境外药品上市许可持有人指定境内企业法人管理的基本原则

（一）坚持简政放权、放管结合的原则

转变政府职能是深化行政体制改革的核心。党的第十九届五中全会通过的《中共中央关于制定国民经济和社会发展第十四个五年规划和二〇三五年远景目标的建议》，对加快转变政府职能作出重要部署，为全面加强政府建设、完善国家行政体系指明了方向、提供了行动指南。简政放权、放管结合、优化服务改革作为推动政府职能转变的"牛鼻子"，是一场从理念到体制的深刻变革，要始终坚持目标导向、问题导向，拿出更大的勇气、更多的举措破除深层次体制机制障碍。

《药品管理法》第三十八条的本意是建立境外企业与境内企业的代理关系，强化对境外企业义务履行的约束机制。该条款的本意并不是增加对指定的境内企业法人的行政许可事项。遵循简政放权的原则，按照《药品管理法》的本意，不增设行政许可事项，将境外企业指定中国境内的企业法人条件设定为持有《药品生产许可证》（A类）或《药品经营许可证》，符合跨国制药公司和拟进入中国市场药品企业的经营模式，指定的形式采用"共签承诺告

知制"，强化药品上市许可持有人的主体责任，不再由监管机构代替境外药品上市许可持有人对指定的中国企业法人的选择进行额外"把关"。

境外药品上市许可持有人与指定的中国境内企业法人之间是委托合同关系，因指定的境内企业法人具有《药品生产许可证》（A类）或《药品经营许可证》，因此药品监督管理机构对境外药品上市许可持有人指定的境内企业法人的监管纳入日常监督管理范畴，且无需额外监管。

（二）坚持委托合同权责对等

从委托合同的角度辨析，境外药品上市许可持有人指定的境内企业法人实际为"责任人"。药品上市许可持有人义务的履行可以由"责任人"对内通过委托的形式由其他具备能力的"子公司"或合作企业对外由"责任人"承担法律责任，实际是通过内部资源整合的方式，而不是由一个企业法人全部承担义务。被指定的境内法人以一家企业名义承诺对外承担全部义务和责任，特定义务的履行是通过内部专业化分工由不同部门或不同企业法人施行。

《药品管理法》规定境内企业法人履行药品上市许可持有人义务，与药品上市许可持有人承担连带责任。在"责任人"委托合同模式下实际责任主体变为了境内企业法人，境外药品上市许可持有人与指定的境内企业法人承担连带责任，产生了责任"倒挂"。此时，境内企业法人实质上就是境内药品上市许可持有人，这时给予其药品上市许可持有人身份才符合权责对等的原则，这需要政策上允许境内企业直接作为境外药品的持有人。

在"责任人"模式下，境外药品上市许可持有人的主责地位不变，其指定的境内企业法人在未履行法律规定义务的情况下，作为"责任人"代替境外药品上市许可持有人接受相应的行政处罚，代替其承担首负责任，将使境外药品上市许可持有人游离于法律制裁之外。这是会出现境外药品上市许可持有人权大于责，而境内"责任人"责大于权，权责不对等的表现十分明显，其责任过小可能导致权利滥用。

（三）坚持厘清主体责任与连带责任

产品责任的承担基于的法理基础是，产品上市后流通过程中涉及的各类主体承担责任。对于一般产品而言，在流通过程中所涉及的责任主体主要包括生产者、销售者。

产品责任是指由于产品存在缺陷，造成了产品的消费者、使用者或其他第三者的人身伤害或财产损失，依法应由生产者或销售者分别或共同负责赔偿的一种法律责任。产品责任的主体是产品的生产者或者销售者，产品的生产者不仅包括制造者，而且包括任何将自己的姓名、名称、商标或者可识别的其他标识体现在产品上，表示其为产品制造者的企业或者个人。

《药品管理法》中第一百四十四条中将药品上市许可持有人与生产企业并列，为生产者；经营企业和医疗机构并列，为销售者。药品上市许可持有人虽然不一定是实际生产者，但其法律地位为药品的名义生产者，或者称为表见生产者。《药品管理法》第四十九条规定，标签或者说明书应当注明上市许可持有人及其地址、生产企业及其地址等信息。

无论国产药品还是进口药品，其生产者、销售者在法律界定上是清晰的，承担产品责任或者侵权责任的主体是明晰的，依法追究法律责任是没有障碍的。

目前，有人担心药品上市许可持有人在境外时，可能因为无法联系而影响到产品责任或者侵权责任追究。实际上，进口药品存在质量问题时有多种可能的情形：最差的情况为联系不到境外药品上市许可持有人，仅能以境内销售者（销售商、医疗机构）作为被告；最好的情况为药品上市许可持有人是境内企业，以生产者身份与境内销售者（销售商、医疗机构）同时作为被告。无论哪种情况，进口药品存在质量问题时均找到责任人。药品上市许可持有人制度实施后，原来进口药品进入境内以后的销售活动并未发生本质的变化，原来可以追究责任的现在依然可以追究责任。

药品注册及上市后管理代理和境外检查代理，归为非民法意义上的行政代理，在代理关系中不涉及第三人。在连带责任承担中，行政代理只承担行政代理义务相关的"责任连带"。《药品管理法》第一百三十六条规定，药品上市许可持有人为境外企业的，其指定的在中国境内的企业法人未依照本法规定履行相关义务的，适用本法有关药品上市许可持有人法律责任的规定。行政代理活动不涉及药品商业销售活动，不涉及第三人，因此不必承担民事连带责任。

本规定中的责任连带是建立一种双重约束机制。一方面，境外药品上市许可持有人履行药品全生命周期义务，当其指定的境内企业法人停止履行或者未履行承诺的义务时，将导致进口药品的暂停销售、使用和进口。待履行义务后方可恢复销售、使用和进口。这样规定旨在倒逼境外药品上市许可持有人应当监督其指定的境内企业法人的义务履行情况。另一方面，按照《药品管理法》第一百三十六条，在对境外药品上市许可持有人无法直接处罚的情况下，可以直接处罚境外企业指定的境内企业法人。

但当境外药品上市许可持有人指定境内的一个企业法人同时承担药品注册与销售义务时，既涉及行政法律义务相关的责任连带，也涉及民事责任连带。

（四）借鉴国际经验与国情有机结合

美国和日本均允许境内药品上市许可持有人跨境持有境外生产的药品上市许可。

对于申请人在境外的，美国模式是典型的集合代理模式。美国境外申请人与其代理人在药品上市的申请表中签署共签声明，代理人为美国 FDA 与境外上市许可持有人的联络人，与境外上市许可持有人共同承担申请表中已经承诺的与药品上市后注册、风险管理相关的义务。

美国对生产场地实行登记制度。每个境外药品设施应当指定一个在美国居住或设有经营场所的美国代理人作为检查等事务的联络人。

美国的注册代理人、生产场地代理人并不对公众公开。因为从性质上看，两者均属于行政代理人，属于行政法律活动的代理范畴，不涉及第三方，因此无需公开。在申请或者登记时代理人与申请人或者登记人共签承诺的方式作为代理关系成立的证明。

当代理人未尽责时将最终影响到药品注册申请的有效性，以及在药品生产场地生产的产品的进口合法性。选择注册代理人、生产场地代理人时，申请人或者登记人应当依据自身要求对代理人的能力进行谨慎的考核和判断，并不依赖药品监管机构的批准来保证代理人的能力达到要求。

欧盟对境外生产药品与境内生产药品的药品上市许可持有人的要求相同，全部采用境内药品上市许可持有人管理模式。欧盟境内的上市许可持有人可在欧盟各国指定代表（representative），与上市许可持有人同时在药品标签中标注，作为表见销售者，与上市许可持有人共同承担产品责任等。

此外，向欧盟成员国进口药品的进口商（销售商）也必须获得成员国监管机构核发的生产许可，该生产许可的含义是进口商必须确保第三国生产商符合欧盟的 GMP 要求。

日本模式是对境外生产药品和境内生产药品的药品上市许可持有人核发制造贩卖业许可。日本对药品上市许可持有人实行行政许可管理，将获得制造贩卖业许可作为提交药品上市申请的前提条件，实际上是对药品上市申请人资质的一种认定。境外药品生产商必须指定一个持有药品对应类别制造贩卖业许可的企业采取措施避免药品损害的发生。

日本境外的企业直接作为药品上市许可持有人，也必须获得对应类别的制造贩卖业许可，且应当委托一个日本的"国内管理人"，即"代理人"。同时，境外生产商生产的药品到日本境内上市销售，境外生产商的生产设施必须获得厚生劳动省的认定（accreditation）。境外企业在提交"境外生产商认定申请"的同时，提交代理人任命"总负责人""质量管理负责人"和"安全性管理负责人"这三个职位人员的情况，当局会对这三个人的学历、经验等简历信息进行审查。

日本的模式中，境内企业与境外企业若想成为持有人都必须获得制造贩卖业许可，资质要求相同，提高了注册代理的要求。

三、建议

围绕《药品管理法》相关要求，着力夯实持有人主体责任，建议出台境外药品上市许可持有人指定境内企业法人管理规定，明确规定适用范围，对境外企业指定境内企业法人的法律地位、类型、指定方式以及承担的义务和责任提出如下建议。

（一）关于指定的境内企业法人的条件

境外药品上市许可持有人指定的境内企业法人应当为持有《药品生产许可证》（A 类）或者《药品经营许可证》的企业。

跨国制药公司的境内子公司持有《药品生产许可证》（A 类）或者《药品经营许可证》，最有可能具备药品质量管理、风险防控和责任赔偿能力，由其作为境内"责任人"具有相对优势。而对于未设立境内具有《药品生产许可证》（A 类）或者《药品经营许可证》的企业法人的单位，应当与境内具备两类证书的条件的企业合作。若出现因产品质量问题导致的损害，其责任后果直接与具有《药品生产许可证》或《药品经营许可证》的企业相关，倒逼境内企业法人认真履行义务、承担责任。

要求境内企业法人具备《药品生产许可证》（A 类）或者《药品经营许可证》，意味着这类企业已经在省级药品监督管理局的日常监督管理范畴，不额外增加监管负担。

（二）关于指定境内企业法人的形式

境外药品上市许可持有人在提交注册申请时，应当提交境外药品上市许可持有人与指定境内企业法人的义务共签承诺书，以及境外药品上市许可持有人对境内指定企业法人的授权书。

从美国、欧盟、日本的形式看，申请提交阶段就是责任主体的首次确认，无论是跨境持有模式还是境外企业指定境内企业法人的模式都应当如此。其含义在于，申请人在申请之初就应当承诺为药品注册和上市后做好准备，承担药品上市许可持有人全生命周期的义务。承诺的内容，与实际承担义务并非等同，此时仅仅是明确责任人。

境外药品上市许可持有人履行药品上市许可持有人义务的方式对外和对内不一样，对内是共同承诺履行，并非由境外企业一方或境内企业一方单独履行，其义务履行是资源整合的结果，内部可以存在各种委托合作。不采取分签承诺书的方式是为了避免固化义务履行方式，限制经营活动的灵活性。

此外，突出境外药品上市许可持有人是第一责任人，提示其选择符合条件的"责任人"，以避免义务的履行失败，最终影响产品上市，甚至受到处罚。

从药品监管部门的角度，只要双方中有一方对外履行了义务就达到监管目的，并不需要限定哪一部分义务由某一方承担，在责任追究时也可将境内企业法人与境外药品上市许可持有人视为一体。

在药品申请注册时提交指定的境内企业法人信息，其意义在于：第一，告知承诺作用，即由境外药品申请人和其指定的境内企业法人承诺已经知道应当共同履行的义务，以及违法时要承担的法律责任；第二，建立诚信约束机制，将授权书和义务共签承诺书等资料作为申请资料的一部分，如果出现相关资料造假，将按照《药品管理法》第一百二十三条提供虚假的证明、数据、资料或者采取其他手段骗取药品注册许可等追究法律责任。

（三）关于指定境内企业法人时提交信息的要求

应当对委托授权书及其附件的内容进行原则性规定，除应当包括境内企业和境外企业的基本信息，关键责任人和联络人信息以及身份证复印件；义务共签承诺书原件；授权的义务事项及权限；被指定境内企业法人的《药品生产许可证》（A类）或《药品经营许可证》的电子版。

如果境外企业选择境内企业法人不当，不仅可能影响到进口药品在境内的后续销售、使用和进口等活动，也可能要依法承担相应的法律责任。

（四）简化境内指定企业法人变更的程序

简化境内指定企业法人的变更程序，避免出现药品上市许可持有人的义务空当，确保药品注册和上市后均有持续的义务承担人，允许指定的中国境内的企业法人发生变更的，境外药品上市许可持有人应当通过注册代理人于变更前30个工作日内通过药品注册平台向药品监督部门提交变更后的授权书及境外药品上市许可持有人和新境内企业法人各自的义务承诺书，同时要求提交与原境内指定企业法人终止授权关系的声明，明确终止授权委托的时间，避免承担义务和责任出现真空时间段。

（五）明确承诺相关义务

明确境外药品上市许可持有人指定的境内企业法人应当承诺代表药品上市许可持有人依法履行10余项义务，这些义务均在共签承诺书中体现，药品上市许可持有人义务可以由"责任人"对内通过委托的形式由其他具备能力的"子公司"或合作企业履行，对外由"责任人"承担法律责任。

（六）指定的境内企业法人信息应在说明书中标注

借鉴国外经验，以及国内医疗器械、化妆品的监管模式，为降低额外备案成本，境外药品上市许可持有人指定的境内企业法人的名称、地址应当在药品的说明书中标明。

（七）关于指定的境内企业法人与招投标及谈判主体的关系

根据对国内药品招标采购、价格谈判的实际情况进行摸底调研，明确境外药品上市许可持有人、进口药品全国总代理、境外药品上市许可持有人指定的境内企业法人均有资格参加药品采购和价格谈判活动。招采和价格谈判均属于商业活动，境外药品上市许可持有人指定境内企业法人参加药品采购和价格谈判活动的，应当通过书面协议方式确认，无需药品监督管理部门审批或者备案。

（八）关于对指定的境内企业法人的监管方式问题

药品监督管理部门根据监督检查情况，应当采取告诫、约谈、限期整改以及暂停销售、使用和进口等措施，并及时公布检查处理结果。境内企业法人恢复履行承诺的义务后，药品监督管理部门应当发布恢复进口药品销售、使用和进口的通知。

（九）建立境外药品上市许可持有人与指定的境内企业法人的利益约束机制

药品上市许可持有人在境外的，药品上市的第一责任人仍然是境外的药品上市许可持有人，指定境内的企业法人并不能免除境外企业的法律责任。境外药品上市许可持有人与境内企业法人的利益是捆绑的，而不是分割的。

要求境外药品上市许可持有人应当对境内指定企业法人的授权和变更管理负责，应当确保药品上市期间指定的企业法人不间断履行承诺的义务，义务履行中断的，药品监督管理部门应当采取暂停销售、使用和进口的措施，恢复履行或者变更指定的企业法人履行承诺的义务的，再恢复进口药品销售、使用和进口。由于禁止进口涉及海关，因此规定，禁止进口通知的应当将通知信息与海关共享。

按照《药品管理法》第一百零五条的规定，境外药品上市许可持有人指定的境内企业法人的相关信息应当纳入药品上市许可持有人和指定境内企业法人的药品安全信用档案管理，日后有不良信用记录的，增加监督检查频次，可以按照国家规定实施联合惩戒。

本文为国家药品监督管理局委托课题报告节选

医疗器械注册人备案人制度的实施进展及展望

魏俊璟[1]

1.上海市食品药品安全研究会

摘要： 医疗器械注册人制度自2017年试点开始，截至2021年12月已有22个省共计391个注册人2409个产品按照试点的委托生产模式上市。《医疗器械监督管理条例》将医疗器械注册人备案人制度以法规的形式予以固化。本文围绕医疗器械注册人备案人制度实施进展情况，提出若干展望与建议，为医疗器械注册人制度基于当下实践进一步优化和细化提供若干思考方向。

关键词： 医疗器械；注册人备案人；展望

一、医疗器械注册人备案人制度概述

（一）医疗器械注册人试点及立法进展

2015年8月，《国务院关于改革药品医疗器械审评审批制度的意见》发布，2017年，中共中央办公厅、国务院办公厅发布《关于深化审评审批制度改革鼓励药品医疗器械创新的意见》拉开了药品审评审批制度改革的大幕，首次全面阐述了医疗器械上市许可持有人（注册人）制度的顶层设计。2017年，上海市药监部门发布《中国（上海）自由贸易试验区内医疗器械注册人制度试点工作实施方案》，并于后续发布了《上海市医疗器械注册人委托生产质量管理体系实施指南（试行）》等文件。天津、广东相继开展医疗器械注册人制度试点工作。2019年，国家药监局发布《国家药监局关于扩大医疗器械注册人制度试点工作的通知》（国药监械注〔2019〕33号），试点范围扩大到全国范围内的21个省、自治区、直辖市。

2021 年，国家药监局发布最新修订《医疗器械监督管理条例》，医疗器械注册人备案人制度在法规层面得到固定。为配套新修订《医疗器械监督管理条例》的实施，国家药监局 2021 年开始陆续修订发布了《医疗器械注册与备案管理办法》《体外诊断试剂注册与备案管理办法》《医疗器械生产监督管理办法》《医疗器械经营监督管理办法》，在规章层面不断细化完善。

（二）注册人备案人承担主体责任

医疗器械注册人备案人制度是覆盖医疗器械全生命周期的基本制度，医疗器械注册人备案人承担全生命周期的主体责任，明确医疗器械注册人备案人要强化医疗器械全生命周期质量管理，对研制、生产、经营、使用全过程中医疗器械的安全性、有效性和质量可控性依法承担责任。明确注册人备案人应当建立质量管理体系，开展上市后研究和风险管控、不良事件监测和再评价，建立并执行产品追溯和召回制度等。

医疗器械注册人备案人包括境内和境外。境外申请人、备案人由指定中国境内的企业法人作为代理人办理医疗器械注册、备案事项是医疗器械管理中既有的制度。《医疗器械监督管理条例》修订后进一步明确要求境外医疗器械注册人备案人指定的我国境内企业法人协助其履行全生命周期的规定义务。

（三）允许委托生产及研发

《医疗器械监督管理条例》明确注册人备案人可以委托生产也可以自行生产，可自己经营也可以委托经营，后续出台的《生产监督管理办法》和《经营监督管理办法》都强化了对医疗器械注册人的监督管理，明确注册人和受托生产企业双方责任，将委托生产管理有关要求纳入质量管理体系，并进一步完善了医疗器械生产环节的检查职责、检查方式、结果处置、调查取证等监管要求[1]。2022 年 3 月，《关于发布医疗器械委托生产质量协议编制指南的通告》（2022 年第 20 号）发布质量协议编写指南，指导医疗器械委托生产活动。2022 年 10 月 10 日，《医疗器械注册质量管理体系核查指南》在指南中明确了委托研发的管理要求，在受托方能力评估、委托研发协议、委托研发技术文档等方面予以明确。

二、医疗器械注册人制度实施进展及分析

（一）委托生产释放创新活力

医疗器械注册人制度包括注册人自行生产和委托生产两种模式，试点期间主要试委托生产模式。委托生产模式是对医疗器械行业内分工优化呼声的回应，自试点开始不断激发创新活力。美敦力（上海）管理有限公司研发委托捷普科技（上海）有限公司生产的耳鼻喉手术动力系统是首个注册人制度下的委托生产产品。2021年5月底，各试点省（自治区、直辖市）共计227个注册人的1377个产品按照医疗器械注册人制度试点获准上市，较2020年9月的552个增长近2.5倍，其中首次注册上市品种364个[2]。2021年5月，新修订《医疗器械监督管理条例》实施后，进一步释放制度红利，医疗器械注册人备案人制度在全国铺开，截至2021年底，已有22个省共计391个注册人2409个产品按照注册人制度上市。注册人备案人在京津冀、粤港澳大湾区、长三角、湘鄂等区域集中。

（二）逐步从关联企业扩大到非关联企业

医疗器械注册人制度试点早期，主要以集团公司内或者关联企业为主，如上海微创医疗集团、深圳迈瑞生物医疗等公司委托子公司的项目较多。按存在投资或控股关系、同一投资主体成立的多家公司定义为关联企业，广东在试点期间截至2021年1月，注册人与受托人为关联企业比高达74%[3]。这是基于技术秘密知识产权保护的顾虑和对于质量体系风险控制的综合因素进行考量的结果。

还有大量相熟公司之间的委托案例，这是基于公司主要决策层或管理者之间既往业务交往所产生的信任。在试点期间，也出现了为数不少的代工型企业（CMO、CDMO），原有的医疗器械注册咨询公司如奥咨达、致众等均在各地建设了CMO或CDMO平台承接委托生产等业务，部分园区也设立了相关平台公司以吸引公司入驻。但因医疗器械产品类别差异大、项目数量不稳定、高素质人才紧缺等因素，并未出现大规模集中成长的现象，尚未形成捷普、伟创力等成规模、国际化的代工企业。

（三）委托生产存在的风险

在注册人制度试点期间，黄琬纯等通过对 2020 年江苏省医疗器械注册人制度试点实施研究工作进行调研，认为风险的主要来源有注册人质量责任承担能力不足、注册人全生命周期风险管理能力欠缺、知识产权保护与委托生产难以平衡、受托生产企业落实生产责任不到位等[4]。编者分析试点至今的成功和不成功案例来看，医疗器械注册人委托生产主要存在以下方面的风险。

一是受托方存在不可预期的不确定风险。医疗器械注册周期长，注册人备案人委托受托方进行生产后需要 1~2 年，甚至更长的时间才能完成注册申报及体系核查工作。在此期间，受托方出现经营不善、人员流失、质量管理体系失控等问题将直接导致注册人备案人委托生产的产品无法完成注册或备案，前期投入全军覆没。医疗器械注册人备案人无法完全预见风险和控制风险。

二是医疗器械注册人备案人产品研发初期带来的大量不确定性。企业选择按照委托生产模式重要动因是医疗器械注册人备案人产品研发初期资金、能力不足以自建场地，具有人手少、经验差、不确定因素多等特点。这类企业委托生产往往会是公司首个产品，需要完成质量管理体系建立运行、产品研发定型、管理受托企业质量等艰巨任务，往往存在心有余而力不足的现象。个别也出现因公司经营扩大等因素进行场地搬迁，如从原有的高等院校等研发单位入住创业园区等研发场地变更的现象。部分医疗器械注册人备案人尚不具备将上述复杂事项纳入质量管理体系并进行有效管控的能力。

三是部分医疗器械注册人备案人与受托企业的职责分工无法清晰到位。医疗器械产品的复杂性决定了每个产品的生产工艺、步骤和要求都存在差异，医疗器械注册人备案人需要根据自身产品的特点和技术秘密保护等因素合理安排与受托生产企业的分工。部分存在职责混同或缺失的现象，如对某个产品的中间检验环节是由委托方确认还是受托方确认存在空白约定等。

（四）跨区域监管存在的难点

随着注册、备案和生产可分离，跨区域委托生产的产品不断增多，跨区域监管的难度也不断增加。在试点期间主要存在职责不清晰，试点过程中各地对跨省委托生产的程序和资料要求还存在一定的差异，跨省协同检查的程序还不够清晰，省级药品监管部门之间的沟通还不够顺畅，上市后监管要求还不够细化等问题。

医疗器械注册人制度的重点在于跨区域监管职责清晰、协同顺畅。在试点期间探索建立了以"品种属人、生产属地"为基础的区域监管模式[5]。为了进一步加强医疗器械委托生产的监管，2022年4月发布的《关于加强医疗器械跨区域委托生产协同监管工作的意见》（药监综械管〔2022〕21号）明确注册人备案人和受托生产企业所在地药品监管部门在医疗器械注册质量体系核查、生产环节监督检查、质量抽检、不良事件监测等监管环节的职责分工，完善各环节跨区域监管衔接机制，明确了联合检查和委托检查的流程和要求。形成了比较完善的医疗器械注册人备案人管理制度和要求。

在实践中，跨区域协同监管还主要停留在注册核查阶段，尚存在检查标准差异、监管信息不畅通、检查频次参差不齐等问题[6]。上市后监督检查开展仍然比较难，存在结果互认实现难、违法处置衔接程序尚未细化等问题。

（五）企业主体责任承担

医疗器械注册人备案人制度下，注册与生产的"解绑"有利于优化资源配置，鼓励医疗器械创新，推动医疗器械产业高质量发展。但"解绑"也意味着更多的相关方参与到其中，意味着权利、责任、义务的重新分配。例如境外医疗器械注册人备案人与其指定的我国境内企业法人之间，《医疗器械监督管理条例》明确其指定的我国境内企业法人应当协助注册人备案人履行第二十条第一款规定的义务；《医疗器械注册与备案管理办法》规定我国境内企业法人办理相关医疗器械注册、备案事项，并协助境外注册人备案人落实相应法律责任。但在实际操作中，境外医疗器械注册人备案人与其指定的我国境内企业法人两者之间的民事责任如何分配、行政责任如何承担有待进一步明晰。再如《医疗器械生产监督管理办法》明确了注册人和受托生产企业双方的责任和义务，规定注册人对医疗器械质量安全负责，受托生产企业对生产行为负责，要求双方签订委托生产质量协议，明确受托生产企业负责生产放行、注册人负责上市放行。但在实践中，如何畅通跨区域监管，夯实各方主体责任的机制尚待探索。

三、展望及建议

《"十四五"国家药品安全及促进高质量发展规划》提出到 2035 年,我国科学、高效、权威的药品监管体系更加完善,药品监管能力达到国际先进水平。药品安全风险防范能力明显提升,覆盖药品全生命周期的法规、标准、制度体系全面形成。医疗器械注册人制度基于当下实践优化和细化,着眼未来做展望和规划,助力我国医疗器械产业高质量发展。

(一)提高委托生产型医疗器械注册人备案人能力

区分不同类型的医疗器械注册人备案人,对新公司、新产品的注册人备案人给予重点关注,提高风险管理能力、质量管控能力、责任赔偿能力等方面的能力,对这类注册人备案人建议:一是加强监管部门的指导,细化对这类医疗器械注册人备案人的条件和要求,从质量管理、风险防控、责任赔偿三个方面入手,细化人员、场地、设施、设备等方面的要求,明确委托生产和委托研发质量管理中的关键要素和要求,并及时公开。帮助注册人备案人了解制度、流程和要点。二是鼓励加强同行交流,梳理成功和失败的典型案例,互相借鉴。三是鼓励社会第三方参与其能力建设,通过培训、第三方审计等方式不断提高注册人备案人能力,其培训、审计等记录可以作为评估其能力的佐证材料。四是开通医疗器械注册人备案人报告通道,鼓励其在委托生产立项时向属地监管部门指定的机构进行报告,以便监管部门尽早掌握信息,纳入宣贯和服务范围。

(二)进一步明确医疗器械注册人备案人与相关主体的关系

随着医疗器械注册人备案人委托生产的数量不断增加,此模式下生产的产品不断上市,需要进一步明确其在生产、经营、上市后管理中的法律责任。《医疗器械监督管理条例》第八十六条设置了生产、经营、使用不符合强制性标准或者不符合经注册或者备案的产品技术要求的医疗器械;委托不具备本条例规定条件的企业生产医疗器械,或者未对受托生产企业的生产行为进行管理;未按照经注册或者备案的产品技术要求组织生产,或者未依照本条例规定建立质量管理体系并保持有效运行，影响产品安全、有效几个违法情形的处罚。建议在实务中进一步明确哪些情形是委托方和受托方双罚、哪些情形是委托方或受托方单罚，以进一步理清两者的权利义务。

医疗器械注册人备案人在境外时，建议进一步明确其因境外飞检、产品质量等问题所需要承担行政责任的模式。《医疗器械监督管理条例》并未采用2018年发布的《进口医疗器械代理人监督管理办法（征求意见稿）》中对产品质量和相关服务违法行为，与境外医疗器械上市许可持有人承担连带责任的表述。《医疗器械监督管理条例》设置的是与境内代理人的关系协助其履行全生命周期的规定义务，并未要求其承担责任。建议进一步完善因产品质量和境外生产质量体系存在问题等情形的责任承担模式。如当产品质量检验不合格，境内代理人又不从事经营的情况下，可以探索建立跨境处罚的可能性和通道，也可以在后续立法中明确由境内代理人承担相应连带责任。

（三）夯实主体责任，进一步扩大自主权限

医疗器械注册人备案人制度的核心在于由其承担全生命周期的责任，管得住才能放得开。在夯实注册人备案人的主体责任的前提下，进一步扩大其在产品研发、资源配置等方面的自主权。

一是不断优化标准管理，强制性和推荐性标准结合，优化例外适用通道。首先，非底线技术要求从强制性标准中剥离出来，发挥非强制性标准的作用。目前国家药品监管部门已在分步实施，切实做到强制性标准中的全部技术要求都是与人体健康以及生命安全密切相关的"底线"要求，优先制定基础通用的医疗器械强制性标准，实现医疗器械强制性标准从产品视角到安全视角的转变、从专用到通用的转变[7]。建议监管部门在执行行业推荐性标准时，进一步明确优化适用行业推荐性标准的条件和要求，允许企业经验证后适用。进一步发挥团体标准的作用，鼓励企业在同类型产品中建立团标，做到行业自律。

再者，细化不适用强制性标准的路径和要求。医疗器械新技术、新工艺、新产品不断涌现，《关于进一步加强医疗器械强制性行业标准管理有关事项的通知》（药监综械注〔2020〕72号）提出新产品结构特征、预期用途、使用方式等与强制性行业标准的适用范围不一致时，企业在申请注册时，可提出不适用强制性行业标准的说明，并提供经验证的证明性资料。并设置了是否采

纳由医疗器械技术审评部门组织判定，必要时可会同标准技术归口单位，判定后通报、适用的管理路径。但该路径存在谁拍板谁担责的顾虑，实难走通。建议建立专家咨询审查机制，以使得该路径能够真正顺畅运行。

二是帮助优质医疗器械"引进来"，同时促进本土的创新药品和器械"走出去"。2021 年，我国进口第二类医疗器械注册受理共 3689 项，与 2020 年相比增加 11.4%。其中医疗器械注册申请 2048 项，体外诊断试剂注册申请 1641 项；进口第三类医疗器械注册受理共 3228 项，与 2020 年相比增加 5.9%。其中医疗器械注册申请 2759 项，体外诊断试剂注册申请 469 项。作为全球医疗器械厂家必争的目标市场，需持续打造市场化、法治化、国际化营商环境，吸引更多优质医疗器械产品在中国落地。

与此同时，近年来，国内企业海外布局进程不断加快。对比近几年数据，2018 年在澳大利亚、美国和新加坡有新增注册产品的中国企业总数为 543 家，2020 年新增注册产品的中国企业总数为 1299 家。中国医疗器械产品在美国、加拿大、新加坡、澳大利亚四国的产品注册数，2018 年为 5484 件，2019 年为 6345 件，2020 年大幅增长至 8644 件[8]。首个由我国医疗器械行业标准《心血管植入物 心脏封堵器》（YY/T 1553—2017）转化的国际标准《心血管植入物–经导管心脏封堵器》（ISO 22679：2021）已发布，标志着我国在持续转化国际标准、提升与国际标准一致性程度的基础上，已开始探索将我国自主制定的医疗器械标准推广到国际[9]。从企业到产品再到标准，医疗器械"走出去"步伐稳健。从长期来看，新冠肺炎疫情成为重塑全球医疗器械产业格局的催化剂。随着各个国家和地区鼓励本土产业发展政策的出台，国际竞争将越来越激烈，我国产品在全球市场中将面临更大地竞争挑战[10]。可考虑进一步加大医疗器械"走出去"鼓励力度，联合各职能部门，共同构建线上线下一体化的医疗器械"走出去"综合服务体系，提供信息共享、项目对接、标准兼容、检测认证、金融服务、争议解决等一站式服务。

三是进一步探索扩大跨境委托的可能。2022 年 6 月 29 日，国家药监局发布《支持港澳医疗器械注册人在大湾区内地 9 市生产医疗器械实施方案》，明确了港澳企业跨境委托生产医疗器械的工作程序、申报路径、资料要求、业务办理流程及时限等具体内容[11]。原港澳医疗器械产品按照进口进行管理，实施方案开启了进口产品委托生产的试点模式。进一步探讨跨境委托的可能性，对管理模式做出研究，编者建议，首先，应当明确跨境委托生产的管理模式：委托方在国内，跨境委托境外生产企业生产时，境外主体可以不获取生产许可证，但应遵守医疗器械生产质量管理规范的相关要求。委托方在境外，跨境委托境内生产企业生产，其产品在我国境内销售的，可要求该受托方取得生产许可并遵守医疗器械生产质量管理规范的相关要求。再者，应当提高跨境检查的能力，生产场地在境外的都纳入境外检查的范畴，检查的实施可以由国家药品监管部门派员前往也可以委托有能力的第三方代为实施。第三，现行《医疗器械质量管理体系用于法规的要求》（ISO 13485：2016）与各国或者地区的医疗器械质量法规联系紧密，如欧盟、澳大利亚、加拿大等国家或地区直接把该标准作为要求，我国也于2017年根据我国特点转化成了《医疗器械质量管理体系用于法规的要求》（YY/T 0287—2017）标准并发布实施。借鉴其他国家和地区经验，不断完善医疗器械质量管理规范的相关要求，提升国家化能力。

（四）监管跟进

据统计，截至2022年6月，我国已经形成了以《医疗器械监督管理条例》为核心，13部配套规章、140余个配套规范性文件、490余份技术指导原则为支撑，较为完备的全生命周期监管法规体系。但是我国的《医疗器械管理法》始终没有出台，法律体系中仍缺少最重要的"基本法"。纵观美国、欧盟、日本等国家和地区医疗器械监管立法的研究，可以看出对医疗器械的监管采取立法形式已经成为国际通行的方式，并建立了完善的国际医疗器械监管的法律、法规和技术规范体系[12]。可考虑进一步论证我国医疗器械监管立法需求与空间，为制定我国专门的医疗器械管理法做铺垫。

参考文献

［1］万静. 全面落实医疗器械注册人备案人制度［N］. 法治日报，2022-04-01（006）.

［2］赵阳，袁鹏，王兰明. 医疗器械注册人制度试点工作概况及相关思考［J］. 中国食品药品监管，2021（7）：10-17.

［3］叶仲明. 关于广东省医疗器械注册人试点的思考［J］. 中国医疗器械杂志，2022，46（1）：81-83，95.

［4］黄琬纯，李新天，张兴华，等. 我国医疗器械注册人制度试点实施的风险分

析及策略探讨［J］. 中南药学，2020，18（2）：318–321.

［5］赵阳，袁鹏，王兰明. 医疗器械注册人制度试点工作概况及相关思考［J］. 中国食品药品监管，2021（7）：10–17.

［6］邢冰冰，何天平，张大威，等. 我国医疗器械注册人制度下委托生产现状分析及建议［J］. 中国医疗器械杂志，2022，46（2）：195–199.

［7］张辉，许慧雯，余新华. 以创新思路强化医疗器械标准管理［J］. 中国药事，2021，35（9）：967–971.

［8］卢忠. 2021 年我国医疗器械产业发展现状［N］. 医药经济报，2022–01–26.

［9］国家药监局医疗器械标准管理中心. 我国医疗器械标准建设奋力疾行［N］. 中国医药报，2022–06–22（001）.

［10］中国医药保健品进出口商会. 上半年我国医疗器械"走出去"步伐稳健［N］. 中国医药报，2021–11–11（003）.

［11］齐欣. 大湾区先行先试药械跨境委托生产指引［N］. 医药经济报，2022–07–07（001）.

［12］马晓彬，洪亮. 对我国当前医疗器械监管立法的必要性和可行性研究［J］. 中国医疗器械杂志，2022，46（4）：433–437.

我国医疗器械注册人制度下委托生产现状分析及建议

邢冰冰[1]，何天平[2]，张大威[2]，梁毅[1]

1. 中国药科大学国际医药商学院；2. 江苏省药品监督管理局

摘要： 目的：梳理并分析医疗器械注册人制度试点工作的现状和存在的问题，为全面落地实施医疗器械注册人制度提供参考意见。方法：运用文献分析法、对比分析法、实地调研法综合分析医疗器械注册人制度下进行委托生产现状、优势以及风险。结果：医疗器械注册人制度下进行委托生产带来红利的同时也会带来风险。结论：应从注册人、受托生产企业、监管部门等不同主体考虑完善医疗器械注册人制度，加强产品委托生产的质量监管。

关键词： 医疗器械注册人；委托生产；风险；质量

为鼓励医疗器械创新，2017 年中共中央办公厅、国务院办公厅印发《关于深化审评审批制度改革鼓励药品医疗器械创新的意见》（厅字〔2017〕42号）提出允许医疗器械研发机构和科研人员申请医疗器械上市许可。之后，上海、天津、广东相继开展医疗器械注册人制度试点工作。2019 年，国家药监局发布《国家药监局关于扩大医疗器械注册人制度试点工作的通知》（国药监械注〔2019〕33号），试点范围扩大到全国范围内的 21 个省、自治区、直辖市。2021 年，国家药监局发布最新修订《医疗器械监督管理条例》，正式设立医疗器械注册人制度。本文在查阅大量文献的基础上，编者前往江苏省实施医疗器械注册人制度典型企业实地考察，与企业人员召开研讨会，询问、听取并收集企业实施注册人制度相关情况。通过梳理分析，编者认为注册人制度能够带来红利，同时制度实施仍存在风险，要多角度完善医疗器械注册人制度，加强产品委托生产的质量监管，从而促进医疗器械注册人制度全面落地实施。

一、医疗器械注册人制度简介

医疗器械注册人制度是当今国际社会医疗器械领域的通行管理制度，是贯穿医疗器械全生命周期的基本法律制度。它是指符合条件的医疗器械注册申请人申请并取得医疗器械注册证后成为医疗器械注册人（以下简称注册人）。其核心要义即注册人以自身名义将产品推向市场，对产品全生命周期负责。申请人可以委托具备相应生产能力的企业生产样品，注册人可以将获证产品委托给具备生产能力的一家或多家企业生产产品。注册人制度解除产品"上市许可"与"生产许可"的捆绑，可以促进医疗器械创新、优化资源配置、落实企业责任、提高监管效率，但注册人制度下进行产品委托生产，对委托双方主体提出更高的要求，也给监管部门带来新的挑战。

二、医疗器械注册人制度下委托生产现状

（一）注册人制度下的委托生产

根据国家药监局关于注册人制度的相关规定，注册人应当具备含法规事务、质量管理、上市后事务等的相关人员，能够建立、评估、审核、监督有效运行的质量管理体系，掌控产品全生命周期各环节质量，还应当具备承担医疗器械质量安全责任的能力。注册人应依法承担产品全生命周期法律责任，与受托方签订委托合同和质量协议，明确委托生产中技术要求、质量保证、责任划分、放行要求（包括生产放行、上市放行）等责任，加强对受托方监督管理，评估受托方质量管理能力，定期对其开展质量管理体系评估和审核，加强不良事件监测，进行产品全流程追溯、监控。

受托方应当具备与受托产品适应的质量管理体系和生产能力，承担《医疗器械监督管理条例》及其他相关法律法规、委托合同、质量协议规定的义务责任，接受注册人的监督并按照相关要求组织生产，不得再次转托。

（二）注册人制度下委托生产的特点

注册人制度将委托生产主体范围扩大，委托方不再局限于生产企业，受托方可以结合委托方需求及其资源获得相应的生产许可，与传统委托生产的对比见表 1，如此可以整合委托双方的资源，促进行业精细分工，使专业人干专业事[1]，是医疗器械行业发展一大进步。

表 1　医疗器械注册人制度下的委托生产与传统委托生产的对比表

主体	传统委托生产	注册人制度下委托生产
委托方	取得产品注册证或备案凭证；非创新医疗器械委托生产，委托方应具备相应生产资质；非创新医疗器械样品不得委托生产	取得产品注册证或备案凭证；可以不具备相应生产资质；样品及产品均可委托生产
受托方	凭借自身资质取得相应生产范围的生产许可或生产备案；同一时期同一产品只能一家受托企业生产	可以凭借委托方的注册证办理生产许可或生产备案；允许多个受托企业生产

（三）注册人制度下委托生产类型

1. 大型医疗器械企业集团内部委托生产

江苏省是全国医疗器械大省，截至 2020 年 7 月 20 日，江苏省完成注册人制度试点受托生产备案事项 38 项，涉及 57 家企业参与试点，均为企业集团内部的委托生产。大型医疗器械企业内部委托生产可以避免核心技术泄露风险，使集团内部资源及人才优势调配更加合理，集中管理更有效率地释放产能，让负责研发环节的子公司更加专注于研发核心产品，节省硬件设施成本投入到集团内有优势配套的生产基地进行专业化生产制造，术业专攻更能保证产品质量。

2. 注册人与医疗器械代工厂委托生产

医疗器械代工厂是专门从事医疗器械代工生产的企业，只负责代工生产环节。注册人与医疗器械代工厂合作成为委托生产双方主体，受托方根据注册人的订单及注册人提供的生产工艺、技术生产产品，确保生产过程符合法律法规、委托生产合同、质量协议等相关文件的要求，通过这种集中生产的方式帮助注册人节约成本，优化行业资源配置。

3. 注册人与专业第三方服务企业委托生产

注册人制度强化专业分工的概念，专业第三方服务企业应运而生，形式主要包括两种：合同生产企业（Contract Manufacturing Organization，CMO）、合同定制研发生产企业（Contract Development and Manufacturing Organization，CDMO）。CMO 接受注册人委托，提供产品生产的各项服务，CDMO 是 CMO 的进阶版，可进一步提供辅助研发、风险管理等全生命周期的专业服务[2]。第三方服务企业可以利用专业化、规模化的企业优势帮助注册人消除部分生产风险、节省成本、提高效率、加速产品上市。

三、医疗器械注册人制度下委托生产存在的风险

（一）注册人能力不足风险

注册人应当对产品全生命周期都具备管理能力，严格监督受托方按照要求生产产品，而研发型注册人对产品生产工艺的认识和理解限于研发规模，缺乏大批量生产经验，监督受托生产企业履行生产责任的能力不足，且其质量体系控制能力同样值得商榷，在本身体系不完善的情况下，研发型注册人难以对受托方进行全面的技术培训，导致受托方无法全面理解产品生产工艺、技术要求等相关知识，造成委托方和受托方的品质控制差异大。

（二）受托企业共线生产产品存在风险

在注册人制度下，受托方接受多家注册人委托，为节约成本、便于管理、合理利用资源，生产过程中可能存在产品共线生产的情况。受托企业共用厂房、人员、设备设施，同一生产线可能在不同时期生产不同产品，注册人未进行不同产品生产是否相互影响的考察和确认，甚至有些受托企业同一时期生产不同型号的产品，个别洁净间共用或部分生产环节交叉，如果没有做好全面的评估和有效的控制，共线生产产品易存在交叉污染和混淆的风险，产品质量难以保证。

（三）知识产权泄露风险

注册人制度下进行委托生产，注册人为保证委托生产产品质量，必须要

将产品开发的相关技术文件授予受托方，受托方要接受注册人的定期监督检查[3]。这导致非集团内部委托生产的注册人和受托方都面临着核心技术泄露的风险。目前医疗器械行业现状是技术、人才不足，企业创新能力不足、规模普遍较小，市场同质化严重，小型企业难以承受知识产权泄露的风险，且知识产权泄露会挫败企业的创新热情。

（四）注册人制度相关法律法规不完善风险

最新修订的《医疗器械监督管理条例》正式设立注册人制度，但配套制度文件仍不完善，且缺乏针对性的制度指导文件，全国范围内没有统一明晰的监管尺度，难以建立行业规范，易形成制度环节的模糊地带，带来监管风险。

（五）跨区域委托生产的监管风险

注册人与受托方的跨区域委托生产行为可能带来监管风险，主要来自于检查标准的差异及监管信息不畅通。全国各地区医疗器械行业发展水平、监管资源参差不齐，监管部门检查内容、频次、模式、尺度存在差异，导致跨区域委托生产产品出现质量问题，委托双方主体所在地的监管部门难以发现或裁决[4]，此外，多方、多区域、多环节接受委托的情况下监管信息不畅通可能会导致检查空白的风险。

四、医疗器械注册人制度下委托生产的建议

（一）完善注册人制度配套文件

在新修订《医疗器械监管条例》基础上，《医疗器械注册管理办法》《医疗器械生产监督管理办法》等办法也相继发布，为完善注册人制度相关配套文件指明了方向。针对委托生产，出台注册人制度下委托生产质量协议等指南性文件，编者在总结分析《医疗器械生产监督管理办法》及安徽省发布的委托生产质量协议意见稿的基础上，总结出注册人制度下委托生产质量协议要点[5]，详见表2。

表 2　医疗器械委托生产质量协议要点

序号	协议要点	具体内容
1	基本要素	委托双方基本信息；委托产品范围；委托期限等
2	资源管理	人、机、料、法、环五个环节各项资源管理等
3	文件管理	医疗器械技术文件清单；文件与记录的控制等
4	产品实现	产品设计开发、转换；采购管理；生产与过程控制；产品放行控制；产品追溯管理等
5	质量控制	质量控制方式和要求；全过程质量管理体系审核的要求等
6	测量、分析、改进	不合格品控制、偏差管理、售后服务等
7	变更管理	涉及产品、工艺、关键原材料的变更管理等
8	其他	法律、法规规定的其他义务责任分配

（二）加强对注册人监管

为避免注册人能力不足风险，对于注册人应：① 建立注册人资格准入制度，监管部门从质量管理、风险防控、责任赔偿等能力进行综合评估，符合条件成为注册人；② 监管部门加强对注册人的指导，帮助注册人了解政策本质、制度流程、划分委托双方责任等；③ 建立质量管理报告制度，按照委托生产品种风险等级建立报告制度，便于监管部门能够快速掌握产品情况；④ 建立医疗器械缺陷救济制度，弥补注册人责任赔偿能力不足；⑤ 建立注册人退出机制，不再符合条件的注册人监管部门应当取消其资格。

（三）强化受托生产企业质量意识

我国部分医疗器械生产企业质量管理体系意识淡薄，为追求利益，过分节约成本，从而带来产品质量风险，监管部门可以建立统一的生产企业质量安全信用评定系统，根据企业遵守法律法规、行政处罚、产品抽检、监督检查的情况，按照规定的标准从高到低评定生产企业信用等级：守信、基本守信、失信、严重失信四个等级并进行公示[6]，为注册人挑选受托生产企业提供重要参考，并对受托生产企业起到激励、震慑作用，提高其树立质量第一的责任意识。

（四）多角度加强委托生产过程质量监管

为加强委托生产过程质量监管，注册人可以组建独立的质管团队在受托方驻厂管理，全过程参与指导、监督受托生产行为。委托双方应针对产品定期开展风险评估、控制、验证、质量管理体系自查等活动。监管部门要对注册人、受托方质量体系运行情况、生产状态、变更控制、产品放行等进行动态监督检查，必要时开展延伸检查。药监部门、注册人、受托方之间建立沟通交流机制，如图1所示，及时商议潜在的质量风险，快速开展有效的质量控制。

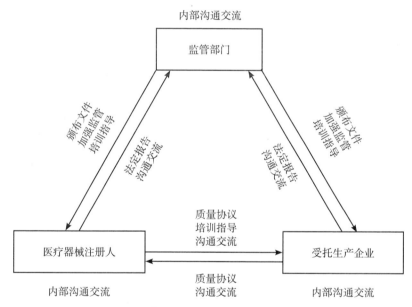

图1　多主体沟通交流机制示意图

（五）搭建知识产权保护系统

注册人与受托方之间应当搭建知识产权保护系统，注册人与受托方之间签订委托生产质量协议之外，还需要签订知识产权保护协议，对双方权责进行确认并明确知识产权侵权责任，减少或避免核心技术泄露的可能性。对于需要重点保护的核心技术，应当尽早申请专利保护。委托双方保护知识产权，不仅是对自身权益的保护，更是对医疗器械行业创新能力的保护。

（六）完善委托生产跨区域监管，促进监管信息共享

2020 年，上海、江苏、浙江、安徽共同发布《长江三角洲区域医疗器械注册人制度跨区域监管办法（试行）》，逐步探索跨区域联合开展注册人制度试点工作；2022 年 4 月，国家药监局印发《关于加强医疗器械跨区域委托生产协同监管工作的意见》，进一步推进跨区域监管机制的完善：①建立统一的网上监管信息平台，实时共享和推送监管信息，及时掌握工作动态；②属地监管与协同监管相结合，委托双方所在地药品监督管理部门属地监管基础上应定期开展会商，交流工作进展；③建立检查结果互认机制，结合我国职业化专业化检查员制度不断完善，各地区检查员集中统一培训，统一检查标准，形成"信息共享、执法互助、结果互认，人员互派"跨区域协同监管模式。

参考文献

［1］李新天．注册人制度助推医疗器械产业深度变革［N］．中国医药报，2020-08-25（001）．

［2］雪球．CDMO：医药外包服务进阶版［J］．服务外包，2020（07）：14-18．

［3］黄琬纯，李新天，张兴华等．我国医疗器械注册人制度试点实施的风险分析及策略探讨［J］．中南药学，2020，18（02）：318-321．

［4］潘枭颖，茅宁莹．药品上市许可持有人委托生产的质量风险辨析及对策研究——基于利益相关者视角［J］．中国新药杂志，2019，28（24）：2926-2932．

［5］安徽省药品监督管理局．关于印发医疗器械注册人制度试点工作指南、委托生产质量管理体系实施指南和委托生产质量协议编写指南的通知［EB/OL］．http://mpa.ah.gov.cn/zwgz/wjtz/96736677.html，2019-12-03/2021-1-25．

［6］食品药品监管总局．食品药品监管总局关于推进食品药品安全信用体系建设的指导意见［EB/OL］．https://www.nmpa.gov.cn/xxgk/fgwj/gzwj/gzwjzh/20151119120001613.html，2015-11-19/2021-1-26．

本文首发于《中国医疗器械杂志》，2022 年第 46 卷第 2 期，有删改

我国药品监管质量管理规范（GRP）建设原则和框架探索

药品监管质量管理规范（GRP）体系建设原则和框架研究　课题组

摘要：药品监管质量管理规范（GRP）建设，是增强药品监管部门执行力公信力、提升药品全生命周期管理能力、降低药品技术性贸易壁垒和推动药品监管职能转变的制度基础。基于我国 GRP 实施现状、国际组织互认协议和部分政府监管体系等比较分析，本文对 GRP 体系的分类与原则、建设内容和制度框架进行开拓性研究，提出 GRP 建设的国际互认协议、协调层级、地方制度创新、市场监管卫生健康制度移植和数字化流程再造等原则，以及基于组织协调、工作流程、专业知识的 GRP 建设霍尔三维空间结构，和 GRP 规范/指南编制的综合评价方案。

关键词：药品监管质量管理规范；原则；框架；世界卫生组织

药品监管质量管理规范（GRP）建设原则和框架，是世界卫生组织（WHO）2021 年 4 月正式发布《医药产品监管质量管理规范》（GRP）和《医药产品监管互信质量管理规范》（GReIP）的主要内容。《"十四五"国家药品安全及促进高质量发展规划》（国药监综〔2021〕64 号）提出"深入参与国际监管协调""强化多部门治理协同"等药品安全治理体系建设。2017 年 6 月我国政府加入了人用药品技术要求国际协调理事会（ICH），2021 年 9 月启动药品检查协定和药品检查合作组织（PIC/S）预加入申请工作，对加速我国药品监管体系标准融入国际组织互认协议进程，具有参与国际医药治理的里程碑意义。因此，探索适合我国国情的 GRP 制度安排，可助力增强政府部门执行力公信力、增进国际药品监管机构合作、推进医药产业高质量发展和提升药品监管体系和能力现代化水平。

一、我国药品监管质量管理规范（GRP）实施现状分析

（一）GRP 概述和我国 GRP 体系基础

保障药品质量和安全，不仅仅是医药企业质量安全体系范畴，更是强化药品监管体系规范工作重点。2021 年 4 月，WHO 正式发布 GRP 和 GrelP，明确"监管体系是用来描述机构、流程、监管框架和资源的结合"，并提出医疗产品国家监管体系评估全球基准工具（GBT）。党的十八大和十九大以来的"放管服"和"机构编制法定化"等改革政策，增进政府机构的职能优化、协同高效，推进了药品监管工作合规性建设进程。依据《国家药品监督管理局职能配置、内设机构和人员编制规定》（三定方案）[1]，国家药品监管部门负责标准管理、注册管理、质量管理、上市后风险管理等职责；《国务院关于加强和规范事中事后监管的指导意见》（国发〔2019〕18 号）更加明确"分领域制订全国统一、简明易行的监管规则和标准"。《国务院办公厅关于全面加强药品监管能力建设的实施意见》（国办发〔2021〕16 号）提出"随着改革不断向纵深推进，药品监管体系和监管能力存在的短板问题日益凸显"，并明确"对标国际通行规则""深入参与国际监管协调机制，积极参与国际规则制定"。

药品质量安全，不仅依赖于企业质量管理体系，更依赖于 GRP 的建立与完善，并需要追溯管理、药物警戒制度等融入药品监管科学体系。2019 年新修订《药品管理法》确立了药品上市许可人制度（MAH）和网络药品销售新业态的规制；《中共中央　国务院关于开展质量提升行动的指导意见》（中发〔2017〕24 号）明确"实施药品、医疗器械标准提高行动计划，全面提升药物质量水平"。近年来，我国药品监管部门牵头和主导的药品医疗器械审评审批改革、打击生产销售假药和疫苗管理等部际联席会议，一定程度上推进了我国 GRP 建设进程。再者，根据 WHO 疫苗国家监管体系能力建设要求和国家高标准市场体系行动方案，当前国家和地方药品监管部门已在推进 WHO 组织的疫苗国家监管体系（NRA）评估工作；国家和地方 GRP 制度文件，推进了我国 GRP 体系建设进程（表 1）。

表 1　国家和地方 GRP 相关制度文件建设状况

发布时间	文件名称	涉及内容
2017 年 12 月	《合规管理体系指南》	建立有效的合规管理体系，来防范合规风险
2019 年 9 月	《国务院关于加强和规范事中事后监管的指导意见》	健全监管规则和标准
2019 年 10 月	《江苏省疫苗国家监管体系评估工作联合实施方案》	推进疫苗 NRA 评估工作，完善疫苗监管体系
2021 年 1 月	《建设高标准市场体系行动方案》	加强对监管机构的监督
2021 年 2 月	《医药行业合规管理规范》	组织管理规范
2021 年 3 月	《全面加强药品监管能力建设的实施意见》	建立健全科学、高效、权威的药品监管体系
2021 年 7 月	《中共中央　国务院关于加强基层治理体系和治理能力现代化建设的意见》	构建网格化管理、精细化服务、信息化支撑、开放共享的基层治理平台

数据来源：中国政府网（gov.cn）

（二）我国药品 GRP 进程中存在问题

　　2018 年的国务院机构改革、"放管服"和产品备案管理等行政改革要求，推进了药品监管机制改革和职能转变，但配套的药品监管技术尚未跟进，高水平监管人员随着机构的变动流失量大，新进入的监管人员缺乏系统的专业知识和管理经验[2]。董作军等认为我国药品 GMP 在文本上已经同发达国家相近，但实施效果同发达国家相比还存在较大差距，存在的问题包括对监管理念认识不深、法规和指南协调性待加强、各省检查机构管理不统一、检查员专职化程度不高、内外部监督不足和惩处不够完善等问题[3]。首先，药品审评审批和行政许可的相关事项实施备案，是 GRP 框架设计过程中需要考虑的因素；例如临床实验基地和临床试验项目采用备案的方式，并不是放松事前监管，而是落实"放管服"、优化营商环境政策和强化事中事后监管，落实企业主体责任。其次，2021 年 5 月，《药品检查管理办法（试行）》合并了许可检查、GMP、GSP 检查等，但是仍没有将 GVP 检查列入以上检查管理办法。再者，药品监管系统的组织结构方面，例如风险沟通仍存在着舆情监测属于办公室、投诉举报归口市场监管部门，科普宣传归口新闻宣传部门、信访工作归口办公室或者监察室等多部门情形。

新业态新商业模式 GRP 推进方面，新修订《药品管理法》确立了"设置或者指定的药品专业技术机构"，承担依法实施"审评、检验、核查、监测与评价等工作"，但当前的药品监管工作中很少有第三方社会机构参与药品监管法定事项。首先，当前与 MAH 新业态相关 CxO 新业态新商业模式，包括合同研发外包组织（CRO）、药品委托生产组织（CMO）、委托合同营销机构（CSO）、CDMO 合同定制加工外包服务商（CDMO），以及药物警戒第三方服务等机构，均没有直接纳入到药品监管部门的监管范畴，仅仅是依赖于临床实验数据、数据可靠性、药品安全风险等延伸检查中实施监管工作的。其次，CMO 的 C 证（C 代表接受委托的药品生产企业）颁发也是与药品上市许可持有人（MAH）的 B 证（B 代表委托生产的 MAH）绑定的，在 MAH 新业态委托业务运营中未能形成良好的市场竞争环境。再次，如何规制网络药品销售行为和构建网络销售药物警戒制度，是新技术新业务新商业模式的"三新"业态监管体系建设需要考虑的问题。

（三）国家和地方 GRP 制度安排的探索

我国 GRP 体系探索和建设进程，首先体现在药品监管部门的规范性文件中。例如《药品注册管理办法》和《药品生产监督管理办法》修改的主要内容包括[4]：一是全面落实 MAH 制度，负责药品全生命周期进行管理；二是优化审评审批工作流程，将原来的审评、核查和检验由"串联"改成"并联"，设立突破性治疗药物、附条件批准、优先审评审批、特别审批四个加快通道等；三是落实全生命周期管理要求，增加对药物非临床研究机构、药物临床试验机构的监管以及药品安全信用档案的相关要求；四是强化责任追究，严厉打击数据造假等违法违规行为，营造鼓励创新的良好环境等。

药品安全基层监管资源匮乏、非标准化市场结构、条块与部门利益分割等诸多限制因素，制约了事中事后监管的实际效能[5]。近年来，地方药品监管部门进行了监管体系规范的地方性实践探索（表 2）；2016 年以来，浙江省组织开展"三网六体系"（安全责任网、电子监管网、社会共治网和监管执法、风险防控、应急处置、技术支撑、标准法规、社会监督六体系）的全方位监管方式探索。当前基层药品监管职责归口市场监管基层机构，例如 2020 年沈阳市将《药品经营许可证》《医疗器械经营许可证》《食品经营许可证》《第二类医疗器械经营备案凭证》等许可证合并为《行业综合许可证》，反映了药品监管基层改革的趋势和方面，再如山东、广东和北京等省（直辖市）探索医疗器械许可、药品许可，甚至是化妆品许可合并为统一行政许可等。当前，我国麻醉药品和一类精神药品实行全产业链全方位的"计划式、垂直闭环式、集体责任和管量管价"的管制模式，是我国的成功监管实践经验[①]。依照《药品管理法》《中华人民共和国禁毒法》和《麻醉药品和精神药品管理条例》相关规定，国家和地方政府各部门在各个环节中承担着重要的职责，齐抓共管，各环节有主有从，形成了计划式、垂直闭环式、全产业链、全业态、全品种的管控模式，有效杜绝了麻醉药品的非法流弊和药物滥用。

表 2　地方药品监管机构 GRP 实践活动

序号	时间	地方药品监管机构	GRP地方实践
1	2019 年 12 月 23~24 日	国家药监局食品药品审核查验中心	质量管理体系在认证周期内符合 GB/T 19001—2016 版管理体系标准
2	2020 年 9 月 10 日至 11 日	安徽省药品审评查验中心	ISO9001 质量管理体系进行了现场审核，质量管理体系符合 GB/T 19001—2016 版管理体系标准
3	2020 年 9 月 24 日至 25 日	江西省药品认证审评中心	通过方圆标志认证的质量管理体系进行再认证，顺利通过现场审核
4	2020 年 12 月	青海省局审评中心	通过 2020 年度 ISO9001:2016 质量管理体系监督审核
5	2021 年 4 月 29~30 日	山东省药品审评查验中心	接受方圆标志认证集团 ISO9001 质量管理体系再认证现场检查

数据来源：国家药品监督管理局食品药品审核查验中心（www.cfdi.org.cn）

---

① "麻醉药品管制模式的实践"，来自于中国麻醉药品协会于 2019 年承担国家医保局《麻醉药品和第一类精神药品价格机制研究》报告（内部资料）。

二、药品监管质量管规范（GRP）国内外制度比较

（一）我国加入国际组织互认协议概述

世界各国或地区在药品审批、注册、上市流通的标准和体系上存在极大差异，严重影响了医药产品贸易发展。基于国家之间监管体系不同的情形，WHO 于 2021 年 4 月正式发布 GRP 和 GRelP，以及加入 ICH、PIC/S、WTO 国际互认协议，有助于消除药品贸易中的障碍，促进国际 GMP 法规标准及检查质量的一致化。我国从 1972 年 5 月恢复 WHO 的合法席位之后，尤其 2015 年以来，药品监管国际化进程加快，药品上市注册标准逐步与 ICH 标准接轨；2015 年 5 月正式加入国际药品监管机构联盟（ICMRA），2017 年 6 月加入 ICH，2021 年 9 月预加入申请 PIC/S 国际组织（图 1）。因而，我国药品监管部门以加入国际组织方式实施 GRP 建设并进行制度移植，一方面满足了医药对外贸易快速发展中国际组织互认的需求，另一方面可降低药品监管制度变迁的成本和相应改革风险。

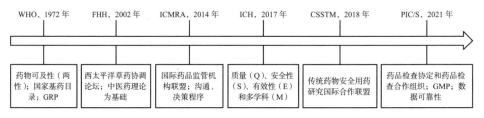

图 1　我国药品监管机构加入或申请加入国际组织互认协议

（二）WHO、ICH 和 PIC/S 等相关监管体系

我国先后与 WHO 共同制定了《世界卫生组织在中国的国家合作战略：2004-2008 战略优先事项》《中国—世卫组织国家合作战略（2008-2013）》《中国—世卫组织国家合作战略（2013-2015）》《中国—世卫组织国家合作战略（2016-2020）》等文件，确立了我国与 WHO 中长期合作重点领域及方向[6]。2021 年 4 月，WHO 第 55 届药物制剂规范专家委员会（ECSPP）技术报告 1033 号（TRS 1033）中以附件 10 和附件 11 的形式正式发布 GRP 和

GRelP，并提出 GRP 九大原则和六项实施措施（图2）；2014年7月，我国正式接受 WHO 国家疫苗国家监管体系（NRA）评估。

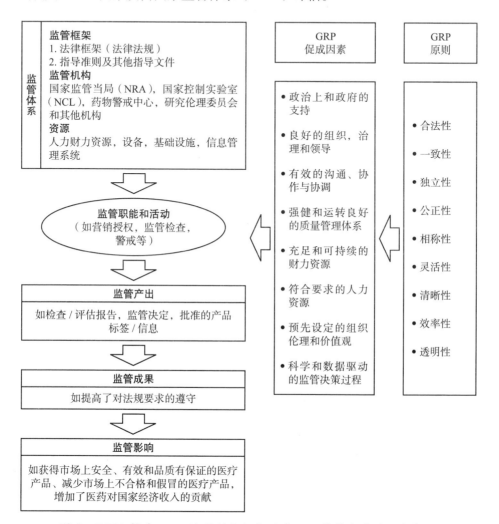

图 2　WHO 提出 GRP 的原则和促成因素以及监管体系的组成部分

ICH 于 1991 年召开第一届会议，由欧盟、美国及日本发起，并由三方成员国的药物管理当局以及制药企业管理协会共同组成，2015 年 10 月正式更名为 The International Council for Harmonisation，其包括质量（Q）、安全性（S）、有效性（E）和多学科（M）的四项指导原则体系。PIC/S 成立于 1995 年 11 月，其宗旨是以统一的标准实施药品 GMP 认证，各成员国相互承认官方 GMP 认证报告，以降低药品流通的非关税贸易壁垒，节省人力、时间和物质成本[7]。PIC/S 设立 6 个工作组，分别是原料药、计算机化系统、GSP，人体血液、组织、细胞和 ATMPs（前沿药品），质量风险管理，临床试验质量管理规范（GCP）和药物警戒质量管理规范（GVP）工作组[8]，旨在促使检查员在 GMP 领域交流信息、起草指南文件，并在提供培训机会。ICMRA，是由全世界不同地区的 29 个药品监管机构构成，WHO 是其观察员，其追随科技进步，设立标准，推进决策程序，维持有效的监管，从而支持创新医药产品的研发，同时确保其收益超过相关的风险；2021 年 8 月，ICMRA 发布协调药品全球追溯跟踪体系的框架建议，概述了监管机构和行业如何建立全球协调统一的追溯跟踪体系，监管机构可以跟踪整个供应链中的产品。

目前国际上公认的三大国际标准组织包括国际标准化组织（ISO）、电子电工领域的国际电工委员会（IEC）和无线电通信领域的国际电信联盟（ITU），被称为"技术联合国"，是参与全球治理、促进国际贸易的重要切入口；ISO 于 2014 年发布 ISO 19600（《合规管理指南》），我国《合规管理体系指南》（GB/T 35770—2017）合规概念等同于 ISO 的合规定义，提出建立、发展、实施、评估、维护和改进的合规管理体系。世界贸易组织（WTO）以《与贸易有关的知识产权协定》（TRIPS）为主要法则为主，是参与国际公共卫生事务的指导原则，紧紧围绕三个基本原则即非歧视原则、最惠国待遇原则和国民待遇原则[9]。WTO 相比较于 WHO 而言，"市场原则"是其主导的规范和原则，更强调通过保护知识产权的方式来激励药品等医疗卫生产品的研发和制造。

（三）美国 FDA、EMA 等相关监管体系

美国 FDA 于 2013 年发布《推动药品监管科学的战略和实施规划》，提出药品监管科学的相关知识、方法、标准和工具，提高监管决策的确定性和一致性；2017 年 7 月，美国公布《21 世纪治疗法案》实施计划，对未来 10 年医药领域的美国国立卫生研究院（NIH）、FDA、卫生及公众服务部（HHS）等组织给予医疗创新、疾病治疗和大健康发展的资助；2020 年 11 月，美国 FDA 启动新药创新科学技术方法（ISTAND）试点计划；2018 年 1 月，美国 FDA 仿制药办公室（OGD）和药品质量办公室（OPQ）发布《良好 ANDA 提交规范》草案和《良好 ANDA 评估规范》，旨在提高美国 FDA 仿制药审评

的效率和可预测性，减少延迟批准仿制药上市的法规和技术障碍。2019年2月，美国FDA发布《连续生产的质量考虑指南》草案，并于2019年9月和2021年3月发布《技术现代化行动计划》（TMAP）《数据现代化行动计划》（DMAP），提出"通过使用预测模型和适当的趋势应用（例如，人工智能）来支持整个FDA的转型"。

2003年以来，欧盟通过《创新药物计划》利用利益相关团体的联合力量、解决新药开发过程中的障碍问题。2020年3月，EMA发布《监管科学2025：战略思考》，提出监管科学药品全生命周期内为管理决策提供信息，包括生物医学和社会科学，旨在开发监管标准和工具；2020年12月，《EMA未来五年药品监管网络战略》确立监管网络，确保满足患者需求的药物供应保障[10]。《EMA 2025年监管科学战略》提及：细胞与基因疗法、药械组合产品、新的临床试验设计、真实世界数据、大数据及人工智能（AI）等领域的革命性进展，对监管机构提出了重大挑战；2020年7月，EMA联合欧洲药品监管机构联盟（HMA）发布《至2025年欧盟药品监管网络战略》，旨在促进科学和技术创新的应用转化，确保患者及时获得安全、有效和质量可控的药物；2021年欧盟发布《EMA GMP/GDP远程评估指南》，旨在推动新型冠状疫情流行期间成员国药品监管机构相继出台指南，以指导远程非现场开展评估和检查等。另外，医疗器械国际联合检查互认协议，是由美国FDA、英国MHRA、澳大利亚TGA和加拿大卫生部（Health Canada）四大监管机构的检查员组成，于2017年1月正式实施医疗器械单一检查项目（MDSAP）并对检查结果互认。

三、药品监管质量管理规范（GRP）的分类与原则分析

（一）GRP体系分类设置分析

我国GRP体系分类设置包括市场监管环节、监管工作流程、风险管理理念和组织协调机制等方面。

首先，市场监管体系规范是由国家法律法规、市场监管部门规章、规范性文件和技术规范标准等组成，并与药品GRP形成一种相互衔接关系。药品

安全相关的研发、生产、流通和使用等环节全生命周期管理，在药品监管系统内呈现为闭环管理模式，是以产品监管为主线的审评审批，并与生产、流通合并的质量体系监管方式。市场监管体系的制度文件，更多针对市场主体监管和事中事后监管流程的，以及所推行信用监管、大数据监管、网格化管理、"双随机一公开"、部门协调等监管方法和手段，与药品安全领域的"全程管控"全生命周期管理相比较，更具有操作性并付诸实施。

其次，传统的药品监管业务是从研发、生产、流通、使用等环节，包括 GLP、GCP、GMP、GSP 和 GVP 等，需要融合《关于进一步提高政府监管效能推动高质量发展的指导意见》所确立"建立全方位、多层次、立体化监管体系，实现事前事中事后全链条全领域监管"的理念中。因而，根据药品监管内部工作流程，又可以分为审评审批、行政许可、监管执法、检查检验、不良反应监测、绩效评价等流程，与 WHO 提出 GRP 的临床试验监督、注册和上市许可、警戒、市场监督和控制、许可机构、监管检查和实验室检测的 7 类监管活动相一致。

再次，基于风险管理理念的 GRP 体系设置，主要体现在从我国 ADR 监测报告制度的建立，到新修订《药品管理法》确立的"全程管控""风险管理"和药物警戒制度。王丹等认为药物警戒就是一种药品风险管理[11]；沈洁等建议构建药物警戒全生命周期管理体系[12]。因而，基于风险管理理念的 GRP 体系，以药品信息追溯管理的药物警戒机制为特征，已成为药品监管业务流程制度设计的关键性要素。

最后，基于组织协调机制的 GRP 体系设置，主要是我国药品监管部门积极争取利用和对标国际组织互认协议，推动国内药品监管体制机制改革和监管能力提升；ICMRA 指出，现有的国际监管协调、合作和信息共享机构包括 ICH、PIC/S 和国家药品监管者计划（IPRP）等，监管机构可以通过制定通用程序、指南、要求和可互操作的基础设施来提高效率[13]。除国际组织互认协议之外，我国 GRP 体系设置，还存在部委联席会议、区域一体化合作、药品监管与市场监管、药品监管与卫生医保、省级药监与市县市场监管等组织之间的协调机制等。

（二）GRP 体系的建设原则

长期以来，我国药物技术法规很大程度上是遵照 WHO、ICH 等国际互认协议原则和标准；一般认为，WHO 被认为是发展中国家遵循的国际标准之一，而 ICH 和 PIC/S 则是发达国家（例如 G7 国家）的标准。我国市场监管合规性体系建设的制度和规则，包括法律法规制度、市场监管工具、上下通办原则、数据决策原则、监管考评原则和部门协调机制等[14]。WHO 提出 GRP 评估 9 原则，要求国家监管体系具有合法性、公平性、一致性、均衡性、灵活性、有效性、高效性、清晰性和透明性。因此，GRP 建设路径设计不仅需要关注全球药品监管趋势，还要考虑我国城市治理体系和自身监管能力的发展程度。具体就建立和完善我国 GRP 建设框架而言，应当遵循以下路径原则：① 以药品监管现有相关法律，特别是《药品管理法》《疫苗管理法》《医疗器械监督管理条例》《化妆品监督管理条例》为基本依据；② 借鉴国际最佳做法，包括发达组织和国家的药品监管体系；③ 基于对目前各省市的监管体系发展水平现状和实施有效监管条件约束的考察；④ 基于国际组织和欧美对风险高低不同产品的认证、批准情况变化的考察。具体来说，《药品管理法》《疫苗管理法》《中华人民共和国行政许可法》《中华人民共和国中医药法》等法律制度框架下的我国 GRP 建设原则，包括以下几方面：① 遵照 WHO、ICH 和 ISO 等国际组织的国际互认协议；② 构建国际互认、部门协调、区域一体化和职权划分的协调层级；③ 地方性 GRP 实践和制度创新行动；④ 市场监管和卫生健康部门管理活动的制度移植；⑤ 基于监管信息的电子化、数据化的工作流程再造。

（三）GRP 建设维度和内容

根据药品全生命周期不同的理论和划分方式，结合药品监管业务特点、风险分级管理和监管实践经验，可将 GRP 分为研发、生产、经营和使用等环节，以及审评、许可、执法、检查检验、监测和评价等监管业务；并需要从药品监管的上市许可、审评审批、检查、监测、检验和评价等维度设计和编制 GRP，并覆盖研发、生产、经营、使用和物流等环节（图 3）。同时，编制 GRP 监管体系内容时，必须考虑到监管主体在对全生命周期监管中所涉及的技术规范编写和管理时的 GRP 体系。因此，根据 WHO 发布的 GRP 和 GRelP 建设内容，我国 GRP 的体系内容可包括但不限于[15]：确定组织的使命、愿景和职能；确保组织对政府、受监管对象和公众负责的机制；评估目标实现情况的可能性；确保结果对申请人、专家和公众透明的机制；承诺公平；出具使公众能够作出决定的论点；合理评估期限（不损害质量、安全和可靠性）；加快审查罕用药和具有公共卫生价值的药品；上诉和投诉的规定；监管人员合格且有资格、有必要的设备，公平和透明的机制，诚信正直；具备人力资源发展计划；获得适当的知识和技术；向公民提供准确和适当的药品信息；确保质量的操作程序机制等 GRP 体系内容。

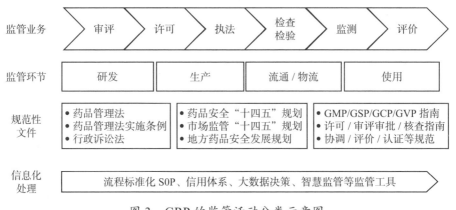

图 3　GRP 的监管活动分类示意图

四、药品监管质量管理规范（GRP）的建设框架分析

（一）GRP 建设框架的前提条件

GRP 建设框架的前提条件包括"四个最严""营商环境"政策、约束条件、监管层级和市场监管工具等方面。首先，我国药品监管工作践行国家确立的"四个最严""营商环境""放管服"等政策目标；2013 年 12 月，提出的"四个最严"（最严谨的标准、最严格的监管、最严厉的处罚、最严肃的问责）的药品监管工作政策要求；坚持科学化、法治化、国际化、现代化的药品监管工作发展道路[16]。2001 年，世界银行提出"加快发展各国私营部门"新战略和"营商环境"（doing business）策略；2013 年党的十八届三中全会明确提出"建设法治化营商环境"的目标。营商环境的优化体现了市场发展环境的公平、政策政务环境的高效以及科技创新环境的自由[17]，良好的营商软环境会有助于促进经济发展[18]。2015 年 5 月，国务院召开全国推进简政放权放管结合职能转变工作会议，首次提出"放管服"改革理念。其次，GRP 构建的

约束性条件，主要是指 GRP 体系建设受部门协调机制、监管工具方法、人的现代化和基层监管实践等多种因素的制约。例如美国 FDA 明确了"技术现代化行动计划"（TMAP）和"数据现代化行动计划"（DMAP）提升药品监管能力，ICH 和 PIC/S 均发布数据可靠性的指南，以及对药品监管工作工具和方法探索和研判，是药品监管数字化转型和智慧监管行动计划落实的条件。

再次，国家、省级和基层监管层级方面，主要包括：国家药品监管部门负责标准管理、注册管理、质量管理、上市后风险管理等；省级药品监管部门负责药品生产和批发经营企业的行政许可和管理工作；市县市场监管部门负责药品零售和使用的管理工作等。最后，药品市场监管工具 / 技术，主要包括风险管理、全生命周期管理、追溯管理、上市后管理等制度，是以全产业链、全过程监管的监管理念为基础的；而全生命周期管理，是需要信息化和数字化手段为支撑条件的，并以药品监管的规范化和标准化为流程再造为基础的，需要 GRP 为基础的市场监管工具，通过标准化（SOP）和监管规则转化为工作流程，有效推动药品监管方式转变。

（二）GRP 建设框架制度设计的相关要素

作为行政管理领域的 GRP，其建设框架设计可借鉴钱学森院士提出的"三个层次一座桥梁"系统科学的体系结构[①]，分为四层级协调机制（基层科学）、系统化体系规范（技术规范）、科学监管规范（工程技术），并将大数据决策体系合并于系统化体系规范，构建指导药品监管工作的体系规范。

首先，药品监管的协调机制，包括国际组织、政府部门、区域一体化、省级药监市场监管的四个层级，以及药品监管系统内部协调机制等。国家药品监管部门与 WHO、ICH、PIC/S 等国际互认关系；围绕京津冀、粤港澳大湾区、长江三角洲、成渝地区双城等区域监管一体化体系，进行药品监管的跨省检查、联合检查和检查互认等的区域协调机制；市场监管和药品监管协同机制，体现在各级市场监管与药品监管之间在信息报送、稽查执法、检查检验、监测评价、人员调派、教育培训、应急处置等各方面的工作机制。其次，药品监管工作规范主要是指国家或地方药品监管部门编制和发布的多项药品监管体系规范；调研中发现，这些药品监管规范性文件仍呈现出碎片化

---

①　三个层次一座桥梁：工程技术、技术科学、基础科学三个层次，和用系统论的"桥梁"连接到哲学层次。

的、不系统的监管规范，需要对其进行系统化、公式化的知识管理，以形成系统化的监管体系规范。再次，近些年，美国 FDA 和欧盟药品 GMP 检查中发现数据造假的内容越来越多，数据完整性和可靠性已经成为全球卫生机构与制药行业所关注的重点；很多国外药品监管当局在其执法行动中的警告信、进口警报、产品扣留，以及暂时取消或撤销上市许可中都非常关注数据完整性问题。最后，国家药品监管部门启动的药品监管科学行动计划，将项目研究设定在细胞基因治疗、药械组合等前沿性和交叉性技术等方面，依据钱学森院士"三个层次一座桥梁"体系结构中的工程技术层级知识体系比对来看，其仍属于科学监管工具范畴，不足以支撑我国 GRP 建设的制度设计。

（三）GRP 体系构建框架的制度设计

当前，我国在推进 GRP 建设进程中，一方面积是极参与国际组织并对标国际和制度移植，另一方面需要与监管责任考评相结合，借鉴市场监管和卫生健康部门的实践经验和地方性 GRP 制度创新活动，以创建良好的 GRP 体系建设的制度环境（表 3）。GRP 建设的框架设计中，药物警戒制度涉及全生命周期管理的理念，例如国际医学科学组织理事会（CIOMS）和 ICH 对药物警戒的法规体系、技术标准的建立发挥了重要作用。目前，ICH 的药品注册技术要求四大指导原则包括质量模块（quality）、安全性模块（safety）、有效性模块（efficacy）、多科学性模块（multidisciplinary），已成为当前我国药品监管制度移植的主要制度集合。

表 3 国际组织 / 政府部门的管理体系规范概述

序号	国际组织/政府部门	管理体系概述	备注
1	WHO	药物可及性（可获得和可负担）；GRP、GrelP。包括临床试验监督、注册上市许可、警戒、市场监督控制、组织机构、监管检查和实验室检测 7 类	1972 年
2	ICH	质量（Q）、安全性（S）、有效性（E）和多学科（M）4 类	2017 年
3	ISO	《合规管理指南》（ISO19600）；ISO9001 标准；《国家行政机构质量管理体系认证规范》（RB/T 200—2015）；《质量管理体系 地方政府应用 ISO9001 指南》（ISO 18091：2019）	

序号	国际组织/政府部门	管理体系概述	备注
4	PIC/S	包括原料药，计算机化系统，GSP，人体血液、组织、细胞和ATMPs（前沿药品），质量风险管理，GCP和GVP的6个工作组	2021年9月申请
5	市场监管	信用监管、大数据监管、部门协调、网格化管理和"双随机—公开"监管。合规管理、反垄断、网络监管、投诉举报、监督抽查	
6	卫生健康	"互联网＋医疗健康"、互联网医院、高质量发展、医疗联合体、处方管理、药品使用监测、临床综合评价等	
7	药品监管	安全、有效、质量可控。全生命周管理、追溯管理、风险管理。研发、生产、流通和使用等环节；化学药品、生物药品、中药、特药等种类；审评、检验、核查、监测与评价等流程	

数据来源：国家药监局审核查验中心、国家药监局、国家市场监督管理总局、国家卫生健康委员会和中国政府网。

我国药品监管部门在GRP建设框架的制度设计时，诸如部门规范性文件的制修订，首先必须严格符合《中华人民共和国立法法》《重大行政决策程序暂行条例》《国务院办公厅关于全面推行行政规范性文件合法性审核机制的指导意见》《国务院办公厅关于加强行政规范性文件制定和监督管理工作的通知》等；其次是遵循国际互认协议（ICH、PIC/S、IPRP）、区域一体化规划、部委联席会议制度、市场监管（信用、大数据、网格化、双随机—公开）等。在GRP建设原则、框架设计之后，再进行GRP制度遴选的多目标决策研判；采用霍尔三维空间结构系统分析框架，提出基于逻辑维（组织协调）、时间维（工作流程）、知识维（专业知识）的GRP建设框架制度（图4）；药品监管的技术科学方面，可从国际组织互认协议（WHO、ICH、PIC/S、ISO）和欧美国家药品监管体系规范（指南/标准）实践中进行制度移植。

（四）GRP规范/指南编制的变量选择

我国药品监管部门所采用国际互认协议（WHO、ICH、PIC/S）及借鉴国外政府的指南/标准，其背后逻辑是发起国的制度背景，即美日欧的药品监管体系规范和技术性贸易壁垒。我国药监部门发布GRP规范/指南发布时，不仅考虑产业高质量发展和国际互认协议，更需要基于监管体制机制和基本国情，同时也要转变当前规范性文件和指南编制发布的"大跃进"工作方式。我国 GRP 建设是多目标决策体系，包括了 GRP 投入变量、输出变量和约束条件，以及决策考核机制（表 4），基于指标获取和分析，实行我国 GRP 框架制度设置效果的综合评价。

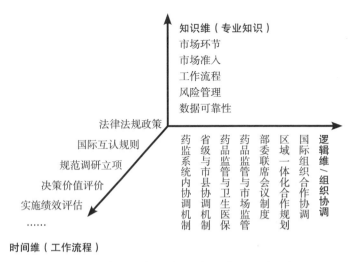

图 4　GRP 建设框架制度设计的霍尔三维结构图

表 4　GRP 规范 / 指南编制综合评价的相关指标

GRP投入变量	GRP产出变量	GRP建设约束条件	GRP编制评价指标
• ICH、PIC/S 通用技术规范 • IPRP/ICMRA 监管机构沟通协调 • 国内部委之间联席会议制度 • 区域一体化发展规划	• 放管服、优化营商环境 • 药品质量（安全、有效、质量可控） • 优化监管资源配置 • 消除药品贸易壁垒	• 按品种、按环节的体系设置 • 按组织层级的协调机制 • 追溯管理和药物警戒 • 技术的现代化和人的现代化	• 对中医药产业的适应性评估 • 药品监管资源配置评估 • 产业数字化转型评估 • 医药产业影响作用

五、结语

GRP 体系建设，具有增进药品监管国际合作、降低技术性贸易壁垒、为机构改革职能转变提供决策参考，以及对提升我国药品监管体系现代化进程有重要意义。WHO 确立的 GRP 体系建设是保障公众健康服务体系的必要组成部分，将公众的健康和合法权益委托给具有良好 GRP 的监管机构至关重要。基于国内的 GRP 研究成果和地方实践仍处于萌芽阶段的现况，需要从GRP 建设的总体目标、原则、框架、流程和标准等方面，采用制度移植和系统评价方法，尽快建立适合我国国情的数字化转型、高质量发展和监管资源优化等的 GRP 体系框架，保障药品监管行为依法、规范、有效。

参考文献

［1］中国机构编制网. 国家药品监督管理局职能配置、内设机构和人员编制规定［EB/OL］.（2018-09-10）［2020-07-16］. http://www.gov.cn/zhengce/2018-09/10/content_5320814.htm.

［2］王芷薇. 国外药品监管科学发展实践经验对我国的启示［J］. 中国药物经济学, 2020, 15（6）: 24-30.

［3］董作军, 钟元华, 沈黎新, 等. 我国药品 GMP 监管体系存在问题的研究及思考［J］. 中国现代应用药学, 2017, 34（7）: 1049-1052.

［4］国家市场监督管理总局. 市场监管总局公布药品注册管理办法和药品生产监督管理办法［EB/OL］.［2020-03-31］. https://www.cfdi.org.cn/resource/news/12213.html.

［5］卢超. 事中事后监管改革: 理论、实践及反思［J］. 中外法学, 2020, 32（3）: 783-800.

［6］张琳. 中国与世界卫生组织的合作实践 —— 从被动参与到主动建构［D］. 北京: 北京外国语大学, 2020.

［7］郑永侠, 杜婧, 杨悦. 国际药品检查组织（PIC/S）申请加入程序及对我国的启示［J］. 中国医药工业杂志, 2019, 50（9）: 1059-1064.

［8］黄文慧, 田少雷, 董江萍, 等. PIC/S 检查员培训体系及对完善我国药品检查

员培训制度的启迪［J］. 中国药事，2017，31（11）：1276-1280.

［9］吴焕琼. 简析 WTO 参与国际公共卫生事务的现状和局限［J］. 中国卫生法制，2021，29（4）：51-58.

［10］中国医药创新促进会. 欧洲药品监管 2025 战略关注药品可及性和供应链挑战［EB/OL］.（2020-12-15）［2020-12-28］. http://www.phirda.com/artilce_23203.html.

［11］王丹，彭丽丽，刘翠丽，等. 药物警戒解析及与药品不良反应监测的区别［J］. 中国药物警戒，2017，14（3）：150-152，157.

［12］沈洁，蒋蓉，邵蓉. 抗体类生物类似药命名管理及其影响分析［J］. 中国现代应用药学，2019，36（20）：2589-2592.

［13］蓝杉. 国际药品监管机构联盟强调全球药品质量知识管理 增强监管信赖和敏捷性［EB/OL］.［2021-07-23］. https://med.sina.com/article_detail_103_2_102831.html.

［14］王广平，宋金奇，程婕. 食品安全监管合规性体系信息化建设路径［N］. 中国市场监管报，2021-3-18（007）.

［15］WHO. Marketing Authorization of Pharmaceutical Products with Special Reference to Multisource（Generic）Products-A manual for National Medicines Regulatory Authorities（NMRAs）［R］. Geneva：World Health Organization，2011.

［16］人民网 – 产经频道. 国家药监局：坚持"四个最严"实现依法治药［EB/OL］.［2020-07-09］. http://industry.people.com.cn/n1/2020/0709/c413883-31777637.html.

［17］杨涛. 营商环境评价指标体系构建研究 – 基于鲁苏浙粤四省的比较分析［J］. 商业经济研究，2015（13）：28-31.

［18］董志强，魏下海，汤灿晴. 制度软环境与经济发展——基于 30 个大城市营商环境的经验研究［J］. 管理世界，2012（4）：9-20.

本文为中国药品监督管理研究会 2021 年度研究课题。项目负责人胡骏（上海市药品和医疗器械不良反应监测中心）；项目成员王广平，王颖（上海市药品和医疗器械不良反应监测中心），梁云（广东省药品监督管理局），蒋蓉（中国药科大学），徐蓉（上海交通大学）；主要执笔人王广平、胡骏等

新修订《药品管理法》实施后
药品监管档案建设思路研究

陈锋 [1]，由玉伟 [1]

1. 国家药品监督管理局信息中心

摘要： 当前医药产业新业态、新模式和新技术不断涌现，传统的监管手段越来越难以满足《药品管理法》提出的全品种、全过程监管的目标。药品监管档案的构建，是在新修订的《药品管理法》背景下，药品监管部门落实《国务院办公厅关于全面加强药品监管能力建设的实施意见》《"十四五"国家药品安全及促进高质量发展规划》等文件的要求，以数据为抓手，实现全生命周期管理监管的重要手段。本研究通过对药品监管档案的法律依据进行梳理，基于监管数据的特点，将药品监管档案进一步解构为药品品种档案和药品安全信用档案，在此基础上根据药品监管信息化体系的特点，研究提出药品监管档案的建设思路、建设方案及下一步工作思考，以期用数据推动各方深度参与药品监管，形成药品安全社会共治合力。

关键词： 药品监管档案；全生命周期管理；数据治理；数据共享

一、新的法律制度对药品监管档案建设提出新要求

2019 年，新修订的《药品管理法》经十三届全国人大常委会第十二次会议表决通过。这次《药品管理法》修改，贯彻了关于加强药品管理的指示要求，遵循了从严要求与鼓励创新相结合、夯实企业主体责任与强化政府监管责任相结合、保证药品质量与保障药品供应相结合、严密制度设计与为实践探索预留空间相结合的原则，针对群众反映强烈的假药、劣药、药价高、药品短缺等突出问题，进一步健全了覆盖药品研制、生产、经营、使用全过程

的法律制度，明确了药品上市许可持有人制度的法律地位，完善了审评审批制度、鼓励药品研制创新，体现了"四个最严"的要求。新修订的《药品管理法》明确提出了"风险管理、全程管控、社会共治"的原则。但由于药品监管的复杂性，如果依靠传统的资源配置和监管手段，难以实现从实验室研发到临床使用的全品种、全过程、全生命周期管理，也难以实现事中事后监管模式下的"全程留痕、责任可追溯"的监管目标。

《国务院办公厅关于全面加强药品监管能力建设的实施意见》（国办发〔2021〕16 号，以下简称《意见》）为我们明确了方向。《意见》指出，加强药品监管大数据应用，提升从实验室到终端用户全生命周期数据汇集、关联融通、风险研判、信息共享等能力，推进药品全生命周期数字化管理，推进监管和产业数字化升级。数字化管理，需要以数据为基础，而作为承载药品全生命周期监管职责的药品监管部门在行使职能时产生的审评审批、监督检查、违法行为查处等的监管信息，无疑是药品监管大数据的最重要组成部分。有效汇集、整合、分析、利用药品全生命周期监管数据，打造药品监管档案，是推进药品全生命周期数字化管理的最重要和最有力的抓手。

二、药品监管档案构成及其法律依据

药品监管档案是药品监管部门依据职责开展药品监管与公共服务时形成的主要以电子化方式保存的具有价值的政务数据。包括在药品研制环节核准的药品注册证书及其相关附件信息，以及履行职责所需的必须数据和药品上市后变更和不良反应监测等信息；在药品研制、生产、流通、使用等环节开展事中事后监管产生的许可颁发、日常监督检查结果、违法行为查处和产品追溯等药品安全风险信息。

药品监管档案收集了全品种、全过程的监管数据，为提升药品监管能力、实现药品全生命周期监管带来了契机。按照《药品管理法》的要求，全生命周期管理模式以品种为主线、涵盖药品全生命周期各个环节[1]，因此，药品监管档案可以以产品与企业两个维度为抓手，将品种监管与体系监管相互融合、将药品各个监管条块有机结合，实现覆盖全品种、全环节的目标。在产品维度，打造药品品种档案，针对药品记录从研制到上市后全流程的信息。在企业维度，构建药品安全信用档案，记录药品监管部门对药品上市许可持有人、药品生产企业、药品经营企业、药物非临床安全性评价研究机构、药物临床试验机构和医疗机构开展监管产生的全生命周期药品安全信息（图1）。

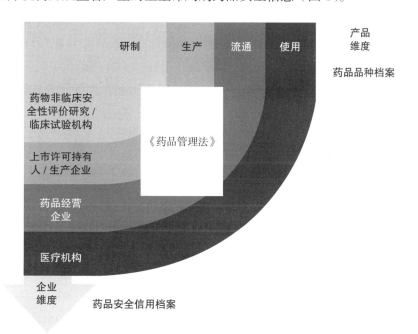

图 1　药品监管档案的构成

从 2017 年中共中央办公厅、国务院办公厅印发《关于深化审评审批制度改革鼓励药品医疗器械创新的意见》第三十条"加强审评检查能力建设"首次提出药品品种档案要求至今，多项法律法规、部门规章等都对药品品种档案与药品安全信用档案的建设提出了要求。

（一）药品品种档案

2020 年 7 月 1 日起实施的《药品注册管理办法》（国家市场监督管理总局令　第 27 号）第一百零六条指出，药品品种档案汇集药品注册申报、临床试验期间安全性相关报告、审评、核查、检验、审批以及药品上市后变更的审批、备案、报告等信息，并持续更新。

2021 年 1 月 12 日起实施的《药品上市后变更管理办法（试行）》第二十九条规定，药品监管部门应当将药品上市后变更的批准和备案情况及时纳入药品品种档案。

2020 年 7 月 28 日，国家药监局发布的《国家药监局关于进一步加强药品不良反应监测评价体系和能力建设的意见》提出，将药品不良反应监测信息纳入品种档案，强化信息共享和利用，支撑产品风险信号的识别管控。

综上，药品品种档案是药品监管部门落实研制环节监管职责，依法收集和管理的批准的药品注册证书及核准的相关附件（药品生产工艺、质量标准、说明书和标签），以及药品注册申报、临床试验期间安全性相关报告、审评、核查、检验、审批和药品上市后变更的审批、备案、报告、不良反应监测等信息。

（二）药品安全信用档案

新修订的《药品管理法》[2]第一百零五条要求，药品监督管理部门建立药品上市许可持有人、药品生产企业、药品经营企业、药物非临床安全性评价研究机构、药物临床试验机构和医疗机构药品安全信用档案，记录许可颁发、日常监督检查结果、违法行为查处等情况，依法向社会公布并及时更新。

新修订的《药品注册管理办法》第一百零八条要求，国家药品监督管理局建立药品安全信用管理制度，药品核查中心负责建立药物非临床安全性评价研究机构、药物临床试验机构药品安全信用档案，记录许可颁发、日常监督检查结果、违法行为查处等情况，依法向社会公布并及时更新。

新修订的《药品生产监督管理办法》第二十三条规定，省、自治区、直辖市药品监督管理部门应当将药品生产许可证核发、重新发证、变更、补发、吊销、撤销、注销等办理情况，在办理工作完成后十日内在药品安全信用档案中更新；省、自治区、直辖市药品监督管理部门应当加强监督检查信息互相通报，及时将监督检查信息更新到药品安全信用档案中；第六十二条规定，省、自治区、直辖市药品监督管理部门应当依法将本行政区域内药品上市许可持有人和药品生产企业的监管信息归入到药品安全信用档案管理，并保持相关数据的动态更新。监管信息包括药品生产许可、日常监督检查结果、违法行为查处、药品质量抽查检验、不良行为记录和投诉举报等内容。

综上，药品安全信用档案是药品监管部门依据监管职责，在药品研制、生产、流通、使用等环节开展事中事后监管产生的全生命周期药品安全信息。

药品品种档案与药品安全信用档案是药品全生命周期数字化监管的不同

维度的数据管理方式。药品品种档案收集了事前审批的各环节数据，并整合了药品上市后不良反应信息，作为各级药品监管人员进行监督检查的依据；药品安全信用档案则收集了监管人员对药品企业事后监督检查的各类数据，督促企业落实药品安全的主体责任。两者以药品批准文号和企业统一社会信用代码为结合点，共同构成药品监管档案，满足了《药品管理法》夯实企业主体责任与强化政府监管责任相结合的要求。

三、药品监管档案的建设思路

（一）建设目标

基于《药品管理法》"风险管理、全程管控、社会共治"的原则，药品监管档案建设从满足监管实际需要出发，以支撑实现档案的建设、管理与应用为目标，以国家、省两级数据中心为依托，按照药品监管数据全生命周期管理的相关要求，由各级药品监管机构依职责构建药品监管档案数据库，发挥国家药品监管数据中心"公共入口"和"公共通道"作用，实现全国药品安全风险数据统一索引和一网通享，为跨地区、跨部门、跨层级药品监管提供服务，实现全国药品安全风险信息的"共建、共用、共享"。

在此基础上进一步发挥国家药品监管数据中心"数据大脑"的作用，整合更多数据资源，深入探索挖掘数据应用方式，探索数字技术在药品监管中的应用，推动监管流程再造和模式优化，持续推进监管创新，不断提高决策科学性和监管效率，提升药品监管工作科学化、现代化水平。

（二）建设原则

坚持系统推进。遵循信息化和数字化发展规律，坚持全国一盘棋，更好发挥国家、省及各级药品监管部门的积极性，着力固根基、扬优势、补短板、强弱项，增强药品智慧监管建设的系统性、整体性和协调性。

坚持安全和发展并重。树立科学的网络安全观，切实守住数据安全底线，以安全保发展、以发展促安全，推动数据安全与信息化发展协调一致、齐头并进，统筹提升信息化发展水平和数据安全保障能力。

坚持共建共治共享。药品监管档案由各级药品监管部门共同建设，共同参与管理，建设成果共同享有，服务于整个药监体系，提高药品监管能力和水平。

坚持统一标准化原则。药品监管档案的建设应该坚持标准化的原则，制定统一标准，各级监管部门基于统一的数据标准共同推动建设，降低管理复杂度。

坚持集约化经济性原则。药品监管档案的建设必须经济实用，应该尽量利用现有资源和系统，合理投资，获得最大的经济效益和社会效益。同时应当充分考虑开发及可扩展性，满足不断发展变化的业务和技术需求。

（三）建设内容

1. 梳理药品监管档案数据资源目录

药品监管档案由各级药品监管部门按照法定职责，全面梳理履职过程中产生的监管信息，确定各类信息的公开共享范围，明确可以共享或拟与其他部门交换的信息类别，会同国家药监局信息中心在国家药品监管数据共享平台发布药品监管档案数据资源目录并及时更新，编制数据集并逐步完善。各省（区、市）药品监管部门根据监管需要在国家药监局制定的基本数据集基础上扩展本省数据资源目录及数据集。

2. 建立药品监管档案信息系统

按照国家药监局统一部署，以数据标准化和共享协同为原则，以国家、省两级数据中心为依托，以国家药品监管数据共享平台为枢纽，构建全国一体化的药品监管档案信息系统，并实现与相关部门信息系统互联互通。各省（区、市）药品监管部门在国家局统筹规划下，分别建设本辖区的药品监管档案信息系统，并与国家药监局以及本省有关部门信息系统实现互联互通。

3. 录入监管信息

各级药品监管部门对履职过程采集和掌握的相关监管信息进行整合归集，并按照属地管理、一户一档，以及"谁检查谁录入、谁抽验谁录入、谁处罚谁录入、谁许可谁录入"的原则，按照相关规定在信息产生之后及时录入药品监管档案信息系统。

4. 场景应用探索

各级药品监管部门结合辖区内药品监管需要，积极探索药品监管档案及信息系统的应用模式，充分发挥数据在提高药品监管能力和水平方面的作用，实现药品安全风险早发现早预警，同时为实现药品安全风险监管、信用监管、信用联合惩戒提供支持，推动药品生产经营者讲究诚信，形成社会共治新模式。

（四）总体架构

目前，国家药监局已经初步建立了药品监管数据管理体系与数据共享交换体系。先后印发《药品监管数据资源共享管理办法（暂行）》等一系列文件，对各级药品监管部门（含直属单位）监管数据资源的提供、接收、共享和开发等相关工作的管理提出了要求，并对职责分工、目录编制、数据提供和接收、数据共享和开放、数据使用与安全、监督与评价等做出了具体规定。

药品监管档案系统构建在药监体系已有数据架构基础上，由国家和省两级系统组成，国家药监局本级信息系统与省级信息系统以国家药品监管数据共享交换平台为核心，共同形成规范统一、协同联动的档案体系，逐步实现对监管对象的全覆盖、监管过程的全记录，推动提升监管工作标准化、规范化、精准化水平。通过两级联通对接和数据共享，为实现全国范围内药品监管业务协同联动提供有力支撑（图2）。

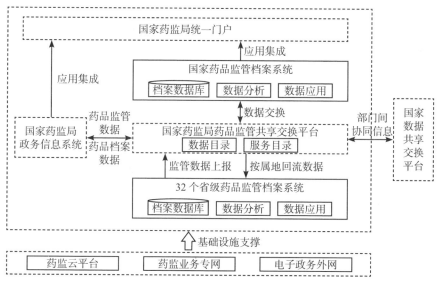

图 2　药品监管档案数据架构

在国家药监局层面，按照监管需要建设国家级药品监管档案信息系统，汇总国家药监局各直属单位上市前审批相关数据以及各省局上市后监管相关数据；按照风险防控需要关联、整合、汇总展示各类数据，并为各级监管部门提供服务。

在省局层面，各省（区、市）药品监管部门依据相关政务服务及监管事项的权限，按照国家药品数据标准从已有或新建的业务系统中获取数据构建省级药品监管档案信息系统；确保按照相关数据集和数据资源目录的要求实现数据按时上报与动态更新；各省可以在完成国家药监局要求的基础功能建设的基础上，结合本身的监管需要进一步扩展药品监管档案建设的功能。

国家药监局信息系统与省级信息系统之间依托业务专网和国家电子政务外网，以国家、省两级数据中心为主干通道和核心节点，实现国家药监局本级、国家和省、省与省之间药品监管数据的互联互通，进而实现对全国药品安全数据逻辑上的汇集和共享。

国家与省两级信息系统充分利用国家药品监管数据共享交换平台中数据目录与服务目录的功能，按照药品监管档案数据标准、接口规范等的要求进行数据交换与服务调用，实现业务流与数据流的有序协同。

各省（区、市）药品监管部门对于国家药监局其他业务系统中相关数据的需求或者本辖区内企业跨省药品安全数据通过国家药品监管数据共享交换平台申请交换；各省（区、市）药品监管部门对于本辖区内因横向协同治理所需的药品安全数据，由各单位自行沟通获取。

（五）建设方案

按照药品监管工作职责分工，药品监管档案主要涉及国家药监局相关司局及下属中国食品药品检定研究院（以下简称中检院）、药品审评中心、食品药品审核查验中心、信息中心、药品评价中心、药品审评检查长三角分中心、医疗器械技术审评检查长三角分中心、药品审评检查大湾区分中心、医疗器械技术审评检查大湾区分中心等各相关直属单位以及各省（区、市）药监局。为了构建覆盖跨层级、跨单位的药品监管档案信息系统，需要以国家药品监管数据中心为核心节点，充分利用当前软硬件资源进行建设。

以"国家药监云"为统一硬件平台。药品监管档案管理系统建设基于国家药监云平台，以"集中建设、共同使用、规范化运作"的方式进行建设、运行，按需扩展计算、存储（备份）和网络等资源。平台所有资源整合后在逻辑上以单一整体的形式呈现，并可按需进行动态扩展和配置。按照分阶段可升级的标准要求，为药品监管档案管理系统提供服务计算、数据存储、容灾、网络交换等基础平台服务，实现基础软硬件资源的统一管理、按需分配、综合利用。

以国家药品监管数据共享交换平台为数据交换枢纽。药品监管档案基于药品监管数据共享平台进行数据汇聚和交换，在此基础上对海量数据进行重新组织，通过数据清洗、抽取、转换和装载等过程，形成结构化的数据以及非结构化的文件资源。建设涵盖决策支持、数据服务、业务数据和资源数据等类别。

实现与国家药监局统一门户整合集成。结合国家"互联网＋政务服务""互联网＋监管"等要求，药品监管档案管理系统通过完成与国家药监局统一门户的整合与集成，实现统一用户身份认证、单点登录，方便为各类系统用户提供系统应用与服务；同时在国家药监局统一的安全防护体系基础上，针对核心及重要数据进一步加强防护，确保数据安全。

推进与国家政务信息系统的应用整合与系统对接。药品监管档案管理系统通过与药品监管数据共享平台、"互联网＋"政务服务门户以及与药品监督检查、风险研判、基层监管部门便捷利用等相关的其他政务信息系统的整合与集成，实现药品全生命周期原始数据汇集；实现统一用户身份认证、单点登录，提供集中监控服务；提供数据资源目录服务、数据共享应用服务和创新典型应用场景支撑服务等。

四、药品监管档案建设的未来展望

当前医药产业新业态、新模式和新技术的不断涌现，对药品监管提出新挑战。《"十四五"国家药品安全及促进高质量发展规划》明确指出，要清醒地认识到我国医药产业发展不平衡不充分，药品安全性、有效性、可及性仍需进一步提高，全生命周期监管工作仍需完善。现代生物医药新技术、新方法、新商业模式日新月异，对传统监管模式和监管能力形成挑战。药品监管信息化水平需进一步提高，技术支撑体系建设有待加强。药品监管队伍力量与监管任务不匹配、监管人员专业能力不强的问题仍然较突出。

药品监管档案建设是在药品监管职能转变和新修订《药品管理法》等颁

布实施的背景下，助力实现全品种、全过程、全生命周期监管的基础工程。目前，按照国家药监局整体工作部署，国家药监局信息中心已经初步完成药品监管档案中药品品种档案系统的建设，正在有序汇聚整合全量药品监管数据；药品安全信用档案部分也正在推进，预计"十四五"期间将可以建设完成并投入使用，服务药品全生命周期监管。

数据的汇聚是实现数字化管理的第一步，在药品监管档案建设过程中，我们深刻认识到，要发挥监管档案的作用，实现风险治理，需要转变监管信息化建设理念，要更注重场景、数据、算法等数据应用，挖掘数据中所蕴含的价值。对于药品监管档案来说，业务场景就是各级监管部门围绕保障药品安全的目标，基于"风险管理、全程管控、社会共治"的原则，以算法为工具，对监管档案汇聚的数据加以分析利用，将分析的结果融入具体的监管流程之中，明确具体的时间、地点、人员、操作步骤、操作目标等，从而形成一系列的支撑全品种、全过程线上线下协同监管的模型应用体系，助力实现全生命周期管理。

推进药品全生命周期数字化管理，推进监管和产业数字化升级，需要社会各方共同努力。"十四五"期间，药品监管部门在完成药品监管档案建设的同时，还将从以下两个方面进一步发力：一方面要进一步汇聚更多的高质量数据，横向联通卫生健康、医保等部门，纵向汇聚行业组织、医药企业、电商平台等数据资源，高效采集、有效整合、充分运用政务数据、公共数据、社会数据等各类数据，构建以药品监管档案为核心的药品监管大数据汇聚治理体系，更好的助力实现精准监管、智慧监管；另一方面，基于药品监管大数据，建设国家药监局数据开放平台，以数据接口和数据下载的方式，向社会各界提供在法律、法规允许范围内可开放的、可机器读取的监管数据，鼓励社会各界基于监管数据开发创新应用，以数据推动各方深度参与药品监管，形成药品安全社会治理合力。

参考文献

［1］许安标.《药品管理法》修改的精神要义、创新与发展 行政法学研究［J］. 2020（1）：14.

［2］肇晖. 科学监管推动药品全生命周期管理［J］. 上海医药，2020，41（13）： 1-2，45.

2021~2022年美欧医疗器械法规和监管变化

杨依晗[1]，罗海燕[2]

1.上海市药品和医疗器械不良反应监测中心；2.上海健康医学院

摘要：本文通过文献调研，选取美国和欧盟2021~2022年医疗器械法规和监管变化情况进行整理和归纳，以期对我国医疗器械监管政策思路提供借鉴。研究发现美欧的医疗器械监管政策热点呈现四大方向：一是采用更加灵活的监管政策促进产业创新发展，二是加强上市后的风险管理保护本地区民众的用械安全，三是为应对重大公共卫生事件加强医疗器械供应链安全保障，四是聚焦新技术的发展，继续监管科学研究以及发布相关监管指南进行协调。

关键词：美国；欧盟；医疗器械；法规；监管

一、美国医疗器械法规与监管变化

新冠肺炎疫情以来，由于紧急使用许可（the Emergency Use Authorization，EUA）申请的激增，美国FDA医疗器械和辐射健康中心（Center for Devices and Radiological Health，CDRH）的医疗器械审评工作受到极大挑战，直到2022年5月才得以重新开放所有类型产品的上市前申请材料受理。2020年1月~2022年5月31日，美国FDA已收到超过8000份EUA申请和EUA前申请，本次公共卫生紧急事件的EUA数量是之前所有其他紧急事件总和的15倍[①]。2021~2022年，基于风险评估，美国FDA保持

---

① FDA's Center for Devices and Radiological Health's Continued Efforts to Return to Normal: Reopening for All Pre-Submissions.https://www.fda.gov/news-events/fda-voices/fdas-center-devices-and-radiological-healths-continued-efforts-return-normal-reopening-all-pre

灵活、包容的监管思路，进一步优化产品分类；继续以指南文件的形式解决行业快速发展与监管法规不够细化的问题，例如完善上市后监管和新型产品的上市途径；最新的《医疗器械用户费用修正案》（Medical Device User Fee Amendments 2023）确保美国 FDA 能够在未来 5 年继续缩短审评时间；赋权美国 FDA 保障突发公共卫生事件中的供应链安全，并不断推进监管科学研究。

（一）优化产品分类，降低产品风险类别

美国 FDA 医疗器械产品目录中共有 1700 多种。在美国《食品、药物与化妆品法案》（the Federal Food, Drug, and Cosmetic Act，FD&C Act）第 513 条 "人用器械的分类" 中，根据风险等级的不同，将人用医疗器械分为Ⅰ、Ⅱ、Ⅲ三类，上市途径基本对应为备案、上市前通告［510(k)］和上市前许可（Premarket Approval, PMA）。2021 年以来，美国 FDA 数次更新产品分类，发布在政府公报《联邦登记》（Federal Register）上，主要变化如下。

1. 非医学用途的软件不纳入医疗器械管理[①]

2021 年 4 月 19 日，美国 FDA 修订相关医疗器械分类的法规，以反映《21 世纪治疗法案》（21st Century Cures Act，the Cures Act）对《联邦食品、药物和化妆品法案》（the Federal Food, Drug, and Cosmetic Act，FD&C Act）的修改。此次更新具体修改了八项分类的描述，根据《21 世纪治疗法案》对医疗器械的定义，排除了非医学使用软件，即任何非医学用途的软件，将不会纳入医疗器械的管辖范围。

2. 降低部分产品风险管理类别

经检索，2021 年 1 月 ~2022 年 11 月 6 日，美国 FDA 在《联邦登记》上发布了有关产品分类等级调整的公告 49 件，绝大部分内容为将原本按照Ⅲ类监管的产品归类为Ⅱ类（或 De Novo 类）。风险管理类别的调整，使这类产品不必获得 PMA 批准，而仅需在销售前获得相对较宽松的 510（k）申请批准即可。这些调整加快了产品上市的进程，进一步增加患者获得有效创新医疗设备的机会，为更多患者争取到更优质的治疗方案。具体举例见表 1。

---

① https://www.federalregister.gov/documents/2021/04/19/2021–07860/medical–devices–medical–device–classification–regulations–to–conform–to–medical–software–provisions

表 1   2021~2022 年美国 FDA 对医疗器械分级的调整（部分）

生效时间	产品大类	细类	原分类	新分类
2021 年 12 月 2 日	麻醉器械	二氧化碳通气类器械	Ⅲ类	Ⅱ类
2021 年 12 月 2 日	泌尿外科器械	食管组织表征系统	Ⅲ类	Ⅱ类
2021 年 12 月 2 日	神经装置	治疗头疼的躯干和肢体电刺激器	Ⅲ类	Ⅱ类
2021 年 12 月 2 日	神经装置	饮食失调调节工具	Ⅲ类	Ⅱ类
2021 年 12 月 2 日	骨科设备	术中骨科应变传感器	Ⅲ类	Ⅱ类
2022 年 6 月 1 日	心血管设备	使用心音声学信号的冠状动脉疾病风险指示器	Ⅲ类	Ⅱ类
2022 年 6 月 8 日	心血管设备	血管内出血监测仪	Ⅲ类	Ⅱ类

3. 新增非处方类助听器类别，提高产品的可及性

2022 年 8 月，美国 FDA 宣布设立全新的 OTC（非处方）助听器类别［详见 21 U.S.C. 360j（q）］，从 2022 年 10 月 17 日开始生效。美国 FDA 的这项监管调整措施，将会促进全新的销售渠道及服务模式的建立。

OTC 助听器是一类需要通过美国 FDA 医疗器械审批的医疗器械，具备常规助听器的特点，但是 OTC 助听器无需医生开具处方或验配流程，患者可以通过线下商店或者线上电商直接购买。助听器行业是一个强验配、强体验型的行业，听力服务机构占据了产业链价值构成的重要地位。而随着技术的发展，助听器行业近年已逐渐实现可借助远程医疗听力诊断的线上线下等不同以往的方式销售。美国 FDA 的这项新规使新进入的企业可以摆脱传统销售渠道的限制，提高进入市场的可能性，进一步推动助听器产业发展，通过改善竞争环境提高产品可及性。

（二）发布指南文件，细化监管要求

美国 FDA 会发布年度指南文件发布计划清单，此清单可反映每年 CDRH 的监管文件完善的重点。2022 年，CDRH 最终确定制定临床决策支持软件、上市后监管和医疗器械再制造等 16 个指南文件清单，并设置了不同的优先级。优先级 A 为计划优先发布的指南文件。优先级 B 为计划在资源允许的情况下发布的指南文件。目前，计划清单上的指南文件大部分都已发布。

2021~2022 年，美国 FDA 的 CDRH 共计发布了 59 个指南终稿，其中 2022 年的 1 月 ~11 月 6 日，发布了 38 个，2021 年发布了 21 个。

结合优先发布计划和实际发布情况（见附件），可以看出美国 FDA 的监管完善重点如下。

1. 上市后风险管理要求的完善

522 上市后监测（postmarket surveillance），是 FD&C Act 第 522 章节授权美国 FDA 有权要求制造商在某些 Ⅱ 类、Ⅲ 类医疗器械批准时或批准后的任何时间进行上市后监测，具体是对已上市医疗器械的数据或其他信息进行主动、系统、科学有效收集、分析和解释。需要进行 522 上市后监测的医疗器械包括：故障可能造成严重的不良后果的、用于儿童的、植入体内一年以上的、生命支持设备。2022 年 10 月，美国 FDA 发布了更新的《〈联邦食品药品和化妆品法案〉第 522 条规定的上市后监管》（Postmarket Surveillance Under Section 522 of the Federal Food, Drug, and Cosmetic Act），取代 2016 年 5 月发布的相关指南。内容包括：开始上市后监测的时间、及时实现经批准的上市后监督计划的建议；注册时间表、上市后监测计划和报告提交的格式、内容和审查的建议等。

2022 年 10 月，发布了《PMA 申请批准后的上市后研究处理程序》（Procedures for Handling Post-Approval Studies Imposed by PMA Order）。上市后研究（Post-Approval Studies，PAS）是 PMA 批准时，美国 FDA 为确保医疗器械持续的安全有效，要求进行的临床或非临床研究，旨在收集特定数据，以解决有关获批医疗器械上市后性能或使用经验的问题。此指南的目的是帮助利益相关者了解作为 PMA 批准条件的 PAS 要求，取代 2009 年 6 月发布的相关指南。

2. 对 De Novo 类审评流程的优化

2021 年 10 月 5 日，美国 FDA 发布了关于 De Novo 产品分类过程的最终指南《De Novo 分类流程》[De Novo Classification Process (Evaluation of Automatic Class Ⅲ Designation)]，将在《联邦法规汇编》第 21 篇第 860 部分第 D 子部分 "De Novo 分类" 中增加新规，明确美国 FDA 在评估 De Novo 请求时，评判是否包含实质性审查所需的信息时将使用的程序和标准。同时发布的还有《De Novo 分类请求的立卷审查》（Acceptance Review for De Novo Classification Requests），提供关于美国 FDA 认为对 De Novo 申请进行实质性审查所需的信息类型的进一步详细建议，以及对立卷审查流程的建议。2022 年，又发布了《FDA 和业界对 De Novo 分类请求的行动：对 FDA 审查时限和目标的影响》《De Novo 分类请求的用户费用和退款》，主要是美国 FDA 基于 MDUFA V 对改进医疗器械审查流程的承诺，以及确定需要支付用户费用的 De Novo 请求类型、用户费用的例外情况，以及可能导致退还已支付的用户费用的行为。

3. 完善数字医疗类产品的监管

《21 世纪治疗法案》修订了医疗器械定义，对非医学用途软件不纳入医疗器械管理。为此，2022 年 9 月，美国 FDA 发布了《临床决策支持软件》（Clinical Decision Support Software），进一步阐明美国 FDA 现有的数字健康政策继续适用于符合设备定义的软件功能，包括患者或护理人员使用的软件功能，并提供了美国 FDA 如何应用"非器械 CDS 标准"的示例。2022 年 9 月，发布的《临床性能评估：应用于上市前通知（510（k））提交的放射图像和放射设备数据的计算机辅助检测设备的注意事项》《医疗设备数据系统、医疗图像存储设备和医疗图像通信设备》《设备软件功能和移动医疗应用政策》提供了美国 FDA 关于数字医疗相关的临床性能评估的建议、对数字医疗产品的监管边界。此外，还有《医疗器械软件功能的上市前提交内容（草案）》，以及关注所有医疗器械网络安全的《医疗器械的网络安全：上市前提交的质量体系考虑因素和内容（草案）》。

4. 解决新冠肺炎疫情造成的医疗器械短缺问题和政策衔接

包括：《根据 FD&C 法案第 506J 条通报 FDA 永久停止或中断设备制造》《突发公共卫生事件期间的新型冠状病毒肺炎检测政策》《新型冠状病毒肺炎 (COVID-19) 突发公共卫生事件期间病毒传输介质的执行政策（修订版）》。

（三）通过 MDUFA V，继续缩短审评时间

为提高美国 FDA 审评的效率，加快安全有效的医疗器械上市使用，从 2002 开始，医疗器械公司在向美国 FDA 提交上市申请或通知时需要支付费用。对于费用收取相关的权利和义务就体现在《医疗器械用户费用修正案》（Medical Device User Fee Amendments，MDUFA）中。MDUFA 每 5 年修订一次。2022 年 9 月 30 日，美国国会重新授权了新的 MDUFA V。MDUFA 设定了美国 FDA 未来 5 年的绩效目标、行业为产品审查支付的费用数额以及对审评工作的改进项目，因此可以从中分析美国 FDA 的 CDRH 对于加快审评的

具体举措。

MDUFA V 包括：新的招聘目标、与创新技术的开发人员更多地交流、努力扩大国际协调，确保在医疗器械研发中考虑患者角度的观点等。根据计划，在收费方面，美国 FDA 大幅调整各项服务收费，有些涨幅甚至接近 50%。其中年费调整为 6493 美金（增长 10%），510（k）审核费上涨为 19870 美金。预计从 2023 年到 2027 年将带来总计 17.8 亿美元的收入。

在审评时限方面，自 2023 年起，将 PMA 的时间缩短至 290 天以内，将 510(k) 的时间缩短至 128 天内。承诺对 De Novo 申请，在收到的 150 天内至少 70% 的提交得到审查；对 510（k）申请，在收到的 60 天内对 95% 的申请有实质性交流，对 PMA 申请，在收到的 90 天内对提交的 95% 的 PMA 申请进行实质性审查。

在人员方面，到 2023 年，美国 FDA 计划雇用 144 人。2024 年计划招聘 42 名新员工，2025 年预计招聘 24 名新员工。美国 FDA 还计划启动一个完整的产品生命周期咨询计划（Total Product Life Cycle Advisory Program, TAP）[①]，该计划的部分资金将来自 MDUFA。它旨在使 CDRH 和申请人之间能够更早、更频繁地进行沟通，并使上市前审查过程更加高效。该机构将从 2023 年开始启动该 TAP 计划试点，从 15 种产品开始，并计划逐步扩大范围。

（四）赋权美国 FDA 保障突发公共卫生事件中的供应链安全

新冠肺炎疫情暴露了美国医疗器械供应链的巨大弱点及其对国外医疗器械的依赖。为预防或缓解突发公共卫生事件的医疗设备短缺，2020 年 3 月 27 日生效的《冠状病毒援助、救济和经济安全法》（Coronavirus Aid, Relief, and Economic Security Act，CARES Act），增加了《联邦食品、药物和化妆品法》（FD&C Act）第 506J 条，首次赋予美国 FDA 法定权限——在公共卫生紧急情况期间或之前，如果某些医疗器械的停产或生产中断可能会导致美国境内该产品的供应出现重大中断，制造商应通报美国 FDA 这一情况。对于永久停产，制造商必须至少提前 6 个月通报美国 FDA，特殊情况时应不迟于决定停产后的 7 个自然日。对于中断生产，除非另有说明，应不迟于生产中断后的 7 个自然日，并每 2 周更新情况，直至问题解决。

---

① https://www.fda.gov/medical-devices/how-study-and-market-your-device/total-product-life-cycle-advisory-program-tap

这一要求适用于在突发公共卫生事件期间对公共卫生至关重要的医疗器械、生命支持器械、生命维持器械、用于紧急医疗护理和手术期间使用的器械（包括防护服、手套、外科口罩、呼吸器等），以及美国 FDA 在突发公共卫生事件期间或之前确定的、需要了解供应信息的任何其他器械。

为了更好地指导企业履行法定义务，美国 FDA 已发布相关指南文件草案——《根据 FD&C 法案第 506J 条通报 FDA 永久停止或中断设备制造》（ Notifying FDA of a Permanent Discontinuance or Interruption in Manufacturing of a Device Under Section 506J of the FD&C Act ）。

（五）不断推进监管科学研究 ①

为促进医疗设备和辐射产品的安全性、有效性、性能和质量的提高，并加快创新医疗器械上市的速度，在 2016、2017 和 2019 财年（最新），CDRH 发布《监管科学优先事项的报告》（ CDRH Regulatory Science Priorities ），有助于 CDRH 聚焦监管科学存在差距或需求的重要领域，并定期重新评估和更新优先事项，反映当前监管科学的需要。具体领域见表 2。

表 2　CDRH 监管科学优先事项列表（2019 财年）

领域	优先事项
"大数据"	利用"大数据"进行监管决策
生物相容性	设备材料的生物相容性和生物风险评估的现代化
真实世界的证据	利用现实世界的证据，并在监管决策中跨多个领域进行证据综合
临床表现	预测和监测医疗器械临床性能的先进试验和方法
临床试验设计	开发改进和简化临床试验设计的方法和工具
计算建模	开发计算建模技术以支持监管决策
数字健康与网络安全	增强数字健康和医疗设备网络安全性能
医疗相关感染	通过更好地了解抗菌药物、灭菌和医疗器械再加工的有效性，减少医疗相关感染
患者输入	在监管决策中收集和使用患者的意见
精密医学与生物标志物	利用精密医学和生物标志物预测医疗设备性能、疾病诊断和进展

---

① CDRH Regulatory Science Priorities. https://www.fda.gov/medical–devices/science–and–research–medical–devices/cdrh–regulatory–science–priorities

二、欧盟医疗器械法规与监管变化

2017 年 5 月 5 日，欧盟正式发布了《医疗器械法规》（Medical Device Regulation, Regulation EU 2017/745，MDR）。这是近年来欧盟地区医疗器械法规最重要的变化。法规过渡期原定为 3 年，2020 年 5 月 26 日开始强制执行。由于新冠疫情等原因，2020 年 4 月 24 日，欧盟宣布将《医疗器械法规》（MDR）强制实施日期推迟一年，于 2021 年 5 月 26 日正式实施。

（一）法规效力升级和变革

1.MDR 的效力高于原来的欧盟指令。相对于《欧盟医疗器械指令》（Medical Device Directive 93/42/EEC，MDD），MDR 属于欧盟法规，效力和执行力度均升级。对各成员国具有直接约束力，无需各国转化为本国的法律法规的形式即可落实实施。

2.法规要求的总体趋势是强化审批监督管理系统。具体体现在提出经济运营者（economic operator）概念、强化第三方机构的责任、提高临床数据要求、加强追溯和监督系统建设等。

3.新法规扩大管辖范围。MDR 将一些非医疗用途的器械纳入法规管辖范围。产品覆盖了美瞳产品、植入人体的美容产品 / 填充物、用于减少、去除或破坏脂肪组织的设备，如抽脂、脂肪分解或脂肪成形设备等。未来，均需要符合欧盟出台的通用技术规范。

（二）公告机构重新审定资格后参与监管

公告机构（Notified Body，NB）是欧盟医疗器械监管中重要的第三方机构。公告机构大部分是原来欧盟成员国家审评、检测机构直接转化而来的，有一定的主权意义。公告机构的主要的责任和权利包括产品审评、飞行检查、以及审核上市后的临床安全报告等。MDR 关于公告机构的要求（正文第35-50 条）是：公告机构在新法规发布后的六个月内即应开始进行相应的资质申请，符合要求后方可依据新法规开展符合性评估。预计在新法规的影响下，欧盟公告机构数量将不断减少。2020 年开始，公告机构数量从 78 家不断缩减。截至 2022 年 8 月 3 日，获得授权的 MDR 公告机构只有 32 家。

（三）经济运营者概念下的全生命周期监管

MDR 提出经济运营者（economic operator）概念，让制造商、经销商、进口商、欧盟授权代表等所有在经营链上获利的主体都负起相应的责任，保护患者安全，不同主体的责任和权利更加清楚。在这之前，所有的职责都是制造商的，现在包括了分销商、欧盟授权代表、进口商、组包者和灭菌者。组包者是指把有独立认证的产品，组成一个包，即所谓的包类产品。各环节的责任如下（表 3）：

表 3　欧盟医疗器械经济运营者责任分布

任务	制造商	欧盟授权代表	进口商	分销商
质量管理体系	√			
风险管理体系	√			
临床评估	√			
技术文件	√	保持可及		
符合性评估流程	√	验证	验证	验证
UDI 系统	√	验证	验证	验证
上市后监测系统	√	√	保持注册	保持注册
使用说明书和标签	√	√	√并验证	验证
警戒	√	通知制造商	通知制造商、授权代表	通知制造商、授权代表、进口商
上报主管当局	√	√	√	√
无偿抽样	√	验证	√	√
仓储运输	√	—	√	√
Eudamed 系统注册	√	√并验证	√并验证	
产品的可靠性	√	√		
合规的负责人	√	√		

（四）加强追溯和监督系统的建设

MDR 引入了医疗器械唯一标识（UDI）和欧洲医疗器械数据库（Eudamed)。此外，MDR 还强调功能安全、网络和数据安全，确保运用了新科学技术的医疗器械的安全。

1. Eudamed 系统

Eudamed 系统已经运行很多年，相当于一个欧盟医疗器械的监控系统。主管当局、公告机构也在使用，未来将对制造商开放。根据 MDR 要求，Eudamed 系统中不同的电子系统和不同的信息系统正在整合中，几乎将所有关键的信息或者其摘要都包含在内，将成为一个功能强大的系统。信息包括：上市产品、器械经营者信息、符合性评估相关信息、公告机构及其授权的认证范围、发放的证书、临床调查及评估信息、警戒系统及上市后监督信息等。制造商须在 2022 年 11 月 26 日之前向 EUDAMED 数据库提交 UDI 数据。

2. UDI 系统

MDR 规定不同分类的产品有不同的执行时间，比如 Ⅲ 类产品、Ⅱb 类和 Ⅱa 类、I 类的执行时间分别为 2021 年、2023 年和 2025 年。

3. 制造商、进口商、欧盟授权代表的注册制度

在欧盟，每个医疗器械制造商都有一个 SRN 码 (single registration number)，以便识别制造商，这是向欧盟公告机构申请做认证的前提。具体要求有：1）医疗器械上市后 2 周内，进口商需要在欧盟的电子系统中确认制造商或者欧盟授权代表是否已经完成了注册。2）经营者（制造商或者欧盟授权代表）注册完毕后，主管当局从欧盟电子系统中产生 SRN 码给予经营者。3）制造商需要持有 SRN 号码，才能向欧盟公告机构申请 CE 认证。4）注册信息如有变更需要进行更新。

（五）提高部分产品风险类别管理

欧盟依据风险等级，将医疗器械分为 I、Ⅱa、Ⅱb、Ⅲ 四个等级，不同医疗器械的 CE 认证要求和器械的分类等级有关。I 类为最低风险，Ⅲ 类为最高风险。在 MDR 附录Ⅷ中，欧盟列出了 22 条分类规则（原 MDD 下为 18 条）。制造商应根据产品材料、接触患者的时间、部位、预期用途等，确定产

品的分类。变化主要是：部分器械分类升级，例如补片和小关节等无源产品、AED 等含有闭环控制系统的有源产品从原来的Ⅱb 类改为参照Ⅲ类管理，软件如果涉及临床决策可能导致死亡则为Ⅲ类，可能导致健康严重受损则为Ⅱb类，其他软件为Ⅰ类。总体而言是加严了植入物、给药系统、需要反馈信号的产品管理。

临床评价方面，对于高风险产品上市前的要求：①根据 Article 32 & 52，Ⅲ类或者植入器械，制造商的临床安全与性能报告（SSCP，Summary of safety and clinical performance）需要上传到 Eudamed 供公众查阅，对应的公告机构的评估报告也需要上传 Eudamed。通过公众的相互监督，确保企业、公告机构的严谨。②对于植入器械和Ⅲ类器械（article 61），临床实验也是需要的。③ Article 54–55，对于有源Ⅱb 类管理药物的器械和Ⅲ类植入的产品，公告机构评审后，还需要进行复核程序。政府必须在规定时限内完成复核。只有政府进行复核后公告机构的评审才生效。

根据产品高中低风险不同，制造商需要上报临床安全报告 (PSUR)，对于风险较高的Ⅱb 类和Ⅲ类产品，至少一年一次，对于风险较低的Ⅱa 类产品至少两年一次。对低风险的产品也需更新 PMS 文件（上市后的总结性报告）。

（六）不断推进监管科学研究

2018 年 12 月 19 日，EMA 首次发布《EMA 2025 年监管科学战略规划》（EMA Regulatory Science to 2025），其中将监管科学定义为所有可以运用于评估医药产品质量、安全性和有效性，以及帮助监管机构在药品全生命周期作出监管决策的科学学科，包括基础生物学、应用生物、社会科学等有助于制定监管和工具的学科。

EMA 在规划的征求意见稿中对监管科学未来的战略目标做了简要的规划，其中主要的 5 个战略目标包括促进科技和医药发展相融合、推动大量证据的产生来提高评估的科学质量、与医疗保健系统合作以提高以患者为中心的药物可及性、应对新出现的健康威胁和治疗可及性挑战、促进和利用监管科学的创新。EMA 还罗列了未来 5 年内将发生重大变化的举措并进行解释说明。总体排名前 5 的核心举措分别为：促进临床试验创新，促进高质量真实世界数据在决策中使用，加强患者在证据产生过程中的相关性，促进 HTA 对创新药物的准备和下游决策，支持精准医疗、生物标志物和"组学"的发展。

此外，扩大利益风险评估和沟通，促进将高级治疗药物落实到患者治疗，为医疗器械、体外诊断和边缘产品的评估创建综合评估途径等，也是亟需实现的措施。

附件：

2022 财年美国 FDA 发布的部分指南文件汇总

序号	指南	主题词	实际状态	优先级	时间
计划发布的指南终稿					
1	临床决策支持软件 Clinical Decision Support Software	监管程序；数字医疗	终稿	A	2022 年 9 月 28 日
2	《联邦食品药品和化妆品法案》第 522 条规定的上市后监管 Postmarket Surveillance Under Section 522 of the Federal Food, Drug, and Cosmetic Act	上市后	终稿	A	2022 年 10 月 7 日
3	处理 PMA 申请令规定的批准后研究的程序 Procedures for Handling Post-Approval Studies Imposed by Premarket Approval Application Order	上市后，临床，监管程序	终稿	A	2022 年 10 月 7 日
4	医疗器械再制造 Remanufacturing of Medical Devices	标签	草案	A	2022 年 9 月 22 日
5	UDI: 关于某些器械的全球 UDI 要求的政策 Unique Device Identification: Policy Regarding Global Unique Device Identification Database Requirements for Certain Devices	标签	终稿	A	2022 年 7 月 25 日

序号	指南	主题词	实际状态	优先级	时间
6	510（k）注册申请的电子化注册申请文件模板 Electronic Submission Template for Premarket Notification (510(k)) Submissions	上市前，510k	终稿	A	2022 年 9 月 22 日

计划发布的指南草案

序号	指南	主题词	实际状态	优先级	时间
7	生产和质量系统软件的计算机软件保证 Computer Software Assurance for Production and Quality System Software	上市后，CGMP，数字健康	草案	A	2022 年 9 月 13 日
8	促进医疗器械改进：FDA 活动和自愿改进计划的参与 Fostering Medical Device Improvement: FDA Activities and Engagement with the Voluntary Improvement Program	上市后，CGMP	草案	A	2022 年 5 月 6 日
9	2019 年冠状病毒病（新冠肺炎）公共卫生紧急事件期间发布的强制政策范围内的医疗器械转移计划 Transition Plan for Medical Devices That Fall Within Enforcement Policies Issued During the Coronavirus Disease 2019 (COVID-19) Public Health Emergency	上市前，上市后	草案	A	2021 年 12 月 23 日

续表

序号	指南	主题词	实际状态	优先级	时间
10	2019 年冠状病毒病（新冠肺炎）公共卫生紧急事件期间发布的医疗器械紧急使用授权（EUA）转移计划 Transition Plan for Medical Devices Issued Emergency Use Authorizations (EUAs) During the Coronavirus Disease 2019 (COVID–19) Public Health Emergency	上市前，上市后	草案	A	2021 年 12 月 23 日
11	医疗器械的网络安全：上市前提交的质量体系考虑因素和内容 Cybersecurity in Medical Devices: Quality System Considerations and Content of Premarket Submissions	510(k)，PMA,HUD/HDE,IDE	草案	A	2022 年 4 月 8 日
12	医疗器械软件功能的上市前提交内容 Content of Premarket Submissions for Device Software Functions	上市前，数字医疗	/	A	2021 年 11 月 4 日
13	制造商自愿故障总结报告（VMSR）计划 Voluntary Malfunction Summary Reporting (VMSR) Program for Manufacturers	上市后	/	A	/
14	突破性设备计划指南的选择更新：减少健康和医疗保健方面的差异 Select Updates for the Breakthrough Devices Program Guidance: Reducing Disparities in Health and Health Care	上市前，创新	/	A	2022 年 10 月 21 日

续表

序号	指南	主题词	实际状态	优先级	时间
15	根据 FD&C 法案第506J 条通知 FDA 永久停止或中断设备制造 Notifying FDA of a Permanent Discontinuance or Interruption in Manufacturing of a Device Under Section 506J of the FD&C Act	上市后，短缺	草案	A	2022 年 1 月 11 日
16	针对阿片类药物使用障碍的医疗器械上市前提交的临床考虑 Clinical Considerations for Medical Device Premarket Submissions Targeting Opioid Use Disorder	上市前	/	A	/
未计划但发布的					
17	患者参与临床研究的设计和实施 Patient Engagement in the Design and Conduct of Medical Device Clinical Studies	临床	终稿	B	2022 年 1 月 26 日
18	针对 IVD 的替代试剂和仪器系列政策 Replacement Reagent and Instrument Family Policy for In Vitro Diagnostic Devices	产品特定	终稿	B	2022 年 8 月 17 日
19	突发公共卫生事件期间的冠状病毒病检测政策	新冠肺炎	终稿	/	2022 年 9 月 27 日
20	应用于放射影像和放射器械数据的计算机辅助检测器械	软件	终稿	/	2022 年 9 月 29 日

续表

序号	指南	主题词	实际状态	优先级	时间
21	冠状病毒病(COVID-19)突发公共卫生事件期间病毒传输介质的执行政策（修订版）	新冠肺炎	终稿	/	2021 年 11 月 15 日
22	用于医疗器械评估中的选择、开发、修改和调整患者报告结果工具的原则	临床	终稿	/	2022 年 1 月 26 日
23	用于临床试验远程数据采集的数字健康技术	临床	草稿	/	2022 年 1 月 21 日
24	De Novo 分类请求的接受审查	De Novo	终稿	/	2022 年 10 月 5 日
25	De Novo 分类流程	De Novo	终稿	/	2022 年 10 月 5 日
26	FDA 和业界对 De Novo 分类请求的行动：对 FDA 审查时限和目标的影响	De Novo	终稿	/	2022 年 10 月 3 日
27	De Novo 分类请求的用户费用和退款	De Novo	终稿	/	2022 年 10 月 5 日
28	组合型产品上市前注册途径的原则	组合型产品	终稿	/	2022 年 1 月 26 日
29	器械与放射健康中心(CDRH)上诉程序	上诉	终稿	/	2022 年 3 月 2 日
30	根据 CFR 第 21 篇第 7 部分 C 子部分发起自愿召回	召回	终稿	/	2022 年 3 月 4 日

产业前沿

"超限制造"在新药研发和药物制造中的应用展望

"超限制造"上海市重大科技专项 课题组

摘要： 以创新技术引领推动新药研发及制造全过程。本文聚焦基于超快激光所创造的"超限制造"最新技术，从药物商品化所涉及的新药研发和药物制造两大关键环节出发，针对目前药物创制中的疾病靶标发现、药物靶标识别、药物筛选、药物合成及结构优化、药物 ADMET 等关键环节和药品生产过程中的混合、反应、分离、纯化、结晶各关键环节，对其瓶颈问题进行剖析的同时，对"超限制造"技术在其中的应用前景做一简单的展望。

关键词： 超限制造；新药研发；药物制造；应用展望

一、总体背景

药品作为一种特殊商品，对保障人类健康、改善生活质量、维护社会稳定、建设和谐社会等均具有十分重要的作用，因此药物的创新研发与安全生产，是促进国民经济快速可持续发展的重要保证。

药品的生命周期贯穿于药品研制、生产、经营使用和监督管理等活动。在中国境内上市的药品，应取得《药品注册证书》。药品研制（开发、工艺研究）、药品上市许可、再注册等申请以及补充申请是药品上市（获得《药品注册证书》）的重要环节之一。从药品研制到药品上市，则需要研究机构与生产企业合作接力完成。

超限制造的定义是：基于超快激光的三维内雕或者精准外刻，通过发明微纳尺度的物质流动芯片或者器件，使得研究开发和制造过程的缩微、集成、节约、安全、高效、绿色、智能成为可能，从而实现工业 4.0 时代的变革型制造。"超限制造"概念和技术，是由华东师范大学提出并实施的、华东理工大学等参与的上海市重大科技专项的研究内容，其将最前沿的超快激光技术应用于先进制造领域，通过多维光场调控技术精密控制超快激光与不同材料（金属、半导体、晶体、玻璃、有机和生物材料等）的相互作用，通过外照精刻或者内爆微雕，制备最高精度可达纳米尺度的三维核心器件和关键装备，探索应用于化工、制药、信息、医疗器械、航天等工业领域，使之突破原有的制造极限，研发并实现"芯片上的工厂"的前沿技术。

超快激光"超限制造"技术的优势：工艺条件简单（无需真空、高温、高压等苛刻环境）、无掩模（任意形貌加工）、高精度（微纳米精度）、真三维（任意立体加工）、非接触（无刀具磨损、无机械变形风险）、外刻或者内爆成型、适用材料范围广等，可以超越传统制造的材料限制、工艺限制、精度限制、理念限制与性能限制，将对传统制造业带来颠覆性的变革，有望改变传统产业的形态，建立新的产业形态，创造新的高新技术产业群。

本文拟从药物商品化新药研发和药物制造两大关键环节出发，针对目前药物创制及药品生产过程中的瓶颈问题，层层剖析，寻根问源，对"超限制造"技术在药物商品化过程的应用前景做一简单的展望。

二、新药研发和药物制造过程瓶颈及对策

（一）新药研发过程瓶颈

新药研发从功能基因组出发，到新药上市许可，大致可分为三个阶段：新靶标发现、新先导化合物发现、药物开发，对应到具体研究过程，大致可分为：疾病靶标发现、药物靶标识别、药物筛选、药物合成及结构优化、药物 ADMET（药物的吸收、分配、代谢、排泄和毒性）等。纵观新药研发全过程，或研究手段，或技术手段，或仪器平台的局限性，导致现阶段新药研发投入高、周期长、成功率低，成为一个众所周知的高风险行业。

微流控技术具有分离快速高效、前处理简单、样品用量少、分析速度快、适于高通量等特点，已经在生物医药等领域凸显优势，但与药物研发过程的结合度不深，其主要技术瓶颈：①微通道中易形成泡沫和死体积，影响药物的分离检测；②与高灵敏检测器的串联应用及检测接口的衔接，影响其测量

的准确度与精密度；③芯片的集成化和商品化程度不高，阻碍其广泛应用等。

（二）药物制造过程瓶颈

药物制造过程主要包括：混合、反应、分离、纯化、结晶等关键环节，目前大多以间歇工艺在间歇或半间歇釜式反应器内进行，存在明显缺陷，如装料卸料等辅助操作耗时，过程不连续；热质传递能力弱，产品质量稳定性差；对强放热反应的控制能力差等。这些缺陷是化工制药质量堪忧、原料利用率低、安全隐患大、三废排放高的根本来源。

微化工芯片可以颠覆性地改变传统化工和制药工程工艺，实现制造过程的连续化和智能化；通过对复杂化学反应和生产工艺的精准控制，实现安全、高效、清洁生产，为危险、苛刻、环境影响严重的化工制药产业提供更先进的绿色路线。其主要技术瓶颈：①目前商业化微化工器件被德国拜耳、美国康宁等国外公司垄断，国内缺乏适合自身需要并处于国际水准的底层技术；②其工艺制造主要采用机械刻蚀粘结的"二维平面加工＋多层封装"，结构精度不够高，价格和维护成本昂贵，难于客户定制和多样性；③现有技术缺乏普适性，主要针对剧毒、高温、快速、爆炸等工艺步骤，特别是反应单元，难以适应所有操作单元。

（三）"超限制造"技术应用对策

通过"超限制造"技术，创造超高精度的处理"物质流"的"三维立体内爆精雕并多层排布"微纳流控芯片，将其应用于药物研发及药品生产，可以有效缩短药物研发周期、降低研发投入；可以将传统化工产业的大型制造系统缩微集成为占地面积小、安全性高的连续流"芯片上的工厂"，实现绿色、环保、高效、安全的微纳化工生产革新。

三、超限制造技术应用展望

超限制造技术助力新药发现及药物制造全过程，可用图1展示。

对应从药物研发到上市全流程所对应的各个环节，微纳流控新药研发应用芯片可细分为：核酸、蛋白质、细胞、组织器官、模式生物芯片等，每类

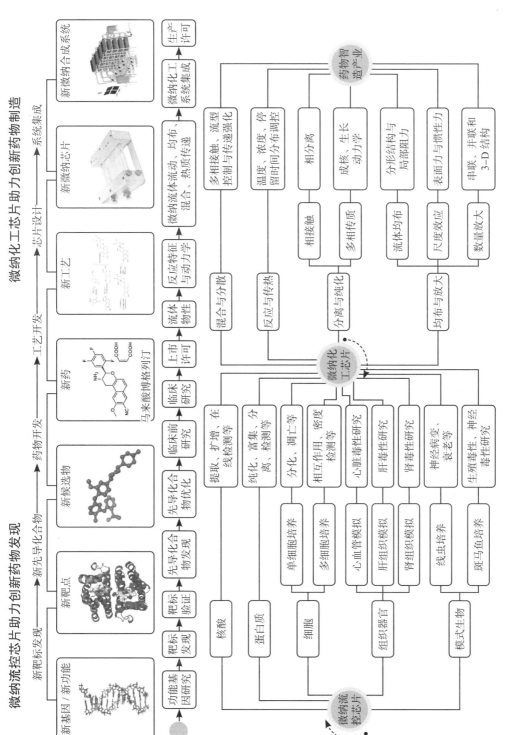

图 1 超限制造技术助力新药发现及药物制造过程

芯片根据应用需求又可分为各种不同功能；微纳流控药物制造过程应用芯片可细分为：混合与分散、反应与传热、分离与纯化、均布与放大等，同样每类芯片根据应用需求又可分为各种不同功能。下面仅就关键过程或关键应用做一些展望。

（一）微纳芯片技术助力创新药物研发

1. 微纳芯片技术在药物筛选中的应用

化合物的活性筛选尤其是器官水平和动物水平的活性筛选，是高投入和长周期的主要原因之一，其面临的关键问题如下：① 传统方法中多使用 2D 细胞系进行实验，与真实病灶有较大差异，拉长了研发周期、推高了成本；② 依托过于简单的体外筛选模型，导致临床前及临床评估失败率剧增；③ 目前大规模的药物筛选成本极高；④ 现有的药物功能评价过于单一，难以适用于相关药物的功能评估。

微纳流控芯片技术在解决这些新药研发的瓶颈问题具有独特的优势：① 器官芯片可以发挥其"流"的优势，提供一种更为精确的方法，弥补现有模型与人体偏差较大的不足；② 器官芯片发挥"微"的优势，具有便携、耗材少、占用空间小、成本低等特点，使其应用更易推广；发挥"纳"的优势，更模拟接近器官微结构；③ 整合了微纳流控系统的高通量筛选，更是突出其高通量、微量化、自动化和高效化的优势，省去了配置和分配多种药物不同浓度溶液的繁杂操作，大大简化了细胞铺板、上药、洗涤、标记等操作过程，在显著减少细胞和试剂耗量的同时，进行高通量筛选，带动药物开发和研究的速度，具有广阔的应用前景。

（1）类器官芯片　类器官是一种三维细胞复合体，其组成细胞从干细胞或器官祖细胞发育而来，并以体内相似的方式实现自我构建。器官芯片基于微流控芯片，模拟体内器官的组织结构及其物理、化学微环境，从而模拟器官的关键生理功能。两种技术所实现的人体器官仿真度高于动物模型，从而开辟了临床前药物筛选的新途径。由于它们的生理相关性，器官芯片在由靶标识别和高通量筛选组成的基础研究阶段，可以降低新药审批的成本和失败率，大大推动药物的开发进程。

考虑到不同器官和组织类型之间可能发生的复杂相互作用，药物研发不再满足于单纯使用一种类器官，"超限制造"技术可将不同的类器官芯片模型系统集成，以构建能够在系统水平上模拟多器官相互作用和生理反应的芯片上系统，用于模拟不同器官或组织之间的病理毒理反应，从而体现多组织器官对药物的协同反应。利用这些类器官组织芯片可以：①研究不同药物对同种组织处理产生的不同反应；②研究同种组织在生理病理条件下的功能差异；③研究不同组织在同种药物下的联合反应等。同时，为了建立有效的类器官药物筛选工作流程，需要对类器官进行多参数分析。利用拉曼、荧光等光学检测手段与微纳制造技术结合，可以实现类器官长期培养与在尽量低的介入性的条件下的类器官生态位的实时监控的高度集成化。

（2）在体芯片　近年发展的基于微流控技术的高通量、高内涵在体药物筛选芯片和系统，可实现高效的小动物（包括斑马鱼、线虫、果蝇等）的大规模筛选，在初筛阶段即可对先导化合物的吸收、分布、代谢、毒性进行早期评价，"早失败，早淘汰"，避免将可能失败的候选药物带入后期研发，极大地节省了时间和成本。

此外，基于丰富的动物表型，可快速提供精准的药效预测及丰富的药理评估，为新一代的新药提供强有力技术和平台支撑；同时，可以使单一模式动物从群体中分离并逐一运输，可以准确记录单个动物在接受药物刺激后瞬间的变化情况，为动物水平高通量药物筛选提供更准确的平台。例如，利用已临床使用的 CNS 药物大规模测试，提取出相应的作用特征，形成具有重要指导意义的数据库；利用机器学习分析方法，开发四维脑神经活动信息、肝脏、心血管、动物行为学信息以及化合物结构信息，建立多维信息图谱大数据与药物临床分类的投射关系，最终实现一个适于工业化应用的精准且高效的高内涵药物筛选系统。

（3）用于药物筛选的器官互联芯片系统　人体是一个复杂的多器官协作系统，涉及多维、复杂的多器官联动，正常生理功能的维持或疾病的发生都是多个器官互相作用的结果。目前尽管国内外研究团队成功研制了多种器官芯片，但是器官芯片的研发大多仍处在单类或少类器官或组织层面，多维度器官互作模拟能力弱，对真实人体的模拟程度仍较低。因此，研制器官互联芯片，构建芯片上的人体是器官芯片非常重要的发展方向。

同时，药物筛选需要高通量，还需研制器官互联芯片的自动化操控系统。这对相关微纳加工制造、传感、控制、集成等多个技术提出更多、更高的要求，需要满足：①高度模拟人体多层级循环系统，构建更复杂的多维度、多层级（即尺度）片上微纳流体系，并与多器官有机集成；②在模拟人体的片上互作多器官系统基础上，集成生化分析、生物物理监测、光学成像等多维度、多模态的物质或信息获取和导出，及时或实时检测、评估多器官系统状态与功能；③按需调控多器官系统状态与功能。以此思路，研制出稳定的、高仿生的、通量化的器官连接及功能调控系统，从而部分解决药物筛选面临的问题，提高药筛成功率，降低成本、缩短周期。

2. 微纳芯片技术在药物代谢动力学研究中的应用

大约有 40% 的候选化合物，在进入临床试验后，由于其药代动力学方面的原因而功亏一篑。药物代谢动力学主要包括药物吸收、分布、代谢和排泄（ADME），科学家运用动物模型来研究药物 ADME 性质已有很长的历史。动物模型对预测药物在人体内的行为，的确发挥了很大作用，但是对于人用药物，动物模型的失真不可避免。在临床前药物研究中，科学家已经发现许多动物模型研究，包括其相似性不能与临床一致，而且典型性并不能完全具备。

利用多细胞组合，科学家们已经能在微流控平台上模拟人体微环境，并让培养的细胞分化，形成复杂的人体结构，因而对药物做出更灵敏的反馈。微流控平台已经展现出对药物吸收、代谢研究的巨大潜力，并且对它们的机制研究也起到了推进作用。在微流控平台中，科学家既能对单一"器官"进行研究排除动物体内其他器官的影响，也能通过组合芯片，研究"器官"之间的相互作用，大大提高了研究的灵活性。

3. 微流控技术用于临床前药效及安全性评价

药效及安全性评价是药物研发的重要环节，当前评价手段主要靠动物实验和临床实验。由于动物与人的基因差异，导致相当大的一部分药物研发失败，同时由于动物保护政策及伦理等法规要求，动物实验也会进一步受到制约。因此如何高效评价药物安全性是目前新药研发面临亟待解决的问题。

基于微流控技术而发展起来的器官芯片技术，成为当前药物安全性评价手段的研发热点。器官芯片把代表性器官组织的关键单元如细胞或类器官，按照仿人体微环境构建生态系统，用于药物安全性评价、病理模型构建等方面。器官芯片技术的优势在于：①直接采用人源细胞解决与动物基因差异问题，同时利用多物理场，如流场设计快速构建动脉高压病理模型等，高效快速进行药效及安全性评价。②器官芯片与当前基于微流控技术的检测系统及高通量并行设计集成，实现药物安全性及药效的高通量快速筛选，大大提高药物毒性及药效的评价周期。③器官芯片可以采用患者自体细胞快速构建病理模型，利用微流控芯片设计实现个性化治疗方案快速筛选。

当前器官芯片面临的瓶颈问题在于人体组织器官体外的重建，这是实现药效及安全性评价的保障。生物3D打印技术已经用于人体组织体外构建，但也仅仅实现了"形似"，即把特定的细胞及细胞外基质仿人体组织器官构建三维活体结构。但如何使构建的组织具有功能性，仍需要相关物理化学微环境对3D打印的组织进行诱导及培养，且使各个组织间形成系统，使其最终具有一定的功能。基于"超限制造"的微纳流控技术的器官芯片可以模拟人体组织器官微环境，因此有望与生物3D打印技术一起实现体外构建人体组织器官的"神似"，也就是实现其功能性。

4. 便携式液气活检系统的构建及其在重大疾病精准化研究中的应用

传统经验医学正遭遇"不确定性"技术瓶颈，造成医疗资源浪费和医疗效果不尽如人意，而针对疾病的精准诊断、精准给药能够极大地改变这一不利局面，为保障和提升全民健康提供快捷优质的技术支撑和科学方法。因此，立足"重大疾病精准化研究"，基于微纳芯片，构建便携式POCT在线监测系统，实时在线监测临床治疗过程中血糖、抗生素、麻醉剂等血药浓度，进而指导医生精准给药及治疗方案的及时调整，减少无效和过度医疗、避免有害医疗，充分保障患者的安全，意义重大。

5. 微小工厂加工芯片——癌症细胞免疫治疗

CAR-T细胞疗法是一种新型免疫细胞治疗，在多种复发或难治性血液系统肿瘤治疗中取得了巨大成功，受到国内外新药研发企业和资本市场的热捧。作为个性化定制产品，目前CAR-T疗法存在制备成本高昂、质控管理复杂等问题，限制了其大规模的临床应用。在CAR-T细胞的生产制备中，细胞分选、慢病毒转导及药效评价需要大量资金成本和劳动成本，并且紧密关系着CAR-T细胞的质量评估和药效，如何降低生产成本、缩短生产周期、减少人工操作从而满足临床治疗需求是我们亟待解决的。运用"超限制造"技术建立基于微流控芯片的CAR-T细胞自动化、全封闭制备系统，不仅可以降低制造成本，而且可以避免传统人工操作不可预期的可变性。

（二）微纳芯片技术助力药物制造

1. 微混合、微反应、微分离、微结晶芯片

流动和混合是药品生产过程中的典型环节，特别是一些快速、热效应大的反应体系，如硝化、傅－克、磺化等，都必须以良好的混合为前提。传统工业反应器用于这类反应时，通常面临控温不均或飞温等问题。微混合器的作用是有效地实现多个流体的接触并快速获得混合良好的流体，其特征尺寸在亚毫米到亚微米量级。适当的微混合设计可以决定微化工设备的整体性能。微反应器是指反应的流动、混合传质特征尺寸在微米量级的反应器。相比传统形式的反应器，以连续流动方式操作的微反应器内通道的比表面积在 $10^4 \sim 10^6 m^2/m^3$ 量级，远高于目前制药行业常用的间歇式搅拌釜，所以其传质传热性能具有明显优势，有利于对反应的精确控制，极大地降低快速强放热反应过程的不可控性。

（1）微混合芯片　以"平推流"模式为主的连续流微通道反应器可以精准控制反应物配比、避免局部热点形成和积累，进而提升反应效率，提高产物收率和纯度。但在实际操作条件下，无预混合的理想"平推流"模式，尤其对于快速反应，物料的混合仅决定于分子扩散，实际发生反应场所的反应物配比由扩散过程控制，使得设计的原料反应物配比失去意义，严重偏离设想并影响反应结果。因此，合理设计连续流微通道反应器的高效混合芯片或内构件是平衡其反应及混合需求的关键所在。鉴于连续流微通道反应器微米级的通道特征尺度，其内流体 Reynolds 数远小于 2000，流动状态多呈层流，因此微流体混合过程主要基于层流混合机制，基本混合机制包括：层流剪切、延伸流动、分布混合、分子扩散。在常规尺度混合器中，只有当剪切、延伸和分布混合使流层厚度降至足够低的水平时，处于同一微通道内的混合流体分子扩散路径大大缩短，因此仅依靠分子扩散就可在极短的时间内（毫秒至微秒级）实现均匀混合。基于以上一种或多种机制设计的多交互薄层微混合器、静态微混合器、混沌微混合器可以大幅提高连续流微通道反应器的混合效果，进一步提升反应效率。

（2）微反应芯片　微反应器因其特征尺寸小，通常会导致单个微反应器的生产能力较低。工业上，通常采用数量放大的方式来提高其生产能力，该策略可能面临流量在各个微反应器中分布不均的问题。枝形结构是基于构造

理论进行的优化，这种结构有助于流体均布、降低流动阻力并在保持低持液率的同时实现高效传质。利用枝形结构良好的混合性能，在维持低压降的同时，借助间壁式换热策略，调整不同换热通道的阻力以实现换热流体的流量均布，从而促进反应通道内温度的均匀分布。这类带换热结构的枝形微反应器的传热系数能达到数千 W/($m^2 \cdot K$)，高于传统换热设备一个数量级。

（3）微分离芯片　微通道中的连续高收率分离是一个重要且具有挑战性的过程。微通道膜接触器具有界面稳定、无需相分离、乳液形成少和易于与反应/分析仪器在线耦合等优点。相比于有机膜，无机膜更耐压、耐热、耐膨胀和耐污染，有利于微通道中的稳定和连续分离。但超薄无机膜的精确加工，是限制其在微分离器中应用的技术瓶颈。利用飞秒激光技术，实现在微米尺度上对无机玻璃膜的高精度加工，并结合有机配体自组装改性，提升其疏水性，制备疏水超薄无机膜。该无机膜因其孔径的高度均一性和优异的化学机械稳定性，可以用于多种标准体系的微通道逆流萃取，其萃取效率与有机膜相当，但操作范围和耐久性远优于有机膜。

（4）微结晶芯片　超过90%以上的药物以晶体形式存在，药物结晶工程技术至关重要。现有的药物工业结晶技术，大多采用基于釜式反应器的批次工艺，由于其宏观尺度带来的流场、浓度场和温度场在时空尺度上的分布差异，导致了批次间质量参差不齐、粒径控制难且分布不均等一系列问题。为了严格满足制剂对于原料药粒径的要求，往往需要机械粉碎工艺来对药物粗粉进行后续处理。然而，机械粉碎的原料损耗率高达40%，并且粉碎的高温容易破坏药物分子的化学键。因此，药物结晶工程在工艺和装备层面都面临着迫切的升级革新需求，从批次化转向连续化，从大型化转向微型化，从粗放式转向精细化。

药物结晶芯片是一种典型的微结构元件，采用超快激光加工一次成型，受益于其卓越的传质传热性能和机械强度，可以同时实现药物结晶成核连续化、装置微型化以及粒径控制精细化。药物结晶芯片在药物晶型、结晶条件的快速筛选，成核和生长动力学研究等方面有着大量的应用。当结晶发生在数十到数百微米间的微通道受限体系内时，晶体生长受到限制，出现定向生长、晶体形态发生变化，甚至出现新的晶型等。因此，通过对药物结晶芯片的构型、尺寸和工艺等方面的精细调控，可以对药物粒径和晶型进行优化筛选。具体而言，对结晶芯片构型和尺寸优化的同时，可以通过设置流速、温度、浓度等重要参数来精确调控局部过饱和度，进而实现在微尺度下对晶体形貌和粒度的严格控制，达到高品质和高附加值的目标。因此，以结晶芯片为核心的微化工技术，为药物结晶工艺和装备的升级变革提供了积极的借鉴意义。

2. 药物连续流动合成

一般而言，化学药物分子的结构都很复杂，需要从简单的前体逐步转化，包含多个反应步骤，运用连续化技术开发的药物合成工艺大致可以分为三种：①是包含多个反应或调整反应条件，以使所有步骤都兼容，需要考虑溶剂、过量试剂、产物和副产物。这种方法实施起来很简单，但随着反应步骤的增加，多步合成变得更加困难；②是离线处理中间纯化，其主要缺点是耗时且不适合含高反应性或不稳定中间体的反应；③所有纯化步骤均在线连续进行。在线纯化可以将杂质从主混合物流中分离出来，或者去除可能与后续反应步骤不相容的过量试剂。在保证反应效果、环保要求和经济价值的前提下，第三种方法是实现多数药物连续合成的理想方案。

微化工芯片具备极佳的传质效果，非常适合于药物连续萃取工艺开发；微萃取芯片的使用通常可显著提高萃取效率、显著降低萃取剂用量、大幅节省人工成本；对于分离过程，可利用表面力、重力或毛细管力等力场完成分离，如利用表面力的膜分离器、基于重力的混合沉降器等。因此，开发在线分离、纯化工艺，设计反应 – 分离 – 纯化芯片，有望实现药物全连续或多步连续制备，形成面向未来的高效、简洁、绿色的药物制造技术。

3. 光化学微反应器

光化学合成，相较于传统的热合成，已经被证明是一种更加绿色和高效的合成手段。但在实际生产中，要将光反应成功应用于药物或药物中间体合成，面临着两个重要的挑战，即光反应器的设计和放大，以及光化学反应的基础研究。在传统间歇的光反应器中，不仅质量传递和热量传递受限，而且光子的传递还受到更严重的限制（Lambert–Beer 定律），使得反应器内光照分布不均匀，这不仅造成了传统光反应器放大困难，还造成了光化学反应机理和动力学测量困难。

连续微流动反应器，以其特征尺寸小和连续操作的两大优势，已经被传统化学工业接受与认可，并逐渐得到了工业应用。在连续微流动反应器中开展光反应，不仅传质、传热效率高，而且光照分布均匀，可以大大提高反应速率和选择性。同时，利用微流动反应器的平行放大策略，可以在较短时间内实现光反应过程的放大。而玻璃微通道芯片，以其透明度高、化学稳定好的优势，将成为最理想的连续微流动光化学反应器。玻璃芯片中的微通道可针对实际光反应进行定制设计，满足实际光反应对质量、热量和光子传递的需求，不仅有利于提高反应产率，同时有利于本征反应动力学分析和Stern-Volmer机理分析。特别是针对多相光化学反应（相间传质成为反应控制步骤），玻璃微通道芯片可以利用灵活的微通道设计来强化相间传质，克服毛细管光微反应器的限制。基于玻璃微通道芯片进行药物或药物中间体绿色合成工艺的开发，可以突破传统反应器对传递过程和反应过程的限制，可最大限度地提高反应的原子经济性，并更加快速地实现过程的放大和工业应用。

4. 连续流酶催化药品生产应用

生物催化利用天然酶在温和条件下促进底物高度选择性的转化，避免金属催化剂的过度使用，实现绿色的手性药物合成，减少副产物和三废的排放，可以从源头破解环保难题。连续流酶催化可以解决传统间歇反应传质受限、酶稳定性差、辅助操作时间长、难以放大等问题，有助于降低设备成本、操作成本和催化剂消耗，提高生产强度，是生物制药领域最先进的生产制造技术之一。目前，连续流生物催化制药装备不够成熟、反应技术的应用大多处于实验室开发阶段，其产业化推广应用仍有不少瓶颈问题亟需解决。

（1）酶的高效利用和长效循环是降低生产成本的关键 连续流均相酶催化将酶溶解后反应物一起流过微反应器，降低了传质阻碍，反应强度高，但酶催化剂回收和循环利用的成本较高。固定化酶催化剂可以提高酶的稳定性，在更苛刻的条件进行反应，但表观反应活力低于均相酶催化反应。因此，开发高活力高稳定性固定化酶催化剂，并且发展适应连续流生产模式的固定化酶微反应器是实现酶高效循环利用的关键。在设计过程中应考虑微反应器流道构型等对固定化酶催化性能的影响，解析在不同的强化混合传质条件下固定化酶催化性能的时空变化规律，通过多级微反应芯片和固定化酶反应器的并联、串联，构建适用于酶催化的固定化反应器，解析催化过程强化规律。

（2）酶－化学催化反应的衔接是连续流制药技术的难点 在包含酶催化关键步骤的多步合成工艺流程中，端与端之间的衔接设计具有较高的挑战性。多步酶－化学连续流动合成依赖于单元工艺设计，其中每个单元都具有单独的反应控制、后处理和纯化步骤，连续流单元与间歇反应单元如何衔接需要深入研究。此外，酶催化与上下游化学催化的组合催化的全流程连续反应设计的研究非常有限。最近，有学者们设计并建立了一个利用酶促反应制造抗糖尿病药物西格列汀的连续流动系统，该系统包括众多反应器单元、混合器、液液分离器、在线结晶器和在线分析装置，为未来的全流程设计提供了良好范例。

连续流酶催化领域快速发展，有望改变制药行业的生产方式。随着研发活动的深入进行，学术界和工业界之间紧密合作，利用各自专长明确研究重点，对于未来连续流酶催化研究的成功至关重要。

5. 微流控技术微纳米制剂应用

目前微纳米系统复杂制剂基本采用批次法生产。微纳尺寸粒子的成型过程仍然依赖于机械能对体系的分散，而粒子精细结构可控和质量稳定是制备微纳米颗粒的重要因素。但传统的制备方法对流体力学高度敏感，这也是工艺放大中主要存在的关键问题之一。另外，工艺过程的复杂性也给这些产品生产的 GMP 合规性带来挑战，尤其是存在着影响无菌无热原的高风险因素。

微纳流控技术为生产微纳米制剂提供了变革性的解决方案。在微流控技术中，微纳尺度粒子形成的机制与传统工艺本质不同。在微纳尺度的通道内，以流体力学与界面化学为基础，微纳尺度粒子单个逐滴形成。同时，精细的微流道结构可提高混合效率，可控稳定的混合过程使制备出的微纳颗粒精细结构可控、批间变异系数小。

微流控技术在制剂工业领域的应用仍主要集中于科研研究，尚存在一些问题。如微纳尺度通道内流体力学性质规律，以及可靠的数值模拟分析模型尚未完全建立；虽然 CM 方式是以连续方式进行生产，但仍需要高通量才能达到规模化需求，而目前无耦合效应能大规模并行操作的芯片尚是研发的热点；如何将 PAT 技术整合在芯片中也需要进一步探索。

因此，需要在以下方面进一步深入探索：设计开发不同体系下的微纳流控连续制造芯片结构，研究流体在微纳尺度通道内的流体力学性质和相关材料溶液在流体中的相态变化，以便构建微纳制剂设计与制备系统；连续制造中 PAT 实时监控需整合分析技术，在微流控系统中接入并集成，结合自动化控制技术构建灵活的微流控平台。另外，设计开发的新剂型临床优势需深入研究，更进一步有效推进平台技术的产业化发展。

微纳流控技术使微纳米制剂的制备变得工艺简便、质量可控，易于规模化生产放大，具有广阔的应用前景。随着理论模型的建立和实践应用指标的验证，以及行业规范的细化，微流控技术可实现学术研究和工业生产的无缝对接，从而成功构建符合 GMP 要求的自动化制造平台。

6. 微化工芯片放大过程中的关键问题

微化工芯片得益于微尺度下优异的流体操控和传递强化性质，得到了学界和产业界越来越广泛地关注。但受限于微通道尺寸的限制，单根通道的处理量严重受限，微化工芯片的放大是其从实验室走向工业化实际应用的必经之路。对于通道在各个方向上均为微尺度才能实现过程强化的微过程，只能以"数量放大"为基本原则进行过程放大，采用微结构单元串并联集成扩大处理能力，具有优良的单通道"三传"状态重现性和多通道间抗干扰性，保证大规模生产的工况与实验室条件基本一致，实现实验室成果的快速产业化。

目前，微化工芯片的"数量放大"尚未形成完整的理论和技术体系，建立复杂分支管网系统的阻力平衡设计准则以实现流体在并联通道内的均匀分布是亟待解决的关键科学问题，能够承受高压稳定操作的器件材料、三维纳微流控器件的设计及商业上可行的大规模微通道的制造是尚未突破的技术问题。

未来要实现微纳化工芯片的放大和产业化应用，需要从芯片的设计、制造以及长周期稳定可靠运行方面开展理论和技术创新研究。在理论研究方面，建立微纳结构元件内多相流模型和计算流体力学模拟方法，明确微纳结构元件内部流动、传递和反应行为，建立三维复杂流体分配管网内的流阻模型，揭示集成方式和集成度对分散和反应过程的影响规律，研究微纳通道数量放大和元件集成的基本规律；突破二维平面上阵列数目的增加，研究微纳元件在三维空间上的扩展，提高空间利用率，建立多维模块化的放大策略和设计准则，形成完整的微纳化工芯片放大的指导理论基础。在流体分配网络分配均匀的前提下，通道的制造误差对流体分配均一性影响较大，开发更高精度、更经济的微纳通道制造技术是实现放大的重要保障，也是推动微纳化工芯片集成化放大应用进程的重要技术支撑。此外，均匀流量的流体输送系统和芯片内控制检测系统的发展也是微纳化工芯片产业化应用过程中的重要环节。通过芯片的优化设计，尽量减少长期使用时通道壁面的堵塞或污垢；整合反馈系统，跟踪和监控芯片性能，以便在设备故障时停止操作，或者调整流动条件来保证多通道内流体的均一性，确保微纳化工芯片的长周期稳定可靠运行。基于上述理论和技术的长足进步，必将快速推动微纳化工芯片的工业化进程，为化学工业带来变革性发展。

综上所述，我们可以预期，"超限制造"技术在药物上市全过程将发挥越来越举足轻重的作用，它不仅可以大大缩短新药研发的周期，同时可以解决药物制造过程中存在的安全、环保、效率、空间等瓶颈问题，助力生物医药产业迈向自动化、信息化、绿色化、智能化。另一方面，我们同样也清醒地认识到，药品作为特殊商品，它的生产上市还存在一个监管的问题。一项新的技术应用于药物的研发、生产，需要获得监管部门的审批认可。因此，我们期待在推动"超限制造"技术本身在生物医药产业应用的同时，相关部门能加大力度，推进"超限制造"技术在药物研发、生产的应用许可，从而引领生物医药产业的全新发展！

"超限制造"上海市重大科技专项项目负责人钱旭红（中国工程院院士，华东师范大学校长），主要执笔人钱旭红、徐玉芳（上海第二工业大学 / 华东理工大学）、朱维平（华东理工大学）、李洪林（华东理工大学）、程亚（华东师范大学）

药品连续生产及全球监管趋势

胡延臣 [1]
1. 国家药品监督管理局药品审评中心

摘要：连续生产工艺，相比传统的批生产工艺，显示出一定的灵活性、高效性和便捷性，近年来受到越来越多的关注。由于连续生产在制药领域是相对新兴的技术，目前在关键技术的理解和实施以及监管考虑方面，都缺乏协调一致，ICH 已将连续生产作为 ICH 新的质量议题之一，希望促进国际的协调一致，减少实施和监管上的障碍。本文对连续生产全球的监管进展进行汇总，同时对国内现状进行分析和介绍，希望引起国内相关研发机构关注。

关键词：药品；连续生产；监管趋势

药品生产现代化不断发展，制药技术的不断创新，有助于改进药品设计和生产工艺，提高药品质量，带来更加稳定、成本更低的供应链等[1]。连续生产技术，作为近年来制药领域非常热门的一种新兴技术，相比传统的批生产工艺，显示出一定的灵活性、便捷性和高效性，近年来受到越来越多关注，尤其得到美国 FDA 等国外监管机构的大力提倡和鼓励，ICH 也于 2018 年将连续生产作为新的质量议题之一，希望在关键技术的理解和实施以及监管预期方面促进国际的协调一致，减少技术的实施和监管障碍。本文对连续生产全球的监管形势进行汇总，同时对国内现状进行分析，希望引起国内关注。

一、连续生产工艺介绍

连续生产工艺是和传统的批生产工艺相对应的，目前并未有统一的定义。在传统批生产工艺中，物料在每一步单元操作后统一收集，然后再转至下一单元操作，中间一般会存在中间体的储存和检测过程。在连续生产工艺中，通过计算机控制系统将多个单元操作（至少 2 个）进行高集成度的整合，输入物料持续不断的流动进入系统中，加工后输出物料被持续稳定输出，生产过程中充分运用过程分析技术（PAT），整个生产系统始终处于受控状态[2]。图 1 为连续生产工艺和典型片剂批生产工艺的比较[2]，图示的连续生产工艺为一种理想化的集成工艺，涉及从原料药合成到制剂成品的全部单元操作的连续，实现起来存在一定的技术挑战，目前技术上较为成熟的是局部单元操作的连续。

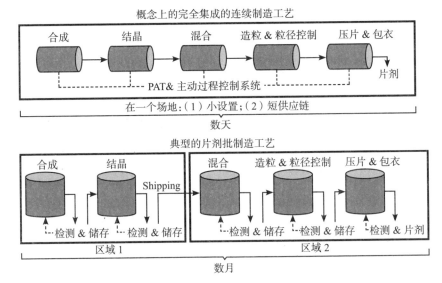

图 1　集成连续生产工艺（上）和传统批生产工艺（下）

　　与传统的批生产工艺相比，连续生产往往涉及更高水平的工艺设计以确保充分的工艺控制和产品质量。相比传统的批生产工艺，连续生产具备下列优势[2, 3]：连续生产中，物料在工艺起点持续加入，终产品在终点持续输出，通过这种连续不间断的生产工艺，消除了批生产工艺中步骤之间的间歇和停顿，减少了缺陷和错误的机会，还可以缩短生产周期，提高生产效率；连续生产工艺集成度高、自动化程度高，减少人工成本；连续生产可以通过过程分析技术做到实时的质量监控和反馈，随时弃掉不合格物料，从而让产品更可靠并减少浪费，降低生产成本；连续生产需要更小的设备占地，可以实现设备小型化，高效利用厂房空间；连续生产批量易于调节，可以根据运行时间或者运行速度灵活调整批量，方便适应不断变化的市场需求，尤其是当突破性疗法和临床急需产品出现市场需求时，能够迅速满足临床需求，更容易应对药品短缺和疫情暴发，这种操作灵活性也可能会减少上市后的变更申请，减少传统工艺放大所面临的诸多问题。

据了解，全球范围内至少已有 5 个产品采用连续生产工艺获批上市，均为小分子口服固体制剂，品种信息详见表 1[3]其中，Janssen 公司的 Prezista（darunavir）是全球首个以上市后变更途径（批生产变更为连续生产）获批的品种。

据了解，Prezista 的连续生产线，是 Janssen 公司与罗格斯大学和波多黎各大学耗时 5 年设计建造完成的，将原来批生产工艺所有工序（称量、粉碎、混合、压片、包衣）集成为一条直接压片固体制剂连续生产线。新生产线将产品的生产和检测时间缩短了 80%，产品的生产周期可以从 2 周缩短到 1 天，同时生产废料减少了 1/3[4]。

表 1　全球已上市药物（连续生产）

上市时间（年）	公司	商品名（通用名）	适应证	批准类型
2015	Vertex	Orkambi（lumacaftor/ivacaftor）	囊性纤维化药物	新药上市
2016	Janssen	Prezista（darunavir）	HIV-1 药物	上市变更
2017	Eli Lilly	Verzenio（abemaciclib）	乳腺癌	新药上市
2018	Vertex	Symdek（Ivacaftor/Tezacaftor）	囊性纤维化药物	新药上市
2018	Pfizer	Daurismo（glasdegib）	急性髓系白血病	新药上市

二、各地区的监管现状

（一）美国

美国 FDA 认为，产品的质量问题及设施设备等生产相关问题，是导致药物供应中断的主要因素，对现代化新兴技术的鼓励会促进药物的创新和现代化，可以带来更科学的药物产品设计、更稳健的生产工艺和过程控制，减少生产中断和产品失败概率，从而在整个产品生命周期中提高产品的质量和可及性[1]。

美国 FDA 一直以来都大力推广和支持连续生产技术，也是截至目前采用连续生产工艺上市产品数量最多的国家。美国 FDA 前局长 Scott Gottlieb, M. D. 在美国 FDA 官网公开表态支持连续生产先进技术，认为连续生产可以提高产品质量，降低生产成本，减少产品缺陷，生产步骤和生产工厂相对集中允许快速发现并解决问题，有助于从根本上解决药品短缺[5]。

同时，美国 FDA 也意识到新兴技术的实施可能带来的技术和监管挑战，甚至制药企业实施存在顾虑（如监管不确定性、审评员对新技术的认识和熟悉等），美国 FDA 药品审评与研究中心药品质量办公室启动了新兴技术项目（emerging technology program）来推动新兴技术的实施[5]，通过该项目，制药公司可以在申报之前向美国 FDA 的新兴技术团队提交关于使用特定新兴技术的问题和建议，制药企业可以与新兴技术团队成员以及审评员开展更早期的沟通交流或者额外的面对面会议，来共同研究解决新兴技术开发和实施过程中遇到的相关问题。例如：新制剂或包装技术、新生产工艺（工艺的设计、放大或者生命周期）、控制策略（如检测技术或者工艺控制）等相关议题。连续生产技术是目前新兴技术小组主要关注和大力推动的新兴技术之一。

此外，为了发挥并利用好这些先进生产技术的优势，美国 FDA 一直致力于技术指南的起草，以指导企业实施，明确监管路径。截至目前，美国 FDA 已公开发表 2 个关于连续生产技术指南的公开征求意见。第一个为 2017 年 6 月 23 日美国 FDA 通过《联邦公报（Federal Register）》发布的口服固体制剂的连续生产指南文件[6]公开征求意见。该文件发布的背景，是美国 FDA 曾于 2015 年 5 月 7 日的"未来药品生产"研讨会上向业界征集关于连续生产的科学、技术和最佳实践的相关指南草案或材料，C-SOPS（Rutgers 大学一个连续生产技术的引领者）于 2016 年 6 月向美国 FDA 提交了一份经过工业界协商的连续生产最佳实践文件，该文件简单阐述了口服固体制剂连续生产的相关概念、生命周期内的应用、上市后变更等内容。另一个为 2019 年 3 月美国 FDA 在官网发布的连续生产质量属性考虑行业指南草案[7]，该指南聚焦于连续生产特有的技术和监管方面的考虑，如工艺动态、批定义、控制策略、工艺验证、药品质量体系（PQS）、批量放大、稳定性、批生产工艺到连续生产工艺的变更等，适用于小分子口服固体制剂的新药申请、仿制药申请以及上市后变更申请。根据该指南，连续生产作为一种新兴技术，能促进制药现代化并为行业和患者带来潜在的益处，美国 FDA 预期连续生产用于药品生产将会减少药品质量问题，降低生产成本并提高高质量药品的患者可及性。

为进一步推动和鼓励该技术的实施，美国 FDA 于 2018 年向 3 个连续生产项目提供近 600 万美元资金支持[8]，2019 总统财政支出 5800 万美元以希望能解决连续生产技术和监管方面存在的问题[5]。此外，美国拟建立连续生产卓越中心来帮助仿制药企业采纳连续生产技术[9]，同时计划于 2021 年在美国 FDA 总部附近建立一座实验室，以容纳一个用于模拟原料药和制剂生产过程的试验工厂，促进对新兴技术（包括连续生产）的推广和评估[10]。

除美国 FDA 多方面的行动和举措外，USP 也采取系列措施来应对连续生产技术。USP 致力于通过标准建立来保证产品质量的始终如一，新技术如连续生产的出现为持续高效生产药品提供了机会，USP 希望能够利用自身资源来实现这种利益的最大化。2016 年，USP 与 C-SOPS 共同召开圆桌会议，讨论产品和辅料的质量标准体系如何影响连续生产，这次研讨会的成果就是形成了由学术、工业和监管机构成员组建的 USP 专家组，专家组希望寻找机会通过标准开发和实施来推进连续生产技术。2017 年在印度召开了第一届国际 USP 连续生产研讨会，会议目的主要是分享连续生产技术知识，同时对关键技术和质量的挑战和机会进行互动讨论[11]。2018 年 11 月，USP 专家组发布了 USP 视角对连续生产的一般考虑指南[12]，内容涉及连续生产的概念介绍（如批、流速、滞留时间、受控状态、稳态等）、物料属性表征、风险管理、PAT、监管预期等方面。USP 总则章节负责人 Horacio Pappa 认为，该指南对帮助企业向连续生产转变并实现连续生产技术优势最大化具有重要作用，也为 USP 开通了一个通往新领域的大门[11]。

（二）日本

日本监管机构对于连续生产也采取了系列举措，PMDA 官员经常参与国际性的制药会议，传达他们对于连续生产的监管考虑。

日本 PMDA 于 2016 年成立了 IMT 工作组（先进生产技术工作组），主要目标是探讨与质量和 GMP 检查有关的监管问题，以便推进先进生产技术的应用，并将连续生产技术作为主要的目标。该工作组的主要工作涉及：与欧美药监机构进行面对面会议、参观连续生产的工厂、参与 PMDA 组织的连续生产方面的沟通交流会议、发布相关指南等[13]。IMT 工作组于 2018 年 3 月起草并发布连续生产的指南草稿[14]，阐述 PMDA 对化学合成小分子的口服固体制剂连续生产技术的当下观点，该草案就连续生产有关的控制策略制定、批定义、工艺验证、稳定性研究 4 方面进行了阐述。同时，PMDA 也鼓励申请人就单个产品与 PMDA 审评部门召开面对面咨询会。日本医学研究开发局（AMED）也资助成立了专项研究小组，成员来自工业界、监管机构（审评员和 GMP 检查员）、学术界，通过解决连续生产问题以及知识分享，来推动连续生产在日本的实施，该小组也已经发布 2 个连续生产相关文件，包括连续生产的关注点和受控状态[13]，与 IMT 工作组发布的指南内容和关注点基本一致。

（三）欧盟

欧盟在 2003 年成立了 PAT 小组，小组成员包括 GMP 检查员和审评员，负责解决 PAT 实施和监管相关问题，如指南起草和修订、通用技术文件（CTD）资料审评等。PAT 小组为质量工作组（QWP）、生物制品工作组（BWP）、GMP 检查员工作组提供了一个互相对话的平台。此处的 PAT 是一个广义的概念，泛指新的生产和控制技术以及质量源于设计（QbD）原理的运用，也包括连续生产[15]。欧盟目前尚无连续生产方面的特定指南发布，但欧盟现有的指南框架，如工艺验证指南[16]、实时放行检测指南[17]以及 EP 的 NIR 光谱、拉曼光谱、过程分析技术等标准，都是支持连续生产技术的实施和监管的。与美国一样，欧盟也有多个连续生产的产品获批上市。

三、全球范围的协调进展

（一）连续生产国际研讨会

在美国 FDA 药品审评中心（CDER）主任 Janet Woodcock 提议下，MIT-诺华连续生产合作中心和 CMAC 于 2014 年 5 月共同组织召开连续生产国际范围的技术研讨会，来促进连续生产技术的进步和协调，作为第一届连续生产国际研讨会，邀请了来自学术界、工业界、监管机构的代表参与，形成并公开发布了连续生产的系列白皮书。在 2014 年第一届研讨会基础上，2016 年 9 月继续召开了第二届连续生产国际研讨会，会议结合真实案例进行分析，形成发布了《连续生产的监管角度：从理论到实践》监管白皮书。2 届研讨会的举办，为后期新 ICH 议题的确定奠定了基础。随后，2018 年 10 月在伦敦举办了第 3 次连续生产国际研讨会，会议在前 2 届基础上，继续推进连续生产技术的实施，会议主题涉及小分子、生物加工、供应商、供应链、监管 5 个方面。2020 年 11 月还将继续举办第四届连续生产国际研讨会，会议将聚焦连续生产的实施障碍，以期加快该技术的实施推广。

（二）ICH 国际范围的监管协调

为应对连续生产发展带来的技术理解和监管上的不统一，进一步推动该技术的发展和实施，2018 年 6 月，日本神户举行的 ICH 会议上，ICH 推荐将连续生产作为新的 ICH 议题（Q13）。2018 年 11 月，美国夏洛特召开 ICH 区域协调会议，作为 Q13 的首次面对面会议，会议确定了 Q13 议题的正式题目：原料药和制剂的连续生产。同时，本次会议还成立了正式的 EWG 专家工作组，并在官网公开，成员来自监管机构（美国、欧盟、日本、加拿大、中国、韩国、新加坡、巴西、瑞士）、行业协会（EFPIA，IFPMA，IGBA，IPEC，JPMA，PhRMA，APIC，BIO）、USP、EDQM 等。其中，美国 FDA 的 Sau Lee 作为议题报告人，日本 PMDA 的 Yoshihiro Matsuda 作为议题监管主席，国家药品监督管理局也派员参加。2018 年 11 月，ICH 官网公开了 Q13 的概念文件和商业计划书。概念文稿中对该指导原则要解决的问题、主要目标、重要性、可行性等多个方面进行了阐述。与美国和日本已经发布的指南不同，该 ICH 指导原则将适用范围扩展到了化学药和生物药物，包括原料药和制剂。该指南将实现 3 大目标：①促进连续生产在科学和监管方面的协调，包括部分 GMP 的考虑。②推动制药企业采用灵活方法来开发和实施原料药 / 制剂的连续生产，包括小分子和治疗蛋白。③为企业和监管机构在连续生产技术的开发实施和评价提供指导。2019 年 2 月，官网公开的整体工作计划显示，预计在 2021 年 11 月结束第三阶段进入第四阶段。

四、国内现状

相比美国、欧盟和日本，连续生产在国内的起步较晚。受限于人才、知识储备和政策环境等多方面因素的制约，国内本土制药企业有意愿实践连续生产工艺的较少。国内仿制药企业体量巨大，连续生产在厂房设备、工程设计、产品研发和过程控制上，前期投资巨大，依靠低成本获利的仿制药行业难以在连续生产中发现合理的盈利模式和可持续的发展动力。

从国内监管和政策层面，国内尚未有针对连续生产的政策导向及技术指南发布。

然而，国内并非悄无声息。2016 年 3 月，北京大学曾举办连续制造研讨会，具备连续生产经验的企业专家及美国、欧盟和我国药监机构的代表参会，系统介绍讨论了连续生产的最新进展和实践案例。近年来，国内部分制药企业已开始进行实践连续生产。国内部分制药设备公司也已经着手研发设计连续生产相关设备（如喷雾冻干、连续流反应器）。从监管层面，国家药品监督管理局于 2017 年正式成为 ICH 成员，自 2018 年 ICH 成立 Q13 连续生产的质量议题以来，国家药品监督管理局 ICH 工作办公室也相应成立了连续生产国内核心工作组，派员积极参与 ICH Q13 指南的起草工作，同时积极筹备具备连续生产经验的国内专家工作组。药品审评中心目前也已收到部分采用连续生产工艺的品种的进口注册申报，并就连续生产相关的技术及监管问题与专家代表召开多次技术研讨会及沟通交流会，深入了解连续生产的技术和监管趋势。对于类似采用新兴技术产品的研发注册申报，药品审评中心也提供了沟通交流渠道[18]。

五、结语

由于连续生产在制药领域是相对新兴的技术，目前在关键技术的理解和实施以及全球监管方面，都缺乏协调一致，使得该技术的开发、监管、实施、监管审批、生命周期管理等系列方面都面临挑战。虽然目前已有许多国际制药企业都在尝试开发设计连续生产线，但真正落地和实施一直很缓慢，全球范围内批准产品的数量仍然较少，目前只有强生、Ver-tex、礼来、辉瑞 4 家品牌药制药企业的产品上市。受限于成本和技术知识，大多数仿制药企业对于连续生产的实践经验较少，甚至仿制药企业担忧品牌药企业可能会使用连续生产方式，使得他们难以用传统的批生产来达到等效[3]。

编者认为，不管是批生产还是连续生产，都需要基于可靠稳健的生产工艺保证产品质量，这种监管目标是一致的。连续生产工艺并不是对现有批生产工艺的否定，而是一种技术革新，为药品生产提供了一个新的选择。希望随着后续工业界对连续生产工艺知识和实践的不断积累，以及 ICH 国际协调工作的逐步推进，连续生产的定位能够更加清晰，连续生产的潜在优势能够被最大化挖掘。同时也鼓励有意愿实践连续生产的国内制药企业与具备连续生产经验的行业专家加强交流，根据需要与药品审评中心开展沟通交流，共同解决实践过程中可能遇到的技术和监管上的问题，共同推动国内先进生产技术的发展。

参考文献：

［1］FDA. Advancement of Emerging Technology Applications for Pharmaceutical Innovation and Modernization［S］. 2017.

［2］LEE SL, O'CONOR TF, YANG X, et al. Modernizing pharmaceutical manufacturing: from batch to continuous production［J］. J Pharm Innov, 2015, 10（3）: 191–199.

［3］BADMAN C, COONEY CL, FLORENCE A, et al. Why weneed continuous pharmaceutical manufacturing and how to makeit happen［J］. J Pharm Sci, 2019, 108: 3521 – 3523.

［4］FDA. Approves Tablet Production on Janssen Continuous Manufacturing Line［EB/OL］.（2016-04-12）. http://www.pharmtech.com/fda approves tablet production janssen continuous manufacturing line.

［5］FDA. Voices FDA Budget Matters: Investing in Advanced Domes-tic Manufacturing［EB/OL］.（2018-06-03）. https://www.fda.gov/news events/ fda voices perspectives fda-leadership and experts/fda budget matters investing advanced domestic manufacturing.

［6］C-SOPS. Current Recommendations for Implementing and Developing Continuous Manufacturing of Solid Dosage Drug Products in Pharmaceutical Manufacturing［S］. 2017.

［7］FDA. Guidance for industry: Quality Considerations for Continu-ous Manufacturing［EB/OL］.（2019-02-26）. https://www.fda.gov/media/121314/ download.

［8］FDA. FDA supports critical research to spur innovation for continuous manufacturing technology to support and advance drug and biologics development ［EB/OL］.（2018-08-01）. https://www.fda.gov/news events/fda newsroom/fda voices.

［9］FDA. 美国拟建连续制造卓越中心帮助仿制药商采纳新技术［EB/OL］.（2020-01-02）. https://www.lib.shilinx.com/news/categorylist.

［10］FDA. FDA 将于 2021 年新建先进制造实验室促进连续制造的发展［EB/OL］.（2020-03-02）. https://www.lib.shilinx.com/news/categorylist.

［11］USP. Exploring Pharmaceutical Continuous Manufacturing ［EB/OL］.［2018］. https://www.usp.org/research innovation/Pharmaceutical continuous manufacturing.

［12］USP. USP44（6）Stimuli to the revision process：USP perspective for pharmaceutical continuous manufacturing ［EB/OL］.（2018-09-11）. https://www.usp.org/sites/default/files/usp/document/ourwork/research innovation/pf446pcmstimuliarticle. pdf.

［13］PMDA. 日本药品和医疗器械管理局［EB/OL］.（2016-01-01）. https://www.pmda.go.jp/.

［14］PMDA. Views on Applying Continuous Manufacturing to Pharmaceutical Products for Industry［EB/OL］.（2018-03-30）. https://www.pmda.go.jp/files/000223712.pdf.

［15］EMA. Mandate for Process Analytical Technology Team［EB/OL］.（2006-12-08）. https://www.ema.europa.eu/en/documents/other/Mandate process analytical technology team_en. pdf.

［16］EMA. Guideline on process validation for finished products information and data to be provided in regulatory submissions［EB/OL］.（2014-01-15）. https://www.ema.europa.eu/en/documents/sci-entific guideline/guideline process validation finished products in formation data be provided regulatory submissions_en.pdf.

［17］EMA. Guideline on Real Time Release Testing［EB/OL］.（2012-10-01）. https://www.ema. europa.eu/en/documents/scientific guideline/guideline real time release testing formerly guideline parametric release revision 1_en.pdf.

［18］国家药品审评中心. 药品研发与技术审评沟通交流办法［S］. 2018.

论药学在细胞治疗产品开发中
若干问题的思考

王立群[1]

1.星奕昂（上海）生物科技有限公司

摘要： 自体 CAR-T 免疫细胞的成功获批上市，为细胞治疗的成药性奠定了基础。但活细胞药物制备的独特之处在于药学是决定产品属性的一部分，生产工艺与质量研究必须与产品同步开发，保持一致。同时，由于无法终端除菌，细胞治疗药物生产必须自始至终满足无菌和 GMP 的要求。另外，申办方必须与药监管理部门有足够的沟通，随时关注新的监管要求，提前布局。随着更多的研发投入，免疫细胞产品有望从自体变为通用现货型，从治疗部分血液肿瘤，扩展到更多的适应证包括实体瘤，惠及更多患者。

关键词： 活细胞药；独特药学；并行开发；无菌要求；与时俱进

药学是药品开发中一个非常重要的环节，对所有不同种类的药品都是如此，而对细胞药物这个新品种，因为工艺本身就是活细胞产品属性的一部分，生产工艺的重要性更是非同寻常。小分子化学药或抗体药，活性成分（API）有确切的分子结构，可以把 API 的生成跟工艺制备方法分开，只要保持 API 和制剂一致就可以做临床前实验和临床试验。事实上，商业生产的工艺放大和验证往往在临床二期以后再确定都没有问题。但细胞治疗的产品不同，细胞的活性一定会跟怎么去培养、去制备紧密相关，任何条件变化很难用分析的手段和简单的参数评估对细胞活性的影响。因此，细胞药的制备工艺是产品的一部分，必须与产品同步开发。

一、细胞治疗领域如何开展工艺和质量研究

在细胞治疗领域，如何开展工艺和质量研究呢？首先因为细胞治疗是活的细胞，且无终端除菌手段，所以制备必须从头到尾满足无菌的要求。这个无菌必须从多方面来得到保障。首先是硬件的设施必须符合 GMP 无菌规范。很显然，如果制备工艺是有开放性的操作，那么对生产区的洁净级别的要求就会很高。反之，如果是全封闭的生产工艺流程，对洁净环境的要求就可以相对放低。很多企业在"B+A"还是"C+A"洁净区的设计和管理上纠结，其实应该更注重在本身工艺的开发和验证，尽量减少开口和人工操作，做好充分的风险评估。由于现在多数的细胞治疗产品是自体定制细胞，所以制备场地是由多个工作站或相对独立的工作间组成，分别制备不同患者的细胞，这就必须非常重视不同工作站之间可能会产生的交叉污染风险。每个产品制备完毕后的清场，消杀等操作需要做充分的验证，尤其是"B+A"的环境需要动态验证。除了对设施有要求，对所有物料，包材和血样的入场及洁净区间的传递，对生产操作人员和辅助人员的无菌操作也有非常高的要求。只有这样才有可能制备出一个完全无菌的产品，而不是靠终端检测来排除。

这就讲到了 QbD 的理念，要把质量融入工艺设计里，让整个工艺过程和产品质量可控。自体 CAR-T 细胞生产工艺包括质粒和病毒生产工艺，PBMC采集及运输存储工艺，细胞制备原液生产工艺，制剂和低温冷冻工艺等。细胞制备的 CMC 是个连续的长时间生产过程，不能停顿，所以必须有很好地过程控制。这样的过程控制通过对工艺的开发，优化和稳定性的验证，来产生关键工艺过程参数，即 CPP。过程控制的关键点是不能等到产品制备出来的最后一天才知道是否生产出符合要求的产品，这对患者和企业都是不利的。尤其是自体细胞生产起始物来自于不同患者经过单采的血样，而每个患者提供的血样会有很大的不同，包括重要的白细胞量，甚至可能还有质的差别，因为每位患者本身的免疫系统的状态会带来免疫细胞功能的差别。基于这些原因，通过工艺的管控和鲁棒性才有可能把不同的起始物，生产成质量接近同质的产品。但这并不能降低终产品的质量放行，也就是常说的每一批要满足基于关键质量参数 CQA 制定的放行标准。这种标准是通过对终产品大量的

质量研究所得到的，为了保障产品在安全和效能方面的均一性。大部分安全性参数，必须遵循《中国药典》的要求，可能还要根据产品的风险做额外的检测。而效能检测，直接与产品的临床应用有关。因为这些 CQA 是用来产品放行的，监管也会非常关注这些质量标准的制定。为什么选这些做 CQA，每个标准的量值上（下）限是如何确定的，什么时候做什么检测，是对原液还是制剂检测等。合理的标准需要通过大量的质量研究包括体外（体内）实验得到，甚至要结合临床试验中的结果做调整。CQA 既要有科学性和可操作性，又能保证产品及时放行，在临床上安全有效。毋庸置疑，产品放行的所有 QC 检测方法学都必须得到严格的验证，在申报时，还需要得到中检院的复核。自体细胞的定制式特点，决定了每一位患者的样品制备就是一个独立批次，所以每一个患者的样品都必须做全套的质控放行检测。这是一个工作量很大且费用很高的事情，也从一个侧面反映出自体细胞产品生产成本很高的原因。

二、关于临床试验样品的场地及其变更问题

在工艺和质量研究方面还有一个非常重要的环节，尤其是对细胞治疗产品开发来说，通常会用临床生产场地生产临床试验样品。当企业去申请商业化上市的时候，如果有场地变更，需要监管批准的是商业化生产的场地所生产的产品。企业必须做场地变更包括工艺变更的比对实验，通过严谨的药学比对才有可能免除用商业化生产场地的产品去做进一步临床验证。所以，不管是场地变更还是有可能的工艺变更，这些比对就变得非常重要，而且没有一个公式可以应用到所有的产品里。因此细胞治疗产品的开发中，尤其是对药学工艺质量的研究中，企业必须跟药监相应的管理部门有足够的沟通。这种沟通是基于企业对自己的工艺、设施管理和产品深刻了解和全面风险评估的基础上，提出科学的比对方案并事先与监管沟通达成共识，也必须拿出实际有效的比对数据来获得监管的最终认可。目前的经验是，在做比对实验的时候，用等分血的方法，根据统计学的要求承诺在两地生产的 CPP 和 CQA 最大可接受的偏差值，仅允许随机的一些非常小的差别，而不是系统差别。最后依靠数据证明两场地工艺和产品可比，免除了额外的临床验证。

实际上，跟监管的沟通交流贯穿了药学开发和验证的质量研究的整个过

程。尤其是对创新的产品和种类而言，企业必须清晰地知道监管的要求，这样可以避免走弯路耽误产品的开发时间。同时，企业也要理解，细胞治疗产品是新生事物，监管的要求和标准随着知识和经验的积累，会适时进行动态调整。企业在申报中有很多案例充分体现了监管的科学性和开放性，所以企业要努力与监管合作，协力把行业标准制定好。还要强调的是，工艺开发得好不好，并不是通过国家药监局 IND 的获批或地方局的生产许可证颁发来予以证明，不可认为这已是满足了监管的要求。重要的节点是，在申报 NDA 上市审评时药监局的现场动态生产核查，那才是监管真正能够全面考核产品生产工艺的合理性、完整性和风险管控措施。而且现场核查，与企业申报的生产产能有关，核查时会要求尽量按产能全负荷的生产状况来生产，确保工艺管控动态生产的有效实施，产品上市批件会明确获批产品生产的产能和具体工作站。

三、关于细胞治疗制备中的药学问题

关于细胞治疗制备中的药学问题，还有一个针对免疫细胞产品开发非常特别的方面。在临床前的研究中，因为免疫体系的复杂性，有许多不确定的因素，包括缺乏合适的药效和毒理评估动物模型。在我国管理实践中，形成了一个独特的由国家卫健委备案的研究者发起的临床研究（investigator initiated trials，IIT）机制，IIT 并不需要国家药监局的新药临床试验批件。应该肯定，IIT 研究通道为创新细胞治疗产品提供了一个快速获得临床数据的渠道，而不至于在临床前动物模型的选择中纠结耽误时间，而这些模型往往对临床试验结果不能做预测。企业可以根据 IIT 数据决定是否要继续开发走产品上市的药监申报通道。如前文所述，工艺和质控是产品属性的重要一部分，而不仅仅在于 CAR 分子设计。这就意味着如果工艺还没有开发验证好就去制备样品送临床上做 IIT 研究，就有可能因为产品没有达到最佳的状态或每批患者样品质量的不一致性，既增加了临床的安全风险，又可能导致一个有很好临床潜力的产品因为临床表现不佳而被丢弃。同时，几个案例尝试不足以全面反映其安全隐患和疗效价值，对后续的临床开发可能做出误判，还会造成临床资源的浪费，临床机构是无法判断产品药学开发的严谨性和完整性的。所以 IIT 这个途径能够让企业探索一些创新细胞治疗产品的临床价值，同时明确 IIT 的目的，它不是为了让还没有做好生产和质控的产品走捷径进入临床。企业在这方面要有基本的自律，该做好的药学开发工作一定要做好，工艺不过关的产品是不能进入临床用于受试者的。事实上，如果不从一开始就重视工艺生产的开发和验证，匆匆忙忙上了 IIT 以后，即使有不错的数据，并不会减少整个药物的开发时间。国内曾有某些做 CAR-T 的药企，公布了积极的 IIT 临床数据，并基于此申报了 IND 获药监临床批件，但却无果而终。可见，如果工艺或者药学没有研究清楚，工艺开发没有完全验证好，对整个药品的开发就可能走弯路，开发时间只会加长。编者在此强调这一点，是因为发现行业内还是有不少人没有完全理解到这一点。当工艺有了重大的变更，临床数据就没办法重复整合起来一起分析总结。所以工艺变动以后，之前的临床数据就可能无法使用。申报延迟的原因可能还有很多，包括疫情对临床试验进度的影响，但是编者认为我们国内自主 CAR-T 细胞产品迄今还没有一个申报上市，药学可能是一个非常主要的原因。

四、合同代工生产商 CDMO 问题

下面介绍有关 CDMO 的问题，也就是合同代工生产商。CDMO 的模式，在比较成熟的药品种类生产中很盛行，也对加快药品开发起到了很大的作用。例如，小分子化学药和抗体药，因为这些传统药品在工艺开发和制备方面，已经积累了很多有实际成功经验的人才。加入 CDMO 后可以把这些经验服务于小的创业公司。同时，CDMO 可以解决创业公司缺乏合适的生产设施问题，由于服务多家公司，CDMO 可以增加效率和降低成本。但是，细胞药品作为一个新的品种，市场上在细胞生产工艺和质量研究方面缺乏有经验的人才。因此目前 CDMO 在细胞治疗行业主要是提供 GMP 设施，减少创业企业早期在设施建设和招募操作人员方面的投资。由于不同的自体产品，工艺的普适性还不强，除了质粒和病毒制备以外，细胞产品的工艺开发和验证仍需要企业投入自身的专业人员。如果要用 CDMO 服务，可能还涉及工艺技术转移，企业会担心核心技术的泄露。所以，目前 CDMO 在细胞治疗行业的使用，不是一个普遍现象。当然随着产品不断获批，有经验的人才不断增加，

可以相信会有更多的人才进入 CDMO 行业，帮助更多的企业去做创新，开发新产品。如果用发展的眼光看问题，已经有很多企业在开发通用现货型新一代细胞治疗产品，这将使 CDMO 在工艺放大和商业化生产方面的优势更明显地体现出来。

五、关于工艺生产中上下游供应链问题

生产用的物料和生产设备对工艺的影响非常大。目前，国内的很多物料不具备临床或 GMP 级别资质，包括简单的包材，如一次性培养袋和冻存袋，这就意味着企业必须去国外进口合格有资质的物料，生产设备的情况也是如此。这既增加了企业成本，又可能成为被国外"卡脖子"的因素。企业非常希望国内在细胞治疗的上下游供应链方面有较大的选择空间，也可以把企业生产成本降低。这里面有商业化机会的问题，由于以前没有细胞治疗的药品，对于物料和设备供应商来说，没有商机和动力。即使现在多款自体细胞治疗药物已经批准上市或即将上市，但不同产品使用不同物料和设备，使市场较分化，供应商不愿在这方面做大投资，去获得监管机构的认证。从监管角度讲，对辅料和包材的临床或 GMP 审核要求，是否与时俱进了？能否将要求更明确，流程更简单，鼓励更多供应商独立申报或与细胞产品研发企业关联申报？对于研发企业，全封闭全自动的生产设备是理想的目标，却很难实现并适用于不同的自体产品。实际生产操作中，仍然需要手动和工艺参数调整，不是千篇一律的。如果供应商闭门造车，更有可能无法获得客户的认可，因此，供应商的设备要与企业的定制产品工艺一同开发才是正道，但投资获益比就变得不确定了。好在新一代的细胞治疗开发正朝着通用可量产的产品方向发展，这样的话，供应商在生产设备的开发中，可以借鉴抗体药生产设备的经验和技术，包括开发一次性生物反应器和大型纯化设备等来增加普适性和使用效率及频率，希望供应商能充分看到这潜在的商机。

综上，有关药学的讨论，建议要仔细阅读国家药监局于 2021 年 8 月发布的《人源性干细胞产品药学研究与评价技术指导原则（征求意见稿）》和2022 年 1 月发布的《药品生产质量管理规范 - 细胞治疗产品附录（征求意见稿）》及美国 FDA 于 2022 年 3 月发布的《Consideration for the Development of

Chimeric Antigen Receptor（CAR）T Cell Products》草案，随时关注新的监管要求，提前布局。在《药品生产质量管理规范－细胞治疗产品附录（征求意见稿）》中，监管部门对防混淆、防差错、防污染、可追溯的重视程度大大提升，贯穿全篇。另外，我国和美国的监管部门对质粒和病毒制备都明确要求符合 GMP 要求，并对病毒生产单位包括 CDMO 也要求实行现场核查。而这些方面国内企业以前重视不够，如果由此导致病毒生产工艺或场地需要变更，有可能会影响到产品申报时间。在此，编者呼吁监管机构，尽早出台正式的指导性文件，以便及时给予企业明确指导和具体要求。

自体 CAR-T 免疫细胞的成功获批上市，为细胞治疗的成药性铺平道路，奠定基础，细胞治疗新产品的开发正在如火如荼地进行。相信会在现有的基础上开发出更多的细胞产品，成为临床应用当中一个重要的药物种类。从发展的趋势看，免疫细胞治疗的适应证将不仅仅局限于部分血液肿瘤，会逐渐扩展，如实体瘤的治疗。品种也将从自体细胞产品变为通用型现货供应产品，如果成功，这将是革命性的跨越。随着不同的新品种的出现，工艺制备的形式和方法都会变得更多样化。这就意味着，无前车之鉴。我们要充分认识到药学在新细胞治疗产品开发中的重要性和特殊性，更专注药学研究，这样才能使更多好的产品通过药监审评，快速有效地应用到临床，造福更多的患者。

监管决策

真实世界证据用于药品审评审批决策的应用框架研究

我国基因和细胞治疗产品监管体系的调研及完善建议

我国现行药品专利链接制度及其完善研究

全生命周期视角下药品说明书撰写与变更监管体系的国际比对研究

药品物流高质量发展与监管政策探索

医药互联网交易市场的新监管对策

互联网处方药销售的监管及其相关问题的探讨与思考

我国药品零售连锁企业现状及监管对策研究

获益与风险视角下的地标中药饮片跨省流通监管问题分析

我国医疗器械唯一标识数据库及其应用的探讨

医疗器械唯一标识在医疗器械追溯监管中的重要作用

家用医疗器械监管模式研究

人工智能医疗器械监管研究进展

对创新医疗器械标准体系建设的思考与建议

有源医疗器械使用期限及可靠性评价和监管现状

化妆品植物原料安全性监管现状与监管前沿思考

我国化妆品广告宣称热点的合规性研究

真实世界证据用于药品审评审批决策的应用框架研究

茅宁莹[1]

1. 中国药科大学

摘要：目的：为提高药品审评审批效率，提出真实世界证据应用于药品审评审批的相关建议。**方法**：基于文献研究，分析我国真实世界证据应用于药品审评审批的现状；以罕见病为例进行问卷调研和电话回访，对我国真实世界证据应用于药品审评审批的重点和难点进行实证验证和分析。**结果与结论**：目前我国真实世界证据在药品审评审批的应用中存在数据可及性较低，数据质量有待提高，数据治理标准、研究方法和等级评价制度需完善等问题，本文针对具体问题提出了相应改进建议，为我国真实世界证据应用于药品审评审批的政策落地提供参考。

关键词：真实世界证据；药品审评审批；罕见病

一、前言

近年来，随着国家医疗水平的进步，国内新治疗手段和创新药物不断涌现，国内医药发展进入了新的领域。大数据技术的飞速发展和信息技术的革新，实现了社会活动和医疗活动过程的数字化，医疗卫生服务平台数据、居民健康管理数据、公共卫生普查数据、医院信息系统数据、临床医学研究数据、生物信息数据等各类医疗数据被越来越多的收集和存储，为开展真实世界研究提供了及时、全面、准确的数据支持。但目前国内的真实世界研究仍处于发展阶段，标准和规范的建设还不够完善。实际上不仅是我国，当前全球各地都面临着如何将真实世界研究用于药品审评审批这一挑战。

二、真实世界证据在药品审评审批中的应用背景

药品研发与监管需要真实可靠的临床数据作为药物治疗有效性和安全性的证据，目前常用的获取数据的方式为随机对照试验（randomized controlled trial，以下简称 RCT）。RCT 遵循随机、对照和重复的三原则，通过设定一系列的研究程序和管理措施，与已上市的药物比较，对其有效性和安全性做出相对客观的评价[1]。随着疾病谱以及监管理念的发展，RCT 逐渐表现出其局限性：①结果不能完全外推至临床实践下药物治疗产生的影响[2]；②特殊人群（如儿童和孕妇等）和特殊疾病（如罕见病等）很难开展 RCT；③因时间限制，难以观察到罕见不良事件。综上所述，虽然 RCT 在药物评价中仍然具有至关重要的作用，但其产生的证据已经不能完全满足监管的需要。

21 世纪创新技术的发展使得现实生活中患者的大量数据可以被收集并整理分析，这些数据可以更好地反映药品实际的安全性和有效性情况[3]，故真实世界研究（real world study，以下简称 RWS）应运而生。近年来，真实世界数据（real world data，以下简称 RWD）在全球范围日益受到医疗卫生和监管决策部门及临床实践者的重视。基于 RWD 产生的真实世界证据（real world evidence，以下简称 RWE）已被用于国际药品研发与监管中[4]，是药物有效性和安全性评价证据链的重要组成部分。国家药品监督管理局于 2020 年 1 月提出的《真实世界证据支持药物研发与审评的指导原则（试行）》将真实世界证据定义为通过对适用合规的真实世界数据进行合理充分地分析所得到的关于药物的使用情况和潜在获益 – 风险的临床证据，包括通过回顾性或前瞻性的观察性研究或实用临床试验的干预性研究所得到的证据。图 1 阐释了真实世界证据的研究过程和概念体现。

随机对照临床试验和真实世界研究在药品的审评和监管决策中各自发挥着不同的作用。对比分析发现，真实世界研究相较于 RCT 而言有以下优点：①能够尽量覆盖广泛的患者群体；②有利于解决特殊疾病领域的相关问题；③以患者为中心且容易通过伦理审查；④结果外推更容易。但是真实世界研究也面临以下问题：①研究中的数据质量即完整性和准确性难以保证；②研

究设计具有局限性。RWS 作为后起之秀，逐步开始在药品监管决策环节崭露头角，应用于支持药物监管决策，美国 FDA 运用 RWS 来支持罕见病和肿瘤药物的审评决策，欧洲药品管理局（EMA）的 RWS 主要应用于儿童用药、罕用药和癌症治疗药物的新药审评审批。我国也在不断将 RWS 应用于儿童药、罕用药以及中医药等领域。

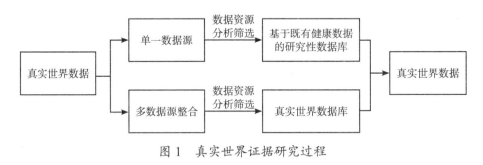

图 1　真实世界证据研究过程

三、我国真实世界证据应用于药品审评审批的应用现状

（一）国内真实世界研究政策法规

1. 我国真实世界研究应用于药品监管决策的政策指南文件

近年来，我国面临着对 RWE 资源需求的高速增长与 RWS 起步晚且条件与环境不完善的难题。为解决该难题，自 2019 年 5 月 ~2021 年 4 月，我国陆续发布了关于真实世界研究应用于药品研发与审评审批的政策指南，这些指南正式拉开了我国监管机构从监管层面构建 RWE 使用框架体系的序幕（表 1）。

表 1　我国真实世界研究应用于药品监管决策的政策指南文件

发布时间	文件名称	主要内容与作用
2020 年 1 月	国家药品监督管理局药品审评中心发布了《真实世界证据支持药物研发与审评的指导原则（试行）》	明确了药物研发中真实世界研究的相关定义、真实世界证据支持药物监管决策的某些应用范围、研究设计和评价原则

发布时间	文件名称	主要内容与作用
2020 年 11 月	国家药品监督管理局医疗器械技术审评中心发布了《真实世界数据用于医疗器械临床评价技术指导原则（试行）》	就真实世界数据用于医疗器械临床评价提出总领性、原则性、前瞻性要求，主要内容包括真实世界数据与证据、真实世界研究的优势和局限性、常见真实世界数据来源、质量评价、真实世界研究设计常见类型及统计分析方法、可考虑将真实世界证据用于医疗器械临床评价的常见情形
2020 年 8 月	国家药品监督管理局药品审评中心发布了《真实世界研究支持儿童药物研发与审评的技术指导原则（试行）》	配合 ICH E11（R1）指南在我国落地实施，帮助药物研发者更好的理解《真实世界证据支持药物研发与审评的指导原则（试行）》在儿童药物研发中的应用，着重介绍现阶段真实世界研究支持我国儿童药物研发时的常见情形及关注点
2021 年 4 月	国家药品监督管理局药品审评中心发布了《用于产生真实世界证据的真实世界数据指导原则（试行）》	对真实世界数据给出具体要求和建议，以帮助申办者更好地进行数据治理，评估 RWD 的适用性，产生有效的 RWE

对于利用真实世界证据支持医药产品监管决策，我国尚处起步阶段。在顶层设计上，我国建立起了真实世界证据应用于药品研发和审评的基本规范，并对真实世界数据治理提出了具体的要求和建议；就具体的品种而言，我国已针对儿童药物研发与审评发布了相关指南文件，以解决儿童用临床实验难以开展的困境，满足临床亟待解决的用药需求。但目前发布的相关指导原则也均为试行文件，需监管机构继续完善相关政策法规加以规范，业内专家制定详细的技术指南予以支持。此外，我国可用于真实世界研究的数据库建设还比较薄弱，还有待加强数据库及相关法律法规建设。

2. 国内真实世界证据的遴选标准和等级划分

（1）真实世界证据的遴选标准　国家药品监督管理局药品审评中心于2021 年 4 月发布的《用于产生真实世界证据的真实世界数据指导原则（试行）》中指出：并非所有的真实世界数据经分析后就能作为真实世界证据，只有满足适用性的 RWD 经恰当和充分地分析后才有可能形成 RWE（表 2）。

表 2　不同类型真实世界数据满足适用性的基本条件

数据类型	基本条件
源数据	①数据库处于活动状态且数据可及；②符合伦理和数据安全性要求；③临床结局和暴露/干预变量；④具有一定的数据完整性；⑤样本量足够
经治理数据	①相关性评价：重点关注关键变量的覆盖度、临床结局定义的准确性、目标人群的代表性和多源异构数据的融合性 ②可靠性评价：包括数据的完整性、准确性、透明性、质量控制和质量保证

（2）真实世界证据等级评价标准　国内有学者[5]指出对 RWE 的等级评价应该依据选取的研究设计与研究问题之间的相关性、研究质量控制程度，以及选取的研究数据的可靠性进行评价（表 3）。

表 3　真实世界证据等级评价标准

常见RWS类型的证据等级排序	根据循证医学金字塔证据分级原理： 实用性临床研究＞前瞻队列研究＞回顾队列研究＞病例对照研究＞横断面研究＞单纯病例究
影响证据等级的关键因素	√有效数据的样本量足够 √前瞻性设计，治疗/暴露因素和健康结局时间跨度合理 √研究人群的选择具有代表性 √有明确合理的纳入及排除标准，保证研究的内部有效性 √对治疗/暴露因素、健康结局和主要混杂因素评估准确 √控制和分析偏倚、混杂因素和数据缺失 √数据收集的完整性高 √数据来源可靠、准确、有清晰的质量控制 √随访成功率高，对不完整数据或失访病例进行评估（针对前瞻性研究） √使用统计分析方法适当；对结果的分析客观可靠 √研究结论与研究问题相关性高 √横向比较既往同类研究 √研究结果得到既往作用机制和动物实验等证据支持 √罕见疾病研究（针对单纯病例研究）等

对可产生真实世界证据并用于审评审批的真实世界数据，我国目前已从定义、来源、评价、治理、标准、安全合规、质量保障、适用性等方面，对其给出具体要求和指导性建议，为帮助申办者更好地进行数据治理，评估 RWD 的适用性，以产生有效的 RWE 提供了良好的指导。

（二）国内真实世界证据的应用场景

2020 年 1 月，国家药品监督管理局药品审评中心发布了《真实世界证据支持药物研发与审评的指导原则（试行）》，对于真实世界证据应用于支持药物监管决策的应用场景进行了说明与指导，具体见表 4。

表 4 《真实世界证据支持药物研发与审评的指导原则（试行）》
对于真实世界证据应用于支持药物监管决策应用场景的说明

应用情形	具体说明
为新药注册上市提供有效性和安全性的证据	通过真实世界研究获得药物在不同疾病的特征、治疗手段、目标人群等与临床研究相关的因素中的效果和安全性信息，为新药注册上市提供证据
为已上市药物的说明书变更提供证据	主要包括以下几种情形：增加或者修改适应证；改变剂量、给药方案或者用药途径；增加新的适用人群；添加实效比较研究的结果；增加安全性信息；说明书的其他修改
为药物上市后要求或再评价提供证据	利用高质量真实世界证据补充对基于 RCT 证据获批的药物在安全性、疗效、经济学效益等方面的评估，并不断做出决策调整
名老中医经验方、中药医疗机构制剂的人用经验总结与临床研发	可以探索将观察性研究代替 I 期和（或）Ⅱ期临床试验，初步探索临床疗效和安全性；再通过 RCT/PCT 进一步确证有效性，为产品的注册上市提供证据。若经过评价，存在适用的高质量真实世界证据，可申请直接作为支持产品上市的依据
真实世界证据用于监管决策的其他应用	a. 指导临床研究设计 b. 精准定位目标人群

四、我国真实世界证据应用于药品审评审批的问题分析——以罕见病用药领域为例

罕见病和罕用药一直以来倍受各界关注，因罕见病发生率低和患者分布广的特点，使得罕见病的诊断及其治疗药物的研发难度很大，世界各国先后发布多项政策鼓励罕见病用药的研发与创新。中国同欧美发达国家一样没有为罕见病药物设立单独的监管标准，对于国内外均未上市的新分子实体，必

须进行相应的临床研究，罕见病药物也同样要求获得安全性、有效性数据，应按药物研发的一般性要求和逻辑推进整个研发过程[6]。但与常见病药物相比，罕见病患者数量少、分布区域广且散，能参与临床试验的目标受试人数达不到标准的随机双盲对照试验的要求，因此对其临床实验的样本量无特定要求。有学者对国外 2008 年 1 月 ~2018 年 12 月开展的儿童神经系统罕见病临床研究各环节进行数据收集和分析，并对入组数量等进行统计学分析，结果显示入组患儿的中位数为 39 例，60% 的入组数量小于 50 例[7]。

我国真实世界研究用于罕见病的研发和监管决策尚处于起步阶段。2020 年 1 月 3 日，国家药品监督管理局药品审评中心发布了《真实世界证据支持药物研发与审评的指导原则（试行）》，明确罕见病 "可以用自然疾病队列形成的真实世界数据及相应的真实世界证据作为外部对照[8]"，我国已开始将真实世界证据纳入国家政策制定的衡量指标，支持将真实世界研究结果纳入罕见病药物等创新药物的监管决策，为推进真实世界证据用于罕见病药品上市及研发创新奠定了坚实基础。

虽然真实世界证据有助于罕见病药物的上市申请、临床研究开展以及上市后监管，但在应用方面仍面临着亟需解决的问题：首先，目前发达国家主要运用真实世界证据评估罕见病用药的药品安全性，在有效性方面则谨慎使用，药品的批准上市和医保决策依旧是以 RCT 为金标准，RWE 为补充；其次，真实世界证据是否科学合理取决于数据质量，这对我国的医疗电子信息系统的完善提出较高要求；再次，真实世界数据的公开透明性和对患者隐私权的保护需要有明确的界限规定；最后，使用真实世界证据进行药物监管决策所涉及的伦理问题，需要相关部门重点考虑。为更好地了解我国真实世界研究相关政策落地实施的情况以及企业在实践过程中遇到的痛点、难点问题，我们以罕见病领域为例对我国真实世界研究现状开展了问卷调研和电话回访。

针对目前国内的研究进展、应用有价值的领域、数据收集的局限性、证据评价面临的困难，本研究向积极关注真实世界研究的企业领导和专家发放问卷，共回收问卷 63 份，问卷有效率为 100%。根据问卷调研结果，参与调研的 63 位企业人员当中有 31 位有真实世界研究的试验设计经历，32 位未参与。填写问卷的专家中，58.7% 工作年限在 10 年以上，100% 是本科及以上学历，49.2% 是研究生及以上学历，82.5% 以上是直接参与药品研发、生产、经营的工作人员。填写问卷的人员的专业匹配度以及熟悉度较高。问卷收集后，我们针对问卷中一些具有代表性和针对性的问题以及填写的建议对企业进行了电话回访，总结分析，得出我国目前真实世界研究在数据可及、数据质量、数据到证据的分析、研究方法、证据评价、审评标准、与监管机构的沟通交流方面存在以下问题。

（一）数据来源受限、可及性相对较低

调研结果表明有 17 人参与过所在企业真实世界数据体系的建设，46 人未参与过。我们对参与过建设的人员所在企业的 RWD 来源和未参与过数据体系建设的人员所感兴趣的 RWD 来源进行了调查，结果见图 2。

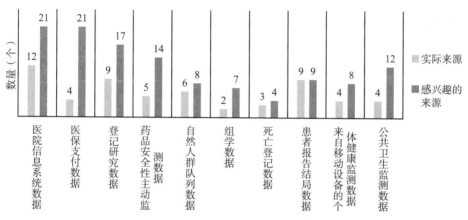

图 2　参与调研的企业的数据体系建设的数据来源情况

目前我国企业开展真实世界研究的数据来源有限，主要来源为医院信息系统数据、登记研究数据、患者报告结局数据，很多重要数据库的使用都受到限制（例如医保数据库）。在数据产生源头比较少的情况下，谈它的完备性、代表性和外推性就更加困难。

（二）数据质量在电子化、标准化、结构化方面有待提高

目前国内很多企业开展的 RWS 还是采用人工誊录的低效处理方式，同时现有的院内诊疗数据缺乏统一的标准，数据质量较差，且大量数据均为文本化的非结构数据，难以直接利用。多数 RWD 研究的数据来自于多个数据集，分析之前需要先将不同数据集进行关联。在理想情况下，不同数据集可以通过一个唯一编号进行关联。调研中显示，企业认为建设数据体系最大的困难

主要是数据无通用标准和数据的非结构化问题（图3）。由于我国医院信息系统、疾病登记系统、各个地区的医保、患者报告结局数据所提供的数据采用的都是不同的标准，很难将数据进行统一标准的整合。

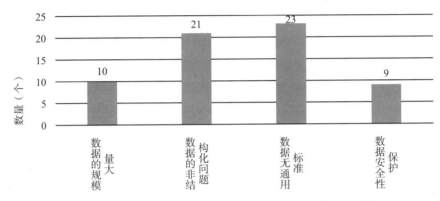

图3　参与调研的企业建设数据体系时遇到的最大困难情况

（三）数据治理各环节还需更加具体且规范的标准

RWD 到 RWE 需要经过数据治理的过程。2021 年 4 月发布的《用于产生真实世界证据的真实世界数据指导原则（试行）》[9] 指出其过程包括但不限于：数据安全性处理、数据提取、数据清洗、数据转化、数据传输和存储、数据质量控制等若干环节。然而其中涉及大量的分析处理方法以及标准模型，国内目前没有统一的分析方法标准。药企在进行将数据转化证据的过程中，对于各个环节的处理，方法难以统一，缺乏更加权威的指导。

（四）具体品种、应用场景的研究方法还需更为细则的指导

国家药监局与药品审评中心于 2018 年起开始陆续发布了关于真实世界研究的指导原则。从 2019 年 5 月 ~2021 年 4 月，国家陆续发布关于真实世界研究应用于药品审评审批的指导原则，为医药企业利用真实世界证据支持药物研发提供了科学可行的指导意见。针对相关指南的不足进行调查，结果见图4。

对于 RWS 研究设计类型的选择，《真实世界证据支持药物研发与审评的指导原则（试行）》[10] 指出主要分为三大类：实用临床试验、利用 RWD 作为外部对照的单臂临床试验和观察性研究。虽然指导原则对开展真实世界研究

设计的方法以及相应的统计学分析方法进行了说明，但是大多数企业认为目前已发布的指南大多为通用规范，缺乏针对性（如针对具体品种、开展真实世界研究的某一具体环节、相关要求并没有给出具体的规范等）。以罕见病为例，由于其特殊性，数据获得量可能更少，因此在进行研究方法的设计时，样本量应该选择多少才算合适的问题企业很难把握。

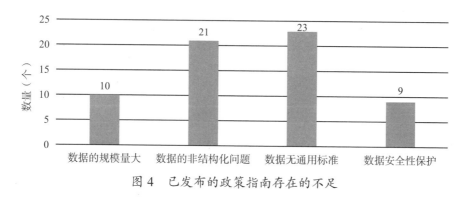

图 4　已发布的政策指南存在的不足

（五）RWE 等级评价难以衔接现有等级评价制度

由于真实世界数据收集于实际生活中，没有严格的干预措施，采用的方法大多为观察性研究，这些都与随机临床试验不同，故真实世界证据的等级评价难以衔接随机临床对照实验已有的等级评价制度。真实世界的等级评价更为复杂，需要重新加权，需要一套属于真实世界研究的内部证据评价体系，以指导企业采取合适的方式获得高质量的证据。

（六）审评标准相对较高，高质量的证据难以实现

大多数企业认为当前我国药监审评标准门槛高，开展真实世界研究存在数据来源少、数据的质量低、企业缺乏研究设计的经验等问题，他们开展 RWS 后很难获得类似 RCT 一样高质量的证据。企业认为药监机构不能一味地去追求证据等级最高，而是应该去判断是否为当下情况的最佳证据。

（七）可供沟通交流探讨的问题需进一步明晰

药监机构鼓励开展真实世界研究的企业与其进行积极的沟通交流。然而目前可供沟通交流探讨的问题及方式尚不明确。企业希望能够针对具体的情

况，了解药监机构想要什么样的研究设计、要做怎样的统计分析，要控制怎样的偏移和混杂等问题，以便在开展 RWS 最终得到的 RWE 可以最大限度地满足决策者。

五、我国真实世界研究应用于药品审评审中的相关建议

经过理论研究和实地调查的深入分析，发现目前我国真实世界研究还存在着数据可及性较低、质量较差、治理较难；证据等级评价没有统一标准；审评标准不明确等方面的不足，针对这些问题，我们提出了以下对策建议，为我国真实世界证据应用于药品审评审批的政策落地提供参考。

（一）打破不同数据系统的壁垒，提高数据可及性

由于我国医保信息系统受到保护，企业无法获取信息系统中存储的病例数据，也不能进行数据的质量评估，所以企业只能选择访谈医生获取信息或者与其他的大数据公司合作，但是获得的数据准确性无法得到保证且难以进行统一的标准化、结构化质量评估。因此监管机构应当加快构建统一的基础数据生成平台，开发具有电子捕捉数据源功能的信息系统，实现临床试验机构和医疗机构诊疗系统（HIS 系统等）之间的对接。同时建立特定的患者登记系统，强化分布式上市后主动监测数据库建设，统一 RWD 标准，提高数据可及性。

（二）建立统一的基础数据生成平台，完善通用数据标准

目前我国医药企业对 RWD 的收集和筛选已逐渐从早期的资料查阅和人力收集转变成目标数据库的筛选与评估。我国目前正在建立和使用患者信息数据库，但由于建设时间较短，所包含的数据较少，通用的数据标准和规范尚未构建，仍在不断完善和升级中。因此我国可在借鉴国外经验的基础上，根据国内目前的实际情况和已有成果，从顶层设计的角度构建一个统一的基础数据生成平台，并鼓励和协同医药企业、医疗机构、患者等各方参与建设，以此确定统一的数据标准，提升数据的质量和规范化程度。

（三）制定并完善数据治理细则和标准规范指南

RWD 到 RWE 需要经过数据治理的过程。数据治理是真实世界研究非常核心的部分。我国在 2021 年发布的《用于产生真实世界证据的真实世界数据指导原则（试行）》大致说明了数据治理的主要内容，对于其中的治理流程和环节仍不够明晰，用于指导企业进行的实际操作仍有一定困难。需进一步制定并完善数据治理细则和标准规范指南，明确操作流程和治理要求，统一基础数据标准和基本结构。同时针对不同的运用场景出台更加具体的数据质量要求和标准，规范真实世界研究，促进审评效率。

（四）针对相关疾病研究领域制定研究方法指导意见

真实世界研究与传统临床研究过程总体上而言是类似的，主要是确定具体的研究问题，并以此为导向制定研究设计方法，获取相应的数据形成数据集，最后分析研究结果。我国目前尚未对真实世界研究中正在临床试验的研究设计方法进行优缺点评价和证据等级划分，也没有针对儿童用药，罕见病和中药领域进行研究方案的意见指导。针对上述问题，我国可参考国外的实践经验和政策指南，针对不同疾病领域在临床上常用且适用的研究方法进行优缺点分析和使用意见指导，以此促进真实世界研究更加规范地推进。

（五）建立适用于真实世界证据的等级评价制度

RCT 和 RWE 是为了解决不同的临床问题而产生的不同的研究设计，在证据级别上不具备简单的可比性，也不能直接将 RWE 的征集等级划分在已有的循证医学金字塔证据分级法中的某个或某几个级别，目前国内外尚未对 RWE 的证据等级做出官方或权威的划分和等级评价，药品监管机构可组织医药企业、学者专家等利益相关者进行商讨和研究，根据 RWE 产生的过程和特点以及监管要求来确定影响真实世界研究证据等级的关键因素，并进行加权评估，形成一套科学合理的 RWE 等级评价方法，同时也可对目前真实世界研究中的研究方法进行证据等级划分。

（六）持续完善真实世界证据运用于药品审评审批中的标准体系

由于我国真实世界研究起步较晚，相关的政策实践不足，尚未构建起完整的真实世界证据运用于药品审评审批中的标准体系。目前已经发布的政策指南中大多是较为宽泛的概念界定和内容介绍，具体的数据标准和审评要求等细则文件尚未颁布。监管机构可通过与企业和各方专家的不断沟通与交流，深入了解我国目前真实世界研究发展的基本情况和能力范围，针对特殊疾病领域制定并完善相应的技术指导原则。同时，借鉴国外实践经验，追踪国际真实世界研究的前沿动态，推进我国真实世界证据运用于药品审评审批的标准体系建设。

（七）明晰我国药品审评的沟通交流内容

便捷有效的沟通机制对于正确应用 RWE，提高药物研发成功率以及上市效率极为重要。我国需进一步完善与细化沟通交流机制，为 RWE 的运用等相关问题设置专门的沟通渠道。扩大沟通交流范围，细化沟通交流类型与内容。鼓励企业可在确定运用 RWD、RWE 的研究设计方案时，积极主动地与监管当局进行咨询和可行性分析。丰富沟通交流方式，监管机构可召开学术探讨会或专家座谈会，进一步地与企业和专家进行问题探讨和意见反馈等。强化沟通交流人才队伍建设，提高交流人员服务意识与专业能力，提高沟通效率，充分发挥沟通交流在药物研发与技术审评中的能动作用。

参考文献

［1］吕志杰，吴丽，李秋爽，等. 中国实效性随机对照试验研究现状［J］. 中国医院统计，2021，28（6）：568-572，576.

［2］石舒原，赵厚宇，周庆欣，等. 真实世界证据与随机对照试验：RCT DUPLICATE 项目方法学介绍［J］. 药物流行病学杂志，2020，29（3）：198-205.

［3］刘雪丽，韩晟，官海静，等. 基于真实世界数据开展药物经济学评价［J］. 中国研究型医院，2017，4（3）：24-27.

［4］孙鑫，谭婧，王雯，等. 真实世界证据助推药械评价与监管决策［J］. 中国循证医学杂志，2019，19（5）：521-526.

［5］吴阶平医学基金会，中国胸部肿瘤研究协作组. 真实世界研究指南（2018 年版）［M/OL］. 2018.http://www.xayxfw.com/uploadfiles/2018/09/201809071442494249.pdf.

［6］刘丽华，赵建中，谢松梅，等. 罕见病药物的临床审评：挑战与思考［J］. 国际药学研究杂志，2019，46（9）：673-678.

［7］常旭婷，张捷，吴晔. 儿童神经系统罕见病30项药物临床试验分析［J］. 中华实用儿科临床杂志，2019（24）：1891-1894.

［8］李壮琪，杨悦. 罕见病真实世界研究的思考［J］. 中国药物评价，2020，37（2）：81-84.

［9］国家药品监督管理局药品审评中心. 关于公开征求用于产生真实世界证据的真实世界数据指导原则（征求意见稿）意见的通知［EB/OL］.（2020-08-03）［2021-01-03］. http://www.cde.org.cn/zdyz.do?method=largePage&id=1ea9f09686e122da.

［10］国家药监局. 国家药监局关于发布真实世界证据支持药物研发与审评的指导原则（试行）的通告（2020年第1号）［EB/OL］.（2020-01-07）［2021-01-03］. https://www.nmpa.gov.cn/yaopin/ypggtg/ypqtgg/20200107151901190.html.

本文为中国药品监督管理研究会2020年度研究课题

我国基因和细胞治疗产品监管体系的调研及完善建议

基因和细胞治疗产品监管科学研究　课题组

摘要： 目的：梳理我国基因和细胞治疗领域监管体系存在的突出问题，探索加强该领域监管体系建设的可行措施，为完善我国基因和细胞治疗产品监管体系提供参考。方法：在对美国、欧盟和日本等国家或地区的监管机构的基因和细胞治疗产品监管体系进行对比研究的基础上，提炼关键要素，开展对我国基因和细胞治疗产品监管体系的问卷调研并进行综合分析。结论：从药品生命周期管理的角度，结合对比研究及调研结果，提出完善我国基因和细胞治疗产品监管体系的建议，包括我国基因和细胞治疗产品监管体系完善的原则与思路、基因和细胞治疗产品不同生命周期的个性化监管要求、细胞治疗产品双轨制的构建与完善建议，以及提高基因和细胞治疗产品可及性的措施。

关键词： 基因治疗；细胞治疗；监管体系；研究建议

近年来，国内创新性基因和细胞治疗技术迅猛发展，新技术、新产品研发非常活跃。但由于不同类型的基因和细胞治疗产品制备工艺复杂程度、体内生物学特性及安全性风险、个体化应用等特性均与现有其他药品存在显著差异，在不同研发阶段、不同临床适应证产品所需的研究也不尽相同[1]，对企业、医疗机构以及监管部门都提出了更高的要求和新的挑战[2]，因此不能完全照搬一般生物制品的方法进行监管[3]，需要监管机构与申办方共同研讨、探索更加恰当的针对不同品种的个性化的审评要求，给予更加科学、灵活和具有品类针对性的监管政策。

课题组基于对美国、欧盟、日本的基因和细胞治疗产品监管体系的深入研究，提取了基因和细胞治疗产品法规、监管制度及技术审评涉及的关键问题，设计调研问卷，并组织行业内从事基因和细胞治疗产品研发、注册、生产和监管的专家，开展问卷调查。在分析国外经验及问题调研的基础上，课题组提出进一步完善我国基因和细胞治疗产品监管体系的建议，以期促进基因和细胞治疗产品产业发展、惠及患者。

一、国内外监管情况概述

（一）我国基本情况

我国是世界上较早开展基因治疗的国家之一，细胞治疗产品的研究也大体与欧美等发达国家同步[4]，已成为世界上细胞治疗临床研究最活跃的地区之一，并在部分疾病领域取得了一定的研究成果[5]，但在基因和细胞治疗的法律法规、监管框架、审评指南、技术规范、组织管理等方面与发达国家相比还存在差距。

（二）国外基本情况

从全球视角看，美国、欧盟、日本等发达国家或地区的监管机构已经基于基因和细胞治疗产品的特殊性，初步建立了一套特殊的管理体系、政策指南和其他相应措施。美国将基因和细胞治疗产品归类于细胞、组织或基于细胞、组织的产品（human cells, tissues, or cellular or tissue-based products, HCT/Ps）。HCT/Ps 是指 "含有人体细胞或组织，或由人体细胞或组织构成的产品，这些产品用于植入、移植、注入或转移至人体内"，属于人类细胞和组织类产品的范畴。依据 HCT/Ps 风险性的高低，美国 FDA 将其管理分为两大类：高风险类 PHS 351 产品与低风险类 PHS 361 产品，前者由美国生物制品评价与研究中心（Center for Biologics Evaluation, CBER）统一负责审批，后者则可以在医院直接进行临床应用[6]。欧盟于 2007 年颁布《先进治疗产品法规》[Regulation（EC）No. 1397/2007 on Advanced Therapy Medicinal Product][7]，并成立了先进疗法委员会，负责基因和细胞治疗产品的监管和咨询。同时，根据《先进治疗产品法规》中的 "医院豁免" 条款，"为特定患者定制的先进质量产品（advanced therapy medicinal product, ATMP）" 无须取得药品上市许可，即可在医院内使用[8]，但必须符合该条款下所有要求时方可使用。日本对于细胞治疗、基因治疗、组织工程等再生医学产品作为独立于药物、医疗器械之外的单独分类进行监管，并为其上市申请提供了创新性的快速审评通道[9]。

二、问卷调研设计及结果分析

（一）调研对象与方法

调研对象为从事基因和细胞治疗产品研发、注册、生产等工作以及监管机构的专业人员。

调研方法为非概率抽样，通过问卷星发放电子版问卷 198 份，回收有效问卷 198 份（有效问卷是指答卷人员工作背景符合目标调研对象的要求，且回答了除开放性问题之外的所有问题）。

（二）调研问题和结果

问卷包含四个部分：调研对象的基本信息（5 题），基因和细胞治疗产品监管关键问题（12 题）、基因和细胞治疗产品关键技术问题（14 题）、细胞治疗双轨制问题（8 题）。最后一题设置为开放性问题（调研问卷详表略）。

1. 调研对象基本信息

调研对象中，由从事医药行业时间来看，具有 5 年以上医药行业从业经验的人员占 77%，且具有 10 年以上医药行业从业经验的人员占 50% 以上；由工作单位来看，来自药品研发机构的人员占 51.01%，来自药品生产企业的人员占 21.21%，来自药品监管机构、CDMO（Contract Development Manufacture Organization）和药品临床试验机构的人员依次占比 8.59%、6.57% 和 6.57%。调研对象中 80% 以上从事过基因或细胞治疗相关工作，80% 以上调研对象对基因和细胞治疗产品有一定了解（包括了解、熟悉或有深入研究），50% 以上的调研对象对美国、欧盟或日本基因和细胞治疗产品监管体系有一定了解（包括了解、熟悉或有深入研究）。

2. 基因和细胞治疗产品监管关键问题

基因和细胞治疗产品监管关键问题方面共设置了 12 个问题，调研结果反映出以下结论：①针对基因和细胞治疗产品的主要风险，调研对象认为主要包括：安全性监管风险（89.9%）、生产和质量的监管风险（82.83%）、临床使用的技术风险（73.74%）、产业化生产的技术风险（67.17%）、有效性的监管风险（59.6%）、研发技术风险（28.79%）、包括伦理学风险在内的其他风险（2.02%）。风险权重与该类药物特点相匹配。②针对当前法规体系是否有必要进一步改进，88.38%的调研对象认为有必要。③针对基因和细胞治疗产品法规体系的完善方向，调研对象认为应从以下方面入手：技术指导原则（96.46%）、技术评审实践（72.22%）、行业共识（59.09%）、行政法规（56.57%）、法律（43.43%）等。④针对基因和细胞治疗产品的法规体系构建应遵循的基本原则，按支持度排序（根据排序系统综合数据计算得分）依次为：体现以患者为中心（3.76）、基于风险（3.35）、基于临床需求（3.23）、体现监管的科学性及适应新技术发展（2.82）等。⑤针对支持基因和细胞治疗产品研发和上市的措施，调研对象认为应包括：临床方案设计过程中获得科学建议（81.82%）；在特定研发阶段召开面对面的沟通会议（73.23%）；审评机构指定特定的审评小组从早期跟进、指导项目（71.72%）；根据药物研发逐步递进的需求，技术评价中分阶段对此类产品灵活要求（70.71%）；研发立项时获得监管机构科学建议（63.64%）；讨论研究数据是否支持上市申请的面对面沟通会议（62.63%）。⑥针对基因和细胞治疗产品临床研究的关注点，调研结果显示，相较于化学药品和治疗用生物制品，基因和细胞治疗产品的临床研究需要特别关注的问题依次为：安全性研究中，需根据产品特点设计合理的评价方法和观察期，以支持临床试验方案，而非简单套用常规的毒性评价方法，还应关注包括CAR-T的个体化免疫细胞治疗产品的脱靶毒性及基因修饰导致的插入突变的风险（90.91%）；由于其高风险的特性，须制订操作性强的风险控制方案（80.81%）；由于CAR-T特有的细胞因子释放综合征（Cytokine Release Syndrome，CRS）和中枢神经系统（Central Nervous System，CNS）风险，临床试验时应特别关注并制定预防、处理及救治方案（65.15%）；临床研究要关注短期疗效和长期疗效及临床结局的关系（61.11%）；早期剂量探索研究中，须特别观察患者安全性和耐受性情况（58.59%）；其他建议（2.02%），包括长期致瘤性、成瘤性，异体临床安全影响，基于病毒载体的长期安全与有效性随访。⑦针对批准前检查的关注点，调研对象认为，基因和细胞治疗产品有别于一般生物制品的关注点依次为：防止生产过程中产品污染和交叉污染（85.35%）、产品稳定性（74.24%）、生产全周期的物流管理及物流验证（70.2%）、冷链运输要求（68.18%）、生产中非密闭操作的环境控制（68.18%）、杜绝样品与生产原辅料及试剂耗材的混淆（60.61%）、防止不同产品的混淆（58.08%）、货架期（26.26%）等。⑧针对基因和细胞治疗产品的放行检验，调研对象认为，基因和细胞治疗产品有别于一般生物制品的关注点依次为：在保证用药安全的前提下，允许有条件放行（81.82%）；当留样不能满足留样要求时，允许留用检测样品或中间产品，但需保存完整批记录及成品照片（70.71%）；在产品运输或使用中发现有质量缺陷，如不涉及产品的安全性指标，允许使用（18.18%）等。⑨针对基因和细胞治疗产品上市后研究的要求，调研对象认为应优先明确的要求依次为：开展上市后安全性研究的具体要求（71.21%）、对支持上市的确证性临床进行扩展研究的要求（69.19%）、上市后生产工艺变更需进行临床研究的情形和相关要求（66.67%）、上市后研究用于支持适应证扩展的考虑（53.03%）。⑩针对基因和细胞治疗产品上市后安全性监测需求，76.27%的调研对象认为已有的上市后药物不良反应报告制度和药物警戒监管要求需要进一步完善。⑪针对基因和细胞治疗产品的支付模式，调研对象认为应采取的支付模式排序（根据排序系统综合数据计算得分）为：纳入大病医疗保险（3.49）、建立医疗救助项目（2.87）、纳入补充医疗商业保险范畴（2.66）、建立专项基金保障模式（2.32）、纳入基本医疗保险（2.13）。⑫针对基因和细胞治疗产品纳入医保支付的评估重点，根据调研对象对重要性的评估得分（5分量表制）排序，依次为：长期的疗效和安全性（4.44）、疗法本身的性价比（4.13）、疗法的总治疗价格（4.06）、短期的疗效和安全性（4.06）、疗法针对治疗领域的疾病负担（4.01）、创新支付方式的可行性（3.83）、疗法对医保基金的总体影响（3.82）。

3. 基因和细胞治疗药品关键技术问题

基因和细胞治疗药品关键技术问题调研方面共设置了14个问题，调研结果反映出以下结论。

（1）针对基因和细胞治疗产品与安全性相关的关键质量属性的确定阶段，71%的调研对象认为基因和细胞治疗产品与安全性相关的关键质量属性应在临床申请阶段确定，24%认为应在上市申请阶段确定。这反映出目前行业对安全性相关的关键质量属性和关键安全指标存在一定的混淆，对关键质量属性的确定阶段还存在认识上的偏差。

（2）针对基因和细胞治疗产品与有效性相关的关键质量属性的确定阶段，52.53%的调研对象认为应在上市申请阶段确定，43.94%认为应在临床申请阶段确定。目前行业对有效性相关的关键质量属性确定阶段还存在很大分歧，需要在相关指南中明确。

（3）针对细胞治疗药品所使用的质粒和病毒提供资料的要求，37.37%的调研对象认为细胞治疗药品所使用的质粒和病毒应按照原材料要求提供资料；36.87%认为应按照原料药要求；23.23%认为应按照制剂要求。可见，目前行业对质粒和病毒的申报类别还存在较大分歧，尚未达成共识。

（4）针对细胞治疗药品生产所使用的质粒和病毒的包材是否需要进行相容性研究，72.22%的调研对象认为需要，23.23%认为不需要，其他建议（4.55%）包括认为需要通过风险评估确定或根据病毒质粒不同要求确定。

（5）针对基因和细胞治疗产品的生产工艺验证要求，调研对象认为基因和细胞治疗产品应重点考虑下述问题："考虑到个性化生产的特点，例如多条相同生产线的选择及共线问题（78.79%）；涵盖最大容量的情况，关注点包括生产过程中可能发生的不同样品或批次的混淆，交叉污染以及对环境洁净度的影响（75.76%）；考虑质量检测实验室同时检测多批次的负荷能力（28.28%）等。

（6）针对细胞治疗产品的工艺验证所使用的细胞来源，63.64%的调研对象认为应该使用患者和健康受试者两种来源的细胞，20.71%的调研对象认为只需要使用患者来源的细胞，15.66%认为只需使用健康受试者来源的细胞。

（7）针对经基因修饰的细胞类产品非临床研究中增加对目的基因（含病毒）在动物体内风险考察的必要性，57.07%的调研对象认为有必要增加对目的基因（含病毒）在动物体内的风险考察，42.42%的调研对象则认为没有必要，只需将细胞和胞内基因组看做一个整体进行评价，可在前期开发和生产阶段进行风险研究和把控。可见，目前行业还未达成共识。

（8）针对现有基因和细胞治疗产品技术指导原则的适用性，100%从事基因治疗领域的调研对象认为我国现有基因和细胞治疗产品的指导原则不能很好地满足研发、注册及监管要求（包括一般满足、基本不满足和完全不满足），需要进一步完善改进；79.79%从事细胞治疗领域调研对象认为不能很好满足需求。

（9）针对基因和细胞治疗产品技术指南体系框架的完善，调研对象认为应从以下方面入手：制定基因和细胞治疗产品不同专业的技术指南，如药学研究（chemical manufacture and control，CMC）、非临床研究、临床研究（90.4%）；制定不同基因载体的基因治疗产品指南（66.67%）；制定基因和细胞治疗产品的总体原则（66.16%）；制定治疗特定疾病的基因和细胞治疗产品的指南（43.94%）。

（10）针对国外已上市的基因和细胞治疗产品是否需要简化非临床研究，81.31%的调研对象认为我国应出台相应指导原则简化非临床研究的评价内容；16.16%认为不应出台；其他建议（2.53%）为应基于风险评估。

（11）针对基因和细胞治疗产品临床研究指导原则的制定，调研对象认为我国现阶段应制定的一般性指导原则包括：确证性临床研发和评价指导原则（91.92%）；早期临床研发和评价指导原则（85.86%）；上市后研究与评价相关指导原则（72.73%）；上市后不良反应监测及报告指导原则（67.68%）；长期随访指导原则（53.54%）。

（12）针对制定基因和细胞治疗产品临床研究指导原则应优先选择的疾病领域，调研结果依次为：肿瘤（93.94%）；血液系统疾病（80.81%）；罕见病（74.24%）；心血管系统疾病（49.0%）；眼科疾病（32.50%）；其他疾病（5.05%）包括病毒感染、肝脏疾病、中枢神经系统疾病、神经系统疾病。

（13）针对制定基因和细胞治疗产品临床研发和评价指导原则时应特别阐明的要素，调研结果依次为：申请产品上市所需临床数据（安全性和有效性所需受试者人数）的考虑（88.38%）；首次人体试验剂量选择（80.81%）；接受主要有效性数据的考量（72.73%）；接受非新药研究申请（investigational new drug，IND）的临床研究（investigator initiated trials，IIT）临床数据的考量（71.72%）；接受境外临床试验数据的考量（65.15%）；长期随访安全性数据的考量（62.12%）。

（14）针对基因和细胞治疗产品技术指南体系框架下，应建立的具体的基因和细胞治疗产品的技术指南，调研结果依次为：CAR-T、Universal CAR-T 和 TCR-T 等类似产品的技术指南（支持率 77.27%）；不同病毒载体类基因治疗产品技术指南（62.12%）；干细胞疗法基因治疗产品技术指南（47.98%）。

4. 细胞治疗双轨制问题

细胞治疗双轨制问题方面共设置了 6 个问题，调研可得出以下结论：大多数调研对象认为有必要实行双轨制，并赞同对细胞治疗产品采取"风险分级、准入分类"的管理方式，对双轨制管理的细胞治疗产品的界定应进一步明晰。但目前行业内对双轨制管理的细胞治疗产品管理规范及质量要求的一致性问题尚未达成一致。认同按医疗技术管理的细胞产品应在质量保证GMP、关键质量属性等方面与按照药品管理的细胞产品保持一致，以切实保障患者用药安全。如将医疗技术管理的细胞产品转为药品管理，需要关注的要素按照重要程度排序依次为：安全性、质量可控性、有效性、成药性、成本、其他。

5. 基因和细胞治疗监管体系的其他完善建议

共收集到有效建议包括：①尽快建立针对细胞及基因治疗产品特殊性的更加灵活的相关技术指导原则及变更指导原则；②尽快明确是否建立双轨制或如何建立清晰明确的双轨制；③建立企业与审评机构间的灵活的沟通与指导机制；④尽快建立合理的基因和细胞治疗产品支付模式。

三、研究建议

（一）我国基因和细胞治疗产品监管体系完善的原则与思路

1. 体现以患者为中心的基本原则，实施全生命周期监管

基因和细胞治疗产品在某些疾病领域，如罕见病领域，具有特有的临床价值，可极大地满足患者的临床需求，解决某些疾病无药可用的迫切需求。建议将"以患者利益为中心"作为最基本原则，以满足患者对新疗法的迫切临床需求为目标，建立贯穿基因和细胞治疗产品全生命周期（包括药学研究、非临床研究、临床研究和上市后研究）的协调统一的监管体系，使基于风险的监督管理更加适应新技术发展。

2. 建立个性化的审评支持措施

一方面，基因和细胞治疗产品的质量属性、作用机制、代谢特点等与传统小分子或生物大分子药物均有显著差异，且基因和细胞治疗产品具有研发难度大、技术发展快、有效期短、制备操作环节多、质量控制难度高、个性化程度高、适应证患者数量相对较少、对临床医生协同要求高等特点[7]，应基于此类产品的特点建立科学的个性化的评价体系和支持措施；另一方面，针对基因和细胞治疗这类可以改善临床未满足需求的创新产品，我国监管法

规已设立包括突破性疗法等支持其快速转化的激励机制，部分产品在 Phase Ⅱ可以申请上市，因此，该类产品的商业化生产工艺开发和参数锁定的时间更紧，迫切需要监管机构的技术指导。目前我国已经建立了特定研发阶段与监管机构面对面沟通的会议机制，但应进一步加大对基因和细胞治疗产品沟通交流的支持力度，将针对基因和细胞治疗产品的开发计划、临床方案设计、上市后研究及上市变更等内容纳入沟通交流的范围，需要高度关注并予以支持。

建议在国家药监局药品审评中心（Center for Drug Evaluation，CDE）现有"基因和细胞治疗临床专家咨询委员会"的基础上，进一步丰富药学和非临床专家，在现有沟通交流制度基础上，进一步实现监管和评价的更早期介入，为产品开发及临床方案设计提供较早期的符合产品特点的科学建议与指导；为上市后研究和上市变更研究提供指导。

3. 及时出台不同层级的指导文件

建议针对基因和细胞治疗产品个性化及新技术不断迭代的特点，建议充分运用并及时出台不同层级的指导文件，如技术审评考虑要点、审评问与答、研讨共识等，积极审慎地引导该类产品的研发，并在过程中加强与业界的交流，总结积累经验，制定出台不同层级的技术指导原则，包括基因和细胞治疗产品的总体原则、不同专业的技术指南（如临床、非临床、药学研究）、治疗特定疾病的基因和细胞治疗产品指南、针对罕见病（患者数量较少）的基因和细胞治疗产品上市后确证性临床研究指导原则以及基因和细胞治疗具体产品的技术指南。

（二）基于基因和细胞治疗产品特殊性，明确具有针对性的全生命周期的监管要求[10]

1. 药学评价

（1）基于基因和细胞治疗产品制备特点和临床研究的阶段性，明确基因和细胞治疗产品申报 IND 和新药上市申请（new drug application，NDA）时药学研究的要求、临床批次数量和稳定性要求。建议明确基因和细胞治疗产品申报 IND、NDA 时 CMC 的要求，如直接进入人体的病毒载体、细胞的生产批次、质量、规模、工艺稳定性、产品稳定性等。具体包括：①借鉴国际通用规则，明确适宜的基因和细胞类产品临床批次要求。②应考虑实际情况，借鉴文献及同类的已商业化或已上临床产品的稳定性数据和产品研发过程中积累的数据，合适的情况下，放宽对药品生产质量管理规范（GMP）条件生产的临床试验用药品批次稳定性的要求，以促进临床的开发。③根据监管实践的积累，及时更新或发布相关技术要求或指导文件[11-13]。

（2）基因和细胞治疗产品的关键质量属性需要随着研发进程和知识积累逐步确定，需要在相关指导原则中明确。建议明确与安全性、有效性相关的质量属性的确定阶段。

（3）病毒和质粒不是直接进入人体的原料药（drug substance，DS），对质量的要求和放行的标准应该有别于一般的 DS。建议对基因和细胞治疗产品中使用到的病毒载体和包装载体的质粒的属性（生产原辅料、关键物料、中间体、起始物料等等）给出清晰的定义，并明确对其 CMC 的要求。

（4）建议个性化的细胞治疗产品工艺开发过程中的规模可以与研究阶段相匹配，允许并鼓励在商业化申报之前进行生产规模的放大，工艺的优化、简化和质量的提高。如在扩大生产规模中引入了新生产工艺，应重点关注工艺变化对质量的可能影响并在可能的情况下开展质量可比性研究。鼓励采用基于风险的分析和科学的分析，使商业化以后必要的且有意义的工艺变更可执行，变更中遵循科学判断产品质量的原则，使桥接设计可执行[14]。

（5）个性化的细胞治疗产品的工艺验证应该考虑到个性化生产的特点。这些特点包括多批次的细胞治疗产品在同一时间内同时生产。如何防止不同批次细胞治疗产品生产过程中的混淆以及交叉污染将是工艺验证中一个重要组成部分。工艺验证中还要充分考虑多批次细胞治疗产品同时进行生产时，生产人员、生产中所需的设备、试剂耗材、质检人员以及质检是否可以完全满足生产和质控的需求。建议明确针对性的验证要求，例如对多批次的细胞治疗产品在同一时间内同一个环境下生产的要求。

（6）个性化治疗的细胞治疗产品的批准前检查也应适应个性化生产的特点。建议个性化的细胞治疗产品上市批准前检查除常规检查要素外，应基于生产特点关注防止生产过程中产品污染和交叉污染、产品稳定性、生产全周期的物流管理及物流验证、冷链运输要求、生产中非密闭操作的环境控制、杜绝样品与生产原辅料及试剂耗材的混淆。

（7）建议对于个性化治疗的细胞治疗产品，在保证用药安全的前提下，允许有条件放行。应当针对特殊情况制定取样留样计划，当留样不能满足留样要求时，允许留用检测样品或中间产品，但需保存完整批记录及样品照片。在产品运输或使用中发现有质量缺陷，如不涉及产品的安全性和有效性，应允许使用。

2. 非临床研究评价考量

（1）考虑到不同类型的基因和细胞治疗产品制备工艺的复杂性、体内生物学特性及安全性风险因素等不同于常规生物制品。建议制定适合基因和细胞治疗创新产品特点的非临床研究和技术评价要求，明确须开展的动物安全性实验项目及不同产品应选用的实验动物种属及具体实验要求，以确保人体临床试验时受试者的安全[15]。

（2）对于国外已上市的基因和细胞治疗产品，其安全性和有效性已有了一定的认知基础。建议我国出台相应指导原则，以适度简化国外已上市基因和细胞治疗产品的非临床研究的评价内容[16, 17]。

3. 临床研究评价考量

基因和细胞治疗产品由于其制备的特点会产生需要特别关注的安全性问题，其临床试验设计及风险控制的关键要素也有着特别的考量，可以参考美国 FDA、EMA 的基因和细胞治疗产品相关指导原则、国内外审评实践及我国目前研发及审评中出现的重点问题进行综合考虑[18]。

（1）根据不同产品类别和疾病类型分别制定临床研究设计评价标准和风险管控标准，具体可通过技术指导原则体现。①指导原则应包含符合基因和细胞治疗产品特点的特殊不良反应评价方法和观察期要求（如细胞治疗产品应关注脱靶毒性，基因治疗产品应关注基因插入风险等）。②应基于现有临床审评实践经验，就如何制订切实可行的风险控制方案发布相关指导原则（如针对 CAR-T 特有的细胞因子释放综合征和中枢系统风险制定预防、处理及救治方案等）。

（2）制定共性临床研究指导原则，建议包括但不限于以下需考量的关键要素：申请产品上市所需临床数据（安全性和有效性所需受试者人数）的考虑、首次人体试验剂量选择、接受主要有效性数据的考量、接受非 IND 的研究者发起的 IIT 数据的要求、短期疗效和长期疗效及临床结局的关系、单臂试验设计（外部对照）适用性考虑、接受境外临床试验数据的考量、长期随访安全性数据。

（3）制定特定疾病领域的指导原则，建议优先选择肿瘤、血液系统疾病、罕见病、心血管系统疾病、眼科疾病等领域，出台基因和细胞治疗产品的临床研究指导原则。

4. 上市后监管要求

（1）①基因和细胞治疗产品的适应证多为罕见病，患者数量较少，临床研究数据相对局限，且可能多采取附条件批准方式上市，上市后长期随访或确证性临床研究应根据产品和疾病特点制定更加科学合理的要求，可考虑根据《真实世界证据支持药物研发与审评指导原则（试行）》采纳真实世界数据支持上市后长期随访或确证性临床研究；②建议分为低、中、高风险级别分别对待，关乎安全性的高风险级别问题，需更早地沟通交流，建议药监部门提供顺畅的沟通渠道，请企业自行评估风险后对高风险事项主动提出沟通交流；③建议制定符合基因和细胞治疗产品特点的上市后长期随访或确证性临床研究技术要求，并根据风险级别给予特定的支持措施。

（2）基因和细胞治疗产品出厂放行至临床使用前的任何操作，都是产品质量控制的重要组成部分，均需要按照经过验证的方法和条件进行冷链运输、暂时保存、使用过程保存。

建议加强基因和细胞治疗产品出厂放行后的质量监管，构建医疗机构操作基因和细胞治疗产品的技术指导原则，指导临床机构正确接收、复核、保存、运输、使用产品，保证基因和细胞治疗产品在医疗机构给药前的一系列操作对产品的安全性和有效性不产生负面影响；临床使用前的操作步骤和注意事项应以产品说明书、标签或指导手册形式公示给操作人员；建立有效的临床使用前的放行质量控制制度和方法。

（三）细胞治疗产品双轨制的构建与完善

所谓细胞治疗产品的"双轨制"，是指对于体细胞治疗有以 NDA 为目的的新药临床试验和临床研究备案两条路径开展临床试验或研究，即国家药监局的药品"注册制"和国家卫生健康委员会的医疗技术"备案制"。一方面，双轨制的管理模式在某种程度上推动了我国细胞治疗快速发展，非注册类干细胞和免疫细胞治疗临床研究数量逐年增加；另一方面，由于细胞治疗产品临床试验刚刚起步，非注册类免疫细胞治疗临床研究缺乏监管细则，两类研究相互交错，产品或技术的质量评价标准和监管要求均缺乏一致性，监管路径一直存在争议，给行业的持续健康发展带来挑战。

从"以患者为中心"的基本原则出发，无论是按照医疗技术还是药品进行监管，都必须满足对质量稳定、安全可控、疗效确切的基本需求。目前我国试行的细胞治疗产品双轨制管理模式导致同一产品在两套监管体系下，存在着不同的质量要求和监管要求，亟须出台更加明确和细化的管理规范和标准。

1. 关于双轨制管理的细胞治疗产品的质量要求

欧盟 ECNo1394/2007 第 28 条第 2 款 [即 2001/83/EC 中的 3.7 条款，所谓的"医院豁免（hospital exemption）"条款]，成员国可以在其领土内使用先进治疗产品，而无需获得上市许可。但可享受"医院豁免"权力的 ATMP 需符合：根据特定的质量标准制备（要求相当于通过集中上市许可的 ATMP）。

同样的细胞无论是作为药品还是技术用在患者身上，治疗同种疾病，建议都应满足同样的质量标准，并符合原国家食品药品监督管理总局发布的《细胞治疗产品研究与评价技术指导原则（试行）》（2017 年第 216 号）的要求，不应出现双重标准，以保证患者安全和对患者的公平公正[19]。

2. 关于研究者发起的临床研究数据在药品注册中的应用

对于研究者发起的临床研究所得到的临床数据，可以为细胞治疗产品开展注册临床试验提供重要经验。在保证研究者发起的临床研究所使用细胞治疗产品质量与作为药品申报的细胞治疗产品质量相同时，可以考虑合理采纳符合条件的研究者发起的临床研究的数据。建议首先明确医疗技术产品转为药品管理的关注要素，并尽快制定药品注册接受研究者发起的临床研究数据的指导原则。

3. 关于我国细胞治疗产品的管理模式

建议参考国外经验，探索"风险分级、准入分类"的临床研究管理模式，根据产品的风险大小实行"风险分级、准入分类"，以有效的管理降低新产品应用带来的风险。美国 FDA 将细胞治疗产品分为高风险类（PHS 351）产品和低风险类（PHS 361）产品。其中，低风险产品应同时满足"干预最小化、同源性使用 / 自体细胞、未与其他药品或医材成分并用、不产生系统作用"的要求。日本对于医疗机构内进行的临床研究或技术也进行了风险分类管理，高风险类临床研究的审查和认证遵循较高的标准和要求，审查程序也更加严谨[20]。

（四）制定提高基因和细胞治疗产品可及性的措施

1.关于基因和细胞治疗产品的医保支付评估方法

基因和细胞治疗产品多以治疗罕见病为目标，很难用传统的药物经济学方法进行评估，需根据产品特殊性，开展经济学评估。

建议研究建立新的多维度的基因和细胞治疗产品医保支付评估方法，需考虑的评估要素包括长期的疗效和安全性、疗法本身的性价比、疗法的总治疗价格、短期的疗效和安全性、疗法给患者带来的经济负担、创新支付方式的可行性、疗法对医保基金的总体影响。

2.关于基因和细胞治疗产品的支付模式

基因和细胞治疗产品疗法研发成本高昂，适用患者非常少，导致基因和细胞治疗产品的价格不可避免地超出一般疗法的单次或短期治疗费用。给予按药品申报上市的细胞治疗产品一定程度的医保覆盖或专项补助，有助于平衡降低患者负担，消化研发成本，促进高质量基因和细胞治疗产品的研发，促进行业规范有序发展。建议研究建立适当的基因和细胞治疗药品支付模式以惠及患者并补偿高额研发投入。可考虑将按药品申报上市的基因和细胞治疗产品纳入大病医疗保险、建立医疗救助项目、纳入补充医疗商业保险范畴、建立专项基金保障模式、纳入基本医疗保险等，帮助患者承担一定比例的用药费用；按医疗技术管理的基因和细胞疗法则由患者自行承担医疗费用[21, 22]。

四、结语

基因和细胞治疗技术是目前生物医药领域发展最快、最前沿的领域之一，该领域法律法规、技术规范、审评指南也必须适应技术发展的要求和特点，在充分考虑该领域产品特殊性的基础上，不断推出更加具体的审评指南和更加灵活的审评机制。课题组在研究借鉴发达国家基因和细胞治疗产品监管法规体系的基础上，结合我国目前面临的突出问题及产业发展需要，提出了完善我国基因和细胞治疗监管体系的建议。但随着该领域新技术与新产品的不断涌现，仍将会对现行监管法规体系提出新的要求，法规体系不断适应技术发展，不断更新完善亦是常态。

参考文献

［1］FDA. Cellular & Gene Therapy Products.［EB‒OL］.［2020‒09‒23］. https://www.fda.gov/vaccines‒blood‒biologics/cellular‒gene‒therapy‒products.

［2］America's Biopharmaceutical Companies. Nearly 400 Cell and Gene Therapies in Development Target a Broad Range of Diseases［EB/OL］.［2021‒09‒23］. https://phrma.org/‒/media/Project/PhRMA/PhRMA‒Org/PhRMA‒Org/PDF/A‒C/MID‒cell‒and‒gene‒therapy‒2020.pdf.

［3］孔繁圃. 开拓细胞和基因治疗产品监管新思路［N］. 中国医药报, 2020‒06‒22（001）.

［4］刘昌孝, 闫凤英, 曹彩. 发展监管科学, 促进细胞治疗产品和技术应用科学规范发展［J］. 药物评价研究, 2019, 42(11): 2125‒2135.

［5］人民政协报. 推动细胞核基因治疗产业化［EB‒OL］.（2020‒07‒08）［2020‒09‒23］. http://www.china.com.cn/txt/2020‒07/08/content_76249067.htm.

［6］FDA. Chemistry, Manufacturing, and Control（CMC）Information for Human Gene Therapy Investigational New Drug Applications（INDs）.［EB/OL］.（2020‒01）［2021‒09‒23］. https://www.fda.gov/media/113760/download.

［7］虞淦军, 吴艳峰, 汪珂, 等. 国际细胞和基因治疗制品监管比较及对我国的启示［J］. 中国食品药品监管, 2019(8): 4‒19.

［8］EMA. Guideline on the Risk‒based Approach According to Annex Ⅰ, Part Ⅳ of Directive 2001/83/EC Applied to Advanced Therapy Medicinal Products［EB/OL］.（2013‒03‒08）［2020‒09‒24］. https://www.ema.europa.eu/en/documents/scientific‒guideline/guideline‒risk‒based‒approach‒according‒annex‒i‒part‒iv‒directive‒2001/83/ec‒applied‒advanced‒therapy‒medicinal‒products_en.pdf.

［9］Hayakawa T, Aoi T, Umezawa A, et al.A study on ensuring the quality and safety of pharmaceuticals and medical devices derived from the processing of autologous human somatic stem cells［J］. Regenerative Therapy, 2015, 2: 57‒69.

［10］ICH. Techinical and Regulatory Considerations For Pharmaceutical Product Lifecycle Management.［EB/OL］.（2019‒11‒20）［2020‒12‒20］. https://database.ich.org/sites/default/files/Q12_Guideline_Step4_2019_1119.pdf.

［11］ICH. Quality of Biotechnological Products: Analysis of the Expression Construct in Cell Lines Used for Production of r–DNA Derived Protein Products［J］. Dev Biol Stand，1998，93：205–208.

［12］ICH. Quality of Biotechnological Products：Stability Testing of Biotechnological/Biological Products. Annex to the ICH Harmonised Tripartite Guideline for the Stability Testing of New Drug Substances and Products［J］. Dev Biol Stand，1998，93：211–219.

［13］Dobbelaer R. ICH Guidelines and PhEur Monographs on Derivation and Characterisation of Cell Substrates Used for Production of Biotechnological/Biological Products. International Conference on Harmonisation［J］. Dev Biol Stand，1999，98：159–165，167.

［14］FDA. Guidance for Industry：Process Validation：General Principles and Practices［EB/OL］（2011–01）［2020–12–20］. https://www.fda.gov/media/71021/download.

［15］孟淑芳，王佑春，吴雪伶，等. CAR–T 细胞治疗产品质量控制检测研究及非临床研究考虑要点［J］. 中国药事，2018，32（6）：831–852.

［16］EMA. Guideline on the non–clinical Studies Required Before First Clinical Use of Gene Therapy Medicinal Products［EB/OL］.（2008–11–01）［2020–12–20］. https://www.ema.europa.eu/en/documents/scientific–guideline/guideline–non–clinical–studies–required–first–clinical–use–gene–therapy–medicinal–products_en.pdf.

［17］EMA. Guideline on the Quality，Non–clinical and Clinical Aspects of Gene Therapy Medicinal Products.［EB/OL］.（2019–08–01）［2020–12–20］. https://www.ema.europa.eu/en/documents/scientific–guideline/draft–guideline–quality–non–clinical–clinical–requirements–investigational–advanced–therapy_en.pdf.

［18］The European Commission. Guidelines on Good Manufacturing Practice Specific to Advanced Therapy Medicinal Products adopted［S］. 2017.

［19］EMA. Regulation（EC）No 1394/2007 of the European Parliament and of the Council［EB/OL］.（2007–11–13）［2020–12–20］. https://www.legislation.gov.uk/eur/2007/1394/contents#.

［20］MHLW. Act on the safety of regenerative Medicine［EB/OL］.（2013–11–27）［2020–12–20］. https://www.mhlw.go.jp/web/t_doc?dataId=80ab3649&dataType

=0&pageNo=1.

［21］Baran-Kooiker A, Czech M, Kooiker C. Multi-Criteria Decision Analysis（MCDA）Models in Health Technology Assessment of Orphan Drugs-a Systematic Literature Review. Next Steps in Methodology Development?［J］. Frontiers in Public Health, 2018, 15（6）: 287.

［22］Coyle D, Durand-Zaleski I, Farrington J, et al. HTA Methodology and Value Frameworks for Evaluation and Policy Making for Cell and Gene Therapies［J］. Eur J Heal Econ, 2020, 1: 3.

本文首发于《中国药事》, 2021 年第 35 卷第 5 期, 有删改

我国现行药品专利链接制度及其完善研究

张晓东 [1]

1. 华东理工大学法学院知识产权研究中心

摘要： 专利链接制度沟通专利保护和药品审批环节，目的是在仿制药上市获批之前解决仿制药申请人与专利权人或利害关系人之间的专利纠纷，目前，中国模式下的药品专利链接制度的大框架已基本完成，本文分析了其中四项核心环节：上市药品专利信息登记、仿制药的专利声明及异议、审批等待期、仿制药的市场独占期，提出了尚待解决的问题。在利益平衡视角下，在关注与药品数据保护制度的衔接、完善信息登记、首仿药独占期等制度方面提出了完善建议。

关键词： 药品专利；专利链接；仿制药

一、研究背景

由于药品研发耗时长、投资高、风险大等特殊性，专利保护成为创新原研药企业能够进行高定价，从而获得高收益的关键保障。但另一方面，高价影响药物的可及性。因此，如何架构制度，既鼓励创新，又能够及时降低药价成为核心的关注点。

降低药价有多种途径，例如政府强制降价、通过专利强制许可允许仿制、借助医保药物集中采购进行议价、降低对专利侵权的打击力度等，但过度的政府干预可能导致创新药品不进入管控严格的国家销售，本土的创新药企也因缺乏激励难以发展壮大。从可持续发展角度看，在尊重原研药企利益诉求的基础上，促进仿制药的发展，在专利到期或无效后即时推出仿制药具有更好的可行性。因此，需要平衡原研药企、仿制药企和公众健康三方利益的系统性制度安排。

从美国 1984 年推出《Hatch-Waxman 法案》始，这一探索已经过了三十多年，在美国的大力推动下，多个国家也陆续建立了与美国相似的制度。综合来讲，该系统性的制度主要包括简化新药申请制度（包括简化仿制药审评制度）、药品数据保护制度、Bolar 例外制度、专利期延长制度、专利链接制度，各制度之间有机衔接，构成一个整体。这其中，专利链接制度沟通专利保护和药品审批环节，意图在仿制药上市获批之前解决仿制药申请人与专利权人或利害关系人之间的专利纠纷，需要多部门充分协作，环节复杂，尤为考验制度的可实施性，影响预期目标的达成。

我国 2017 年《关于深化审评审批制度改革鼓励药品医疗器械创新的意见》、2019 年《关于强化知识产权保护的意见》中已明确提及探索建立药品专利链接制度，2020 年 1 月签署的《中华人民共和国政府和美利坚合众国政府经济贸易协议》推动了这一制度制定的进程。2020 年 10 月通过的第四次修订的《中华人民共和国专利法》（以下简称《专利法》）第七十六条明确引入了药品专利纠纷提前解决机制的内容，在此基础上，2021 年 7 月初，中国上市药品专利信息登记平台正式运转，《药品专利纠纷早期解决机制实施办法（试行）》[①]（以下简称《办法》）《最高人民法院关于审理申请注册的药品相关的专利权纠纷民事案件适用法律若干问题的规定》[②]《药品专利纠纷早期解决机制行政裁决办法》[③]发布并实施，中国模式下的药品专利链接制度的大框架基本完成。

从制度施行的角度，目前时日尚短，尚不能进行综合性的观察评价，本文拟在梳理现有制度文本的基础上，就专利链接的关键环节，提出一些待深入讨论的问题，为后期完善提供参考。

二、我国现行药品专利链接制度关键环节

（一）上市药品专利信息登记

上市药品专利信息的登记是启动专利链接制度的基础，因此，登记哪些

---

① 国家药品监督管理局、国家知识产权局公告 2021 年第 89 号
② 最高人民法院法释〔2021〕13 号
③ 国家知识产权局公告第 435 号

专利、何时登记、错误登记如何处理等是该环节的重点。

原研药企通常会有策略地围绕核心化合物申请一系列专利以寻求保护，这些专利的保护到期时间可能间隔很长。若在仿制药上市申请过程中，允许专利权人通过专利链接启动救济措施，而不对专利权人可主张的专利权范围加以明确和限制，将可能不当阻碍仿制药上市。因此，各国对于哪些专利应纳入登记范围都有不同的考虑。

我国允许三类药物在上市药品专利信息登记平台上登记，分别是：化学药、中药、生物药。各自能够登记的专利类型及效力如表 1 所示。

表 1　我国三类药物允许登记的专利类型及效力

种类	登记类型	效力
化学药	药物活性成分化合物专利 含活性成分的药物组合物专利 医药用途专利	仿制药申请人提交第四类声明后，可经由专利权人或利害关系人异议引发 9 个月审批等待期
生物药	活性成分的序列结构专利 医药用途专利	不引发等待期
中药	中药组合物专利 中药提取物专利 医药用途专利	不引发等待期

按照国家药监局上市药品专利信息平台操作指南的规定，登记的专利其权利保护范围需覆盖获批上市药品的相应技术方案；医药用途专利权需与获批上市药品说明书的适应证或者功能主治一致；化学药登记时，相关专利不包括中间体、代谢产物、晶型、制备方法、检测方法等。需要指出的是，我国明确将晶型专利排除在外。

由于专利的每个权利要求的保护范围均不同，是否符合上表要求需予以明确，因此，《办法》明确规定，登记的专利信息需指明药品的可登记类型与相关专利权利要求的对应关系，中药和生物药也遵循这一要求。

以大塚制药株式会社公布的德拉马尼片的专利信息为例，我国上市药品专利信息登记平台目前共登记了三项中国专利，其中第一项专利 ZL 2003 8 0101750.8 的对应关系如图 1 所示。

药品与相关专利权利要求的对应关系：	序号	权利要求项编号	专利类型	专利保护期届满日	状态	备注
	1	1–3、5–6 和 9–10	化学药品活性成分化合物专利	2023-10-10	有效	
	2	11–13	化学药品含活性成分的药物组合专利	2023-10-10	有效	

图 1　化学药品专利登记示例

截至 2022 年 1 月 21 日，以批准文号为条目，在该平台上登记的化学药品为 590 条、中药为 292 条、生物制品为 86 条[①]，绝大部分都明确了与权利要求的对应关系，这有助于仿制药企评估权利要求范围，做出更有针对性的专利声明。

从登记时限的要求来看，药品上市许可持有人在获得药品注册证书后 30 日内，需自行登记；相关信息发生变化的，药品上市许可持有人应当在信息变更生效后 30 日内完成更新。

根据我国目前的法律制度框架，国家药监局仅提供和维护信息公布平台，不对其内登记的专利进行实质审核，也不提供纠错、异议机制。但结合国家知识产权局（以下简称国知局）的行政裁决办法，若登记的专利不属于上市药品专利信息登记平台登记的专利类型，或者与第四类声明中专利不一致的，相关纠纷不予受理；故意登记无关专利的，由登记人承担相关责任。

（二）仿制药的专利声明及异议

仿制药申请人提交药品上市许可申请时，应当对照已在我国上市药品专利信息登记平台公开的专利信息，针对被仿制药每一件相关的药品专利作出声明，如表 2 所示。

表 2　仿制药申请人的专利声明

声明类型	声明内容	结果
一类	平台中无被仿药的专利信息	技术审评通过，批准上市
二类	（1）平台中的被仿药专利已失效 （2）已获得专利权人相关专利实施许可	

---

① https://zldj.cde.org.cn/list? listType=PublicInfoList

续表

声明类型	声明内容	结果
三类	平台中的被仿药专利有效，仿制药申请人承诺在其专利期限届满前不上市	技术审评通过，作出批准上市决定，相关药品在相应专利权有效期和市场独占期届满之后方可上市
四类	4.1 平台中的被仿药专利应被宣告无效 4.2 仿制药未落入相关专利权保护范围	化学仿制药经由专利权人或利害关系人异议引发 9 个月审批等待期；若无效专利成功，首仿药可以获得 12 个月独占期

截至 2022 年 1 月 21 日，上市药品信息平台的仿制药专利声明[①]共有 1117 条。已有报道的是温州海鹤药业公司针对艾地骨化醇软胶囊（ZL200580009877.6）作出了四类声明中的 4.2，相关纠纷已经进入法院审理[②]。

按照规定，受理仿制药申请的 10 日内，国家药品审评机构应当在信息平台向社会公开申请信息和相应声明；仿制药申请人应当向药品上市许可持有人发送纸质材料，及在中国上市药品专利信息登记平台登记的电子邮箱发送声明及声明依据，并留存相关记录。选择未落入相关专利权保护范围的，声明依据应当包括仿制药技术方案与相关专利的相关权利要求对比表及相关技术资料。

不论仿制药申请人提交的四类声明是主张专利无效还是主张不构成侵权，专利权人或者利害关系人对其四类专利声明有异议的，都可以自国家药品审评机构公开药品上市许可申请之日起 45 日内，就申请上市药品的相关技术方案是否落入相关专利权保护范围向人民法院提起诉讼或者向国务院专利行政部门请求行政裁决。对于化学仿制药而言，由此启动 9 个月的审批等待期，但该等待期内，不停止技术审评。对于中药和生物药，则无等待期，纠纷审理情况不影响药品审批。不论采取了哪种途径处理纠纷，立案或受理之日起 15 个工作日内异议人需要将立案或受理通知书副本提交国家药品审评机构，并通知仿制药申请人。

---

① https://zldj.cde.org.cn/list? listType=PatentStatementList

② http://www.ipforefront.com/m_article_show.asp?id=1397&BigClass=%E8%B5%84%E8%AE%AF

若专利权人或者利害关系人在 45 日内不提出异议，则不触发 9 个月的等待期，药品审批不受专利存在的影响，同时，仿制药申请人可以向法院或行政机构提起"确认不落入专利权保护范围"请求，该请求不触发等待期。

由于我国法院不能就专利无效做出判决，因此，在仿制药申请人做出四类声明的 4.1 后，其提交的相关无效宣告请求仍旧纳入国知局专利复审与无效部门审理。目前尚无 4.1 声明的实践，但考虑到大量原研药的专利曾进入过无效宣告程序的情况，未来 4.1 声明不会罕见。从现有规定看，为了启动等待期，专利权人及利害关系人必须向法院或行政部门提起"确认是否落入专利权保护范围纠纷"，而不能因 4.1 声明提出专利无效而直接启动 9 个月等待期。因此，该种情况下，无效和"确认是否落入专利权保护范围纠纷"属于同时进行的两个审理流程，后者的审理不因无效的提起而中止。

（三）审批等待期

按照我国目前对仿制药一致性评价的审评规定[①]，药品审评中心在收到申请文件后形式审查合格的 5 日内出具受理通知书，受理后一般情况下 120 日内完成审评。经审评认为需申请人补充资料的，申请人应在 4 个月内一次性完成补充资料。发补时限不计入审评时限。亦即资料完整情况下，4 个月基本可以完成审评。

根据我国目前专利链接制度的规定，仿制药申请人提起审批请求之日起 10 日内，平台应公布信息，若采用四类声明，则之后 45 日内药品许可持有人有权提起异议，针对化学药，自相关立案或行政受理之日起启动 9 个月等待期。因此，化学仿制药的阻滞总计时间不超过 11 个月。可以看到，这个时间明显大于仿制药一致性评价的审评时限，因此，即使专利权人可能败诉，启动专利链接还是可以推迟仿制药获得上市批准约 6 个多月，对于原研药的药品许可持有人还是具有一定的价值的。

从国际比较来看，美国专利链接设置的等待期最长，达 30 个月，加拿大为 24 个月，韩国与我国一样，审批等待期只有 9 个月，具体采用多长的时间各国依据国情进行了选择，不存在绝对的对错。但若仿制药审批积压严重，审批延后明显，仅有 9 个月等待期对专利权人和利害关系人而言价值就会不

[①] 国家食品药品监管总局关于仿制药质量和疗效一致性评价工作有关事项的公告（2017 年第 100 号）

明显，其有可能选择放弃异议，使专利链接制度早期解决专利纠纷的立法初衷部分落空。

另外，我国仅实施一次 9 个月等待期，不论专利权人可用于阻击的已登记专利有多少个。9 个月的等待期较短，通常专利无效的最终生效判决并不能在此时间内获得；"是否落入专利权的保护范围"的行政裁决速度较快，应该可以在此期限内完成；而相应的司法生效判决则因历两个审级，9 个月也不能完成。选择行政裁决还是选择司法审判，在 45 日的异议期内决定权在专利权人和利害关系人手中。若经评估其败诉的可能性较大，则其选择司法途径会更合适，可以用足 9 个月等待期；而若胜诉的可能性较大，则选择行政裁决会更合适，以便在 9 个月等待期内阻止仿制药获得上市审批，避免 9 个月期满没有获得生效判决导致仿制药获得上市批准，进入药品集中采购，对专利药的议价构成明显影响。

司法解释中规定，当事人以国务院专利行政部门已经受理专利法第七十六条所称行政裁决请求为由，主张不应当受理专利法第七十六条所称诉讼或者申请中止诉讼的，人民法院不予支持。但实际上，基于专利法第七十六条提起纠纷处理诉求，双方同时受理的可能性几乎不存在。专利权人和利害关系人在异议期内有优先选择权，其只会选择一种对自己相对有利的途径。异议期外，专利权人不能再基于专利法第七十六条提起诉求，其只能基于专利法第十一条提起侵权诉讼。

（四）仿制药的市场独占期

根据我国目前专利链接制度的规定，对首个挑战专利成功并首个获批上市的化学仿制药，给予 12 个月市场独占期，即 12 个月内不再批准同品种的仿制药上市，共同挑战专利成功的除外。且市场独占期限不得超过被挑战药品的原专利权期限。挑战专利成功是指化学仿制药申请人提交 4.1 类声明，且根据其提出的宣告专利权无效请求，相关专利权被宣告无效，因而使仿制药可获批上市。

因此，我国对于 12 个月独占期的授予条件必须满足三个条件：提出四类声明中的 4.1、首个无效专利成功、首个获批上市。这与美国只向首个提交四类声明，且不论何种方式只要获得上市审批的仿制药公司授予独占期相比，要严格得多。我国的这一制度鼓励无效目标专利，显然更具有合理性。

（五）小结

总体而言，我国平衡原研药、仿制药、公众三方利益的系统制度基本架构完成，除了药品数据保护制度①尚待细化落地之外，其他制度已经进入操作期。就专利链接制度而言，目前已有相关的纠纷进入法院。考察我国专利链接制度本身，有部分内容具有自己的特点，例如信息登记平台中排除化合物晶型专利、等待期只有 9 个月、早期纠纷解决有诉讼和行政裁决两种途径、专利无效成功是获得首仿药独占期的关键条件、首仿药独占期达 12 个月等，这些规定反映了我国在现阶段国情下适度平衡仿制药发展和创新药激励的努力。

虽然我国的审批等待期较短，但考虑到与后续会落实的药品数据保护制度的衔接，以及药品专利期延长的规定，我国给予创新药的保护强度已经较之前大为增加。

三、我国现行药品专利链接制度尚存的待决问题

虽然我国就药品专利链接制度已经有了较为完善的机制安排，可操作性也较强，但细究各环节，还是有部分问题有待解决。

从上市药品专利信息登记流程看，若仿制药申请人在提交专利声明后，专利才获得批准，药品上市许可持有人在规定的 30 天内将该专利登记入信息平台，仿制药申请人是否应该更改或者增加其专利声明？该种情形是否能触发 9 个月的等待期？药品上市许可持有人超 30 日时限后才进行专利登记应如何处理？特别是在仿制药申请人已经提交了专利声明之后，药品上市许可持有人才将本应在仿制药申请之前就登记的专利登记入平台的情况下，是否不适用专利链接？

从上市药品专利信息登记的主体看，由药品上市许可持有人负责登记，他人是否可以要求药品上市许可持有人登记其符合要求的相关专利，若药品上市许可持有人怠于登记，他人是否有救济途径？

---

① 目前我国药品数据保护的规定出现在 2019 年修订的《药品管理法实施条例》第三十四条，给予含有新型化学成分药品 6 年数据保护，但细化的规则尚未出台。

　　从上市药品专利信息不当登记角度来看，不当登记会增加仿制药申请人评估的负担，影响其仿制策略的选择，但目前对不当登记的约束较少，尚无公众异议和纠错途径，仅有关于故意进行不当登记的罚则，而何为"故意"界定并不明确；另一方面，行政裁决案件受理阶段若发现登记的是无关专利，国知局不予受理该纠纷，但若已进入了国知局或法院的受理程序，即启动9个月的等待期，案件审理中方发现属于无关专利，或仿制药申请人反诉涉案专利属于与专利链接的无关专利成功，在不能确认其是否"故意"为之的情况下，药品上市许可持有人或专利权人此时是否应当承担赔偿责任？

　　独占期的规定目前过于框架，尚未对仿制药产业利益、医保支付和患者药物可及性诸因素进行综合考虑，也尚未有更为细化的落地规则。

　　首先，独占期的起算时间缺乏产业考量。现行规定是从"药品获批之日"起算。独占期的规定是为了激励仿制药申请人无效原研药专利，仿制药申请人获得独占期是为了能在此期间获得药品定价上的先发优势，且通过销售获得较高的收益。但应当看到，从获批上市到药品销售之间需要一定的时间，特别是大批量的销售与我国的药品集中带量采购制度有关，能否纳入集采名单成为关键点，而获批上市时间往往与国家和各省市集中采购的时间有数月甚至更长的间隔，这会影响到真正的市场独占期的长度。

　　其次，独占期是否可能因首仿药的不及时上市而丧失？例如，获得市场独占期的首仿药与原研药之间签署了协议，主动在独占期内不上市；或者首仿药因遭受其他专利侵权诉讼等原因，被动不能上市。不论哪种情形，首仿药严重迟延上市都会使制度促进仿制药尽早上市的初衷有所落空。规定获批后最晚的上市时间节点应该是制度必要之义。特别是在第二种情况下，在原研药的多项专利布局中，仅有一部分进入信息平台，因此，专利链接中的诉讼只能解决部分纠纷，制备方法、中间体、晶型专利等专利仍可以在仿制药获批后用于诉讼以阻止仿制药销售。若12个月独占期的起算点以获得上市批件为准，仿制药因后续诉讼不能及时上市，其他仿制药即使不构成后续的侵权，在12个月的独占期内也不能获得审批，首仿药和其他仿制药企业均受到阻滞，等于给予原研药额外的12个月市场机会，这显然是不合理的。再次，独占期是否可以用于交易？例如，获得市场独占期的首仿药与原研药之间签署了协议，主动在独占期内不上市；或者首仿药与其他仿制药企业达成协议，放弃其独占期以使其他仿制药可以获批上市？如果允许，该类协议是否应受到额外的审查?

另外，中药和生物药目前只能登记，尚不能因异议引发等待期，也没有独占期的配套。

四、我国药品专利链接制度完善建议

在美国相关制度运行的三十多年中，专利链接制度的各环节陆续出现了新的问题，这些新的问题有一部分尚未纳入我国制度的考虑范围；另一方面，我国制度设计中也存在一些如上文所述尚待明确的问题。专利链接制度是一个相对复杂的、涉及多个环节的多部门协作的制度，要实现促进早期纠纷解决、促进仿制药积极挑战专利、促进仿制药及早上市，同时给予专利权人和利害关系人一定的阻击时间和市场准备时间的立法目标，后续还需密切观察我国制度的实施效果。编者从以下几个方面尝试提出完善建议。

1. 密切跟踪制度实施情况，收集实施过程中存在的问题，听取各方利益诉求，及时启动行政或司法规则的修改。

2. 后续药品数据保护的细化规则制定时需充分考虑与专利链接制度之间的衔接，结合我国药业产业实际情况，统筹衡量我国可给予的药品专利保护强度。

3. 在我国药品集中采购制度运行框架下，考虑仿制药上市销售的时间与独占期的起算时间之间的匹配关系，独占期 12 个月的起算时间点以上市获批日为准，易于管控，但对首仿药不太公平，可能难以达到激励首仿药的目标；若效仿美国，以商业销售日起算，则需要一系列的规则安排，以便能准确计算，且不至于过度延迟上市。编者建议独占期以商业销售日起算，但需辅以上市批准日后固定期限（例如 6 个月）内必须上市否则取消独占期的规定，以平衡各方利益。

4. 进一步细化上市药品专利信息登记规则，增加对不当登记的罚则、加强对专利登记主体怠于登记情形下专利权人的救济、明确登记延迟的法律后果、对仿制药申请提起后方纳入的专利建立链接处理的流程。

5. 进一步研讨和建立适合于中药和生物药的专利链接制度，促成相关专利纠纷实现早期解决，也为中药仿制药、生物类似药的首仿者提供例如独占期的激励措施。

6. 构建相关规则，允许首仿药对其独占期有一定的处置权限，在首仿药通过协议安排放弃了其独占期的情况下，开放对与首仿药达成协议的其他仿制药的上市批准行政审批。

7. 关注首仿药的协议安排，特别是首仿药与原研药之间的反向支付协议，及时启动反垄断审查，避免架空我国专利链接制度促进仿制药尽早上市的立法目的。药品专利反向支付协议的反垄断审查在我国已有一个案例实践[①]，但相关规则尚未成型，有待参考美国和欧盟的实践，及早出台我国的反垄断审查规则。

参考文献

［1］国家知识产权局专利局专利审查协作江苏中心. 药品专利链接与专利延长［M］. 北京. 知识产权山版社，2021.

［2］程永顺，吴莉娟. 探索药品专利链接制度［M］. 北京：知识产权出版社，2019.

---

① 阿斯利康有限公司与江苏奥赛康药业有限公司侵害发明专利权纠纷案〔最高人民法院（2021）最高法知民终 388 号民事裁定书〕

全生命周期视角下药品说明书撰写与变更监管体系的国际比对研究

杨劲[1]，茅宁莹[1]，廖俊[1]，李天泉[1]

1.中国药科大学

摘要： 本课题从全生命周期监管的视角出发，对我国药品说明书管理体系的现状进行文献研究与实践调研，梳理出现存管理体系的不足与挑战。在结合欧盟、美国、日本药品说明书撰写与变更管理经验的基础上，梳理其法律制度、技术标准、组织框架、变更流程等，并与我国现状展开对比，提出对我国药品说明管理体系的对策与建议，以期不断完善我国药品说明书全生命周期监管体系，营造社会共治的良好氛围。

关键词： 药品说明书；EMA；FDA；PMDA；启示

一、我国药品说明书管理体系现状

药品说明书（本文主要针对的处方药药品说明书）是经过国家药监局批准的，具有法律效力的文件，也是医疗保健人员了解药品的药理作用、用法用量、不良反应、配伍禁忌、注意事项等用药信息，从而进行用药决策的主要依据。药品说明书全生命周期的管理涉及多个环节，包括上市前说明书的撰写、药品上市注册、上市后变更、合理用药、集采供应链稳定、知识产权保护、使用监管等。

近年来，随着《药品管理法》《药品注册管理办法》《药品说明书和标签管理规定》等法律法规的颁布与修订，我国药品说明书的管理体系日渐完善。一方面，说明书撰写的形式与内容逐渐规范化，另一方面，说明书上市后修订的流程也愈加清晰明了。我国药品说明书管理体系的改革虽已初见成效，但仍然面临一系列复杂的挑战。

挑战一：我国药品说明书不但内容、格式比较简单，价值信息和风险信息传递也有较多不合理之处。新药说明书虽相对完善，但内容与同期的国外说明书对比相对单薄，上市技术要求有时候较低；老药则存在一致性评价的历史遗留问题，其说明书相对不完善。且尚未有患者说明书，多个方面有待进一步优化。

挑战二：说明书是一份动态变化的获益风险文件，如何协调多来源的安全性、有效性信息，以保证做到其所宣称的临床有效性和安全性。

挑战三：我国尚未建立专业的药品说明书协调管理部门，基础研究新进展、技术的进步如何促进药品安全认识更深刻，在说明书的动态变更过程中缺乏多学科协作与社会共治。

挑战四：药品上市许可持有人是药品说明书撰写与变更的责任主体，但责任有待进一步细分与强化；

挑战五：如何提供说明书变更公示平台，构建品种全生命周期档案，打通上市前审评审批和上市后监管的信息孤岛。

基于上述背景，本课题组以"全生命周期"理念为指导，进行药品说明书撰写与变更管理体系的研究。为提高医疗质量、保证患者用药安全，基于科学监管和风险管理的理念，借鉴 EMA、美国 FDA、日本药品和医疗器械管理局（Pharmaceuticals and Medical Devices Agency，以下简称 PMDA）在药品说明书管理方面积累的大量实践经验，在结合我国药品说明书撰写与变更管理体系以及药品监管特点的基础上，探索和研究如何完善我国药品说明书撰写与变更管理体系。

二、国内外药品说明书管理体系实践经验分析

（一）国内体系研究思路

从全生命周期监管的视角考虑药品说明书的管理体系，即药品说明书经过上市前撰写、上市审批、上市后变更、上市后使用监管、信息公示等环节，而这全过程离不开法律体系的建设、组织机构的协调、内部信息的沟通、各利益相关方的责任确认、信息技术的辅助等。

本研究首先梳理了目前颁布的涉及药品说明书撰写与变更的法律、规章、指南等，其中包括《药品管理法》《药品注册管理办法》《药品管理法实施条例》《药品试验数据保护实施办法（暂行）（征求意见稿）》《关于深化审评审批制度改革鼓励药品医疗器械创新意见》《药物警戒质量管理规范（征求意见稿）》《药品说明书和标签管理规定》《关于印发化学药品和生物制品说明书规范细则的通知》《关于印发中药、天然药物处方药说明书格式内容书写要求及撰写指导原则的通知》等，重点关注药品说明书撰写要求、变更流程、惩罚机制等；其次整理了国家药监局组织架构与人员构成，重点了解药品审评中心，不良反应评价中心的组织架构、工作职责以及与药品说明书管理有关的内部信息交流程序；接着研究了我国药品说明书（尤其是安全变更之后）的信息公示情况，官方数据库建设与管理情况，市面上第三方电子说明书存在的问题以及药品说明书上市后使用监管情况，并通过与工业界、学术界专家访谈交流的方式了解药品说明书监管实践中存在的难点、痛点。

通过上述研究，进一步明确目前我国药品说明书撰写与变更管理体系的薄弱之处与亟待解决的问题，并对其产生的原因进行根源分析，提出假设，通过对国外监管体系的研究来验证或修正假设，希望他山之石可以攻玉，从而得出具有建设性的建议。

（二）国外体系研究思路

药品说明书是患者获取药品相关信息最直接的方式，也是医生指导患者用药最主要的参考依据，因此说明书所传达的信息必须准确、全面且具有可读性，且随着真实世界用药信息的逐步累积，需及时跟进对药品说明书的修订。然而目前我国正处于对药品说明书全生命周期管理的探索阶段，尚未建立统一、完善的药品说明书全生命周期管理体系。而欧盟、美国、日本在药品说明书管理体系方面积累了大量实践经验，故本文通过文献研究、比对研究和访谈调研等形式，梳理欧盟、美国、日本对于药品说明书的监管政策，分析我国药品说明书撰写和变更中存在的问题，并针对我国国情，提出完善药品说明书全生命周期管理的建议，从而更好地发挥药品说明书在指导临床合理用药方面的重要作用。

从监管机构的组织架构、药品说明书撰写、药品说明书上市后变更、药品说明书上市后使用监管等层面进行考量，重点根据上文提到的五大挑战着手查阅资料、梳理分析、提出假设并进行闭环验证。通过研究发现，欧盟、美国、日本之间既有其监管共性，也因其各自国情、科技发展水平、历史遗留等问题有各自较为独特的地方。以下将以前文提到的五大挑战为核心，详细阐述针对不同挑战的分析思路。

1. 挑战一：说明书内容、格式、类型等需要进一步细化

挑战一是我国药品说明书不但内容、格式比较简单，价值信息和风险信息传递也有较多不合理之处。目前，我国在药品说明书撰写与变更方面虽在法律规章层面予以了规定，也颁布了一系列程序性指导原则，但仅根据药品种类（化学类、生物制品类、中药类）来对该类下的整体药品说明书的撰写进行指导，偏向于宏观的指导，针对具体项目的更为细节上的指导性文件较少，普遍存在细节性不够、技术指导性不强、具体变更流程规范不明确、惩处措施不够严肃有力等问题。另外，药品说明书中记载的信息有助于医疗保健专业人士更好做出医疗决策，但与此同时，其所传递信息的复杂性、专业性限制了患者的自我用药，可能会导致患者对说明书中的很多信息"看不清、看不懂"。基于以上问题梳理欧盟、美国、日本在法律、法规、技术指南中对药品说明书类型、内容与格式、上市后变更流程、惩处机制等的要求，分析、归纳、总结其共性与特性。

对欧盟来说，在药品说明书撰写方面，不仅有针对医疗保健专业人员的处方药说明书，还有针对患者的患者说明书；对于药品说明书上市后变更，欧盟将其也分为申办者主动递交补充申请以及 EMA 要求申办者进行变更两类，并根据变更内容对于药品安全性、有效性的大小将其划分为 Type ⅠA；Type ⅠB；Type Ⅱ；紧急安全性限制四类，对不同类型的变更设置了不同的文件提交要求与时间设置要求。对于美国来说，在药品说明书撰写方面，不仅有针对医疗保健专业人员的处方药说明书，还有针对患者的患者特定标识资源，患者特定标识资源又细分为药物指南、使用说明、患者说明书插入三类；对于药品说明书上市后变更，美国明确分为主动变更与责令变更两大类，并根据变更内容对于药品安全性、有效性的大小将其划分为重大变更、中等变更和微小变更三类，不同类型的变更有不同的材料与时间要求。对日本来说，在药品说明书撰写方面，不仅有针对医疗保健专业人员的处方药说明书，还有针对患者的患者说明书。对于药品说明书上市后变更，欧盟将其也分为申办者主动递交补充申请以及 PMDA 要求申办者进行变更两类，并根据变更

内容对于药品安全性、有效性的大小将其划分为部分变更申请（PCA）以及微小变更通知（MCN）两类，具体要求也有所不同。

总的来说，与国内相比，欧盟、美国、日本不仅有针对医疗保健专业人员的处方药说明书，还有针对普通公众的患者说明书，其中以美国的患者说明书涵盖类型最为丰富，根据不同风险的药品，设有药物指南、使用说明、患者说明书插入三种形式，而欧盟还针对盲人和弱视患者人群制定特殊的"盲人点字法"的指导，对药品说明书审评时增加了可读性测试，大大提高了患者阅读时的理解能力。对于药品说明书的撰写和变更，以及不及时变更的违法行为等，欧盟、美国、日本都在国家或地区法律法规层面做出了更为细致的规定，且颁布了足够数量的技术指南予以支撑。准确性、完整性、细节性的技术指南对于申办者来说，起到极为重要的规范与引导作用。

2. 挑战二：加强药物警戒能力建设，提升说明书变更效率

挑战二为如何协调多来源的安全性、有效性信息，动态变更药品说明书。药品说明书本质上是一份由企业与患者签署的并由药品监督管理部门监管背书的临床获益风险承诺书。随着药品上市后临床用药人群的增加，观察性或临床试验的进行，更多的安全性、有效性问题得以暴露，需要动态更新药品说明书，这也是新形势下药品监督管理部门注重说明书上市后监管的原因所在。药品说明书上市后变更的重要信息来源是药品不良反应信息，然而目前我国药品上市后不良反应监测体系趋于被动，主要依赖于国家与地方药品评价中心的不良反应监测；监测数据来源相对有限；药物警戒体系、再评价体系和说明书变更之间的闭环衔接机制也有待完善。故研究欧盟、美国、日本说明书上市后变更的多信息来源渠道，尤其是安全性信息来源，以丰富我国说明书上市后变更的信息来源，促进药物警戒系统的建设。

在欧盟，对于通过集中审批程序（Centralized Procedure，以下简称CP程序）成功上市的药品，EMA会通过欧盟药物警戒数据库（European Union Drug Regulating Authorities Pharmacal Vigilance，以下简称 EudraVigilance 系统）、上市后观察性研究与临床试验、科学文献出版物、外国监管机构等渠道收集多来源的上市后安全性信息，并由药物警戒风险委员会（Pharmacovigilance Risk Assessment Committee，以下简称 PRAC）对收集来的相关信息进行数据分析，如 PRAC 认为存在有效或潜在的安全信号，则会将该信号递送给人用药品委员会（Committee for Medicinal Products for Human Use，以下简称

CHMP），并由 CHMP 进一步评估，以确定是否有必要要求药品说明书进行变更。对于其他程序上市的药品，则会由上市国家的药品监管机构介入进行不良反应的监测等。

美国药品不良反应监测采取被动监测与主动监测相结合的方式。其中，被动监测的药品安全信息报告系统分为两类，一是药品生产、经营企业的强制报告系统；二是医疗保健专业人员、患者、消费者的 MedWatch 自愿报告系统。这两个渠道的数据都会汇总到美国 FDA 的药品不良事件报告系统（FDA Adverse Events Reporting System，以下简称 FARES 数据库）之中。主动监测方面包括美国 FDA 的哨兵系统和 NIH 的药物性肝损伤监测网络（drug-induced liver injury network，以下简称 DILIN）等。此外，美国 FDA 还会从上市后观察性研究与临床试验（自愿或被要求）、外国监管机构的不良反应等中获取安全性信息。

日本在 2001 年设立上市后早期阶段警戒（early post-marketing phase vigilance，以下简称 EPPV）制度，要求 MAH 负责新药上市后 6 个月内所有的药品不良反应并实施安全措施；2013 年，日本实施药品风险管理计划（Risk Management Plan，以下简称 RMP），要求 MAH 需要在半年或一年内提交药品安全性定期报告或自愿报告；此外，日本药物警戒数据库（Japanese Adverse Drug Event Report，以下简称 JADER）还会收集来自消费者、医务人员、制药企业的不良事件报告，逐步形成了政府 - 药企 - 社会公众治理链。

总的来说，欧盟、美国、日本在药品上市后的有效性、安全性信息来源众多，包括不良反应监测信息、临床试验信息、毒理学基础研究信息等。且在药物警戒体系建设方面积累了大量的实践经验，培养了高素质的药物警戒人员，尤其是在数据分析与数据挖掘方面有一批专业化团队，能够高效进行安全信号识别、信号验证、信号确认、信号分析及排序、信号的风险获益评估和不合理风险的控制等初筛活动，自动化地挖掘出可疑风险，从而有利于做出监管决策，保障临床合理用药，促进公众健康。

3. 挑战三：多信息来源情况下，跨专业、跨部门高效率地进行说明书变更管理和协调

挑战三为我国尚未建立专业的药品说明书协调管理部门。对于药品说明书撰写内容与变更内容的审评，本质上是对于庞杂来源的信息流的梳理分析、决策过程，涉及临床医学、药理毒理、药学制造与控制（chemistry, manufacturing, control，以下简称 CMC）、临床药理、统计学等多个专业的

跨学科协同作用；且随着仿制药上市后，对于仿制药说明书与其所参照的原研药说明书保持同步变更的要求也亟待落实；另外，技术性审评的工作离不开事务性工作的辅助，与说明书变更紧密关联的风险信号分析的外包也需要部门协调。从监管主体部门来看，我国尚未有专职的负责药品说明书全生命周期监管的部门。对于有明确职能的监管部门，例如审评审批、不良反应监测、审核查验等部门的人员招聘、能力提升，高层都非常重视，但是往往对跨部门、跨学科之间协调、信息调查和挖掘等"虚"职能部门有所忽略。对于药品说明书撰写与变更体系的建设，由于信息来源、决策过程的多样化和复杂性，跨部门协调以及克服行政级别带来的干扰非常重要。所以研究欧盟、美国、日本说明书上市后变更的机制与流程，关注其在药品说明书上市后变更方面是如何进行跨部门协调与沟通的，促进我国监管机构的变革。

欧盟对于药品说明书撰写与变更的监管主体是 EMA（组织架构见图 1），在具体的审评工作中，需要由跨学科协调工作小组协调来自 EMA 内部（例如 CHMP、PRAC、管理委员会等）或外部（HMA）下的人用药品互认和分散程序协调小组（Co-ordination group for Mutual recognition and Decentralised procedures –human，以下简称 CMDh），各成员国的监管机构等各个部门的多来源信息进行多方面的评估。

美国对于药品说明书撰写与变更的监管主体是药品审评与研究中心（Center for Drug Evaluation and Research，以下简称 CDER）（组织架构见图 2），创新药和仿制药药品说明书的管理分别由新药办公室（Office of New Drug，以下简称 OND）和仿制药办公室（Office of Generic Drug，以下简称 OGD）的专职团队负责。在具体的审评工作中，需要由跨学科协调小组（药品政策团队，Labeling Policy Team，以下简称 LPT，组成见图 3）协调来自 CDER 内部（例如 OND 的标签专职副主任，Associate Directors for Labeling，以下简称 ADL）、监测和流行病学办公室（Office of Surveillance and Epidemiology，以下简称 OSE）、转化科学办公室（Office of Translational Science，以下简称 OTS）等部门或外部（美国国家毒理学研究中心，National Center for Toxicological Research，以下简称 NCTR），应用监管科学办公室（Division of Applied Regulatory Science，DARS）等毒理学研究组织各个部门的多来源信息进行多方面的评估（信息流的管理见图 4）。

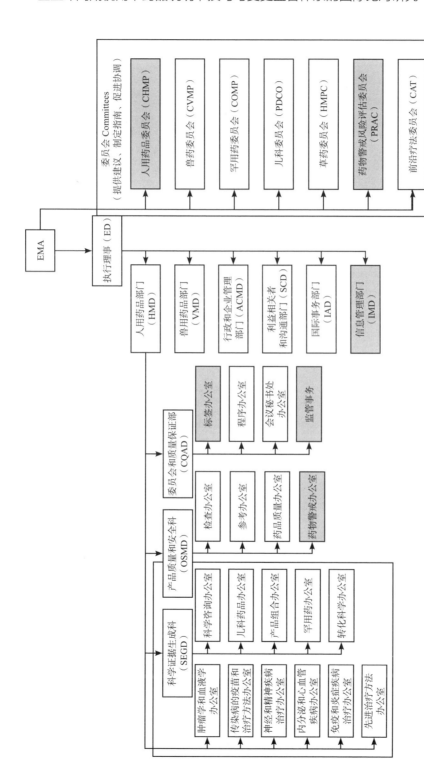

图 1　EMA 组织结构（<u>黑色框</u>部门为与药品说明书监管有关）

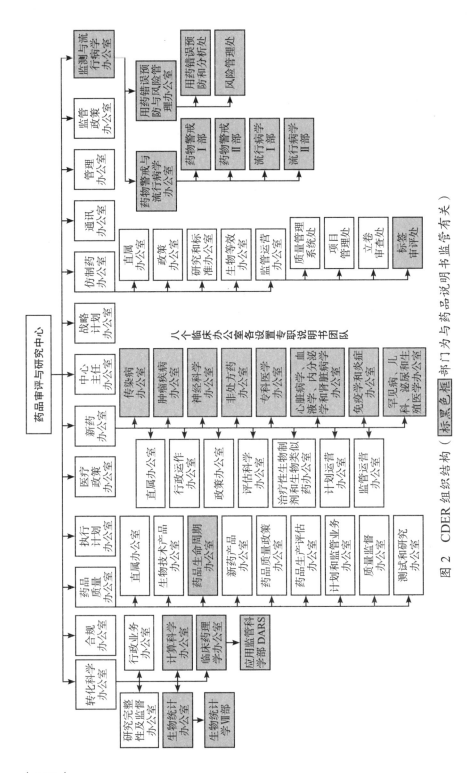

图 2　CDER 组织结构（标黑色框部门为与药品说明书监督有关）

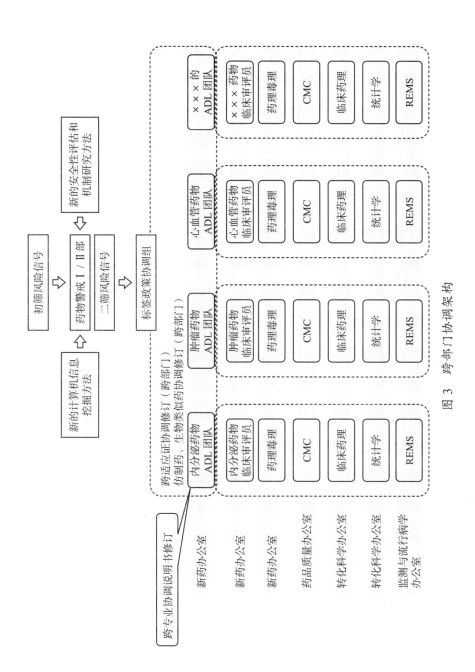

图 3 跨部门协调架构

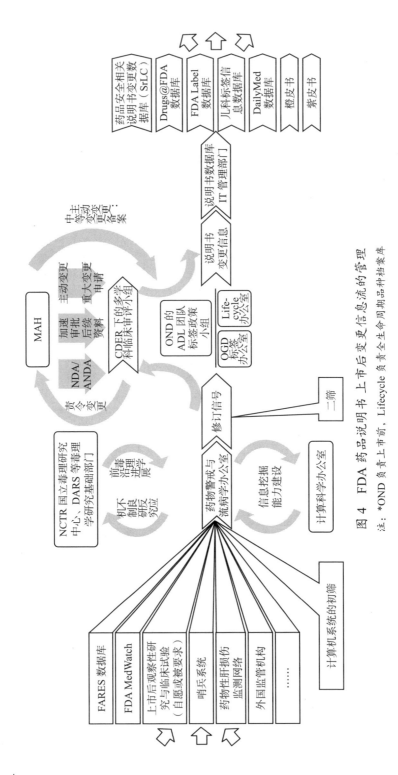

图 4 FDA 药品说明书上市后变更信息流的管理

注：*OND 负责上市前，Lifecycle 负责全生命周期品种档案库

　　日本对于药品说明书撰写与变更的监管主体是 PMDA（组织架构见图 5），PMDA 会通过 JADER、EPPV、上市后观察性研究与临床试验、药品风险管理计划、再审查系统、再评价系统、科学文献出版物、外国监管机构等渠道收集多来源的上市后安全性信息。在具体的审评工作中，主要由 PMDA 下的药物警戒二部负责对收集来的相关信息进行数据分析，如认为存在有效或潜在的安全信号，且有必要要求药品说明书进行变更时，则会通知申办者变更说明书。

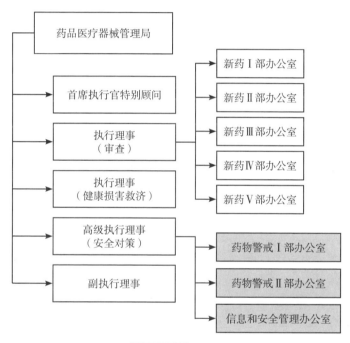

图 5　PMDA 组织结构（ 标黑色框 部门为与药品说明书监管有关）

　　总之，根据欧盟、美国、日本的监管经验，当监管中涉及多种学科、多个部门的时候，建立协调部门是提高监管效率，强大监管能力的重要举措，能够在说明书管理相关指南发布、说明书撰写审评、说明书上市后变更、变更信息公示等多个环节起到积极作用。如若缺乏协调部门的介入，轻则协调受阻，效率低下，重则监管混乱，严重威胁到人民生命健康。

4. 挑战四：强化 MAH 的主体责任

　　挑战四为 MAH 的主体责任意识有待进一步细分与强化。2020 年 5 月，国家药监局药品审评中心发布的《药品说明书和标签管理规定》（征求意见稿）中增加了与药品说明书全周期管理息息相关的"新药说明书动态管理"和"罚则"两章，其中较为细致地阐述了 MAH 的主体责任，包括负责药品说明书的撰写、修订和维护；同时规定了由于未能及时修订说明书导致后果的宏观罚则。但相关的配套指导原则尚未发布、衔接机制不够完善，可能会导致企业主体责任意识和执行力度不强。

通过研究发现，欧盟、美国、日本在落实 MAH 主体责任的同时，明确了实施细则和惩罚措施，在具体操作中起到极其重要的规范与指导。以美国 FDA 为例，1938 年颁布的《联邦食品药品化妆品法》（FDCA）[1] 中对药品说明书和违规后惩处做出了相关说明，并规定药品上市许可申请人应当确保药品说明书内容的准确性和及时更新，否则美国 FDA 可对其采取以下一项或几项执法行为：责任人将无法参与到药品的洲际贸易中；该说明书会受到标识不当的指控，并受到处罚；每一项违反安全标识变更的违法行为，每个申请人都会遭受高达 25 万美元的民事罚款，而单个程序中裁决的所有项违法行为，会使得该申请人遭受可能高达 100 万美元的罚款。另外，当违法行为通过美国 FDA 及时传递给申请人之后，若申请人不在 30 天内加以改正，30 天后违法时间段的罚款金额将翻一番，即每项高达 100 万美元，单个程序不超过 1000 万美元。当然，在此过程中，美国 FDA 也会根据申请人纠正错误时的态度与努力程度，采用没收产品、发布禁令等措施[2]。

美国 FDA 在制定、完善说明书相关法规体系和指导原则，明确药品说明书违规惩处的实施细则和惩罚措施的同时，不断加强自身药物警戒能力建设，以此强化 MAH 的主体责任意识，鼓励其上市后变更的积极性。

5. 挑战五：权威说明书数据库和公示平台的建设

挑战五是如何提供说明书变更公示平台，构建品种全生命周期档案，打通上市前审评审批和上市后监管的信息孤岛。目前，我国药品说明书电子化系统尚不完善，信息公开管理机制有待开发。我国药品不良反应事件主要通过不良反应监测系统网络申报平台报告，但整体监测模式趋于被动，很难评估报告的数量和质量是否与真实世界数据一致；我国还未建立一个官方的、统一的药品说明书与上市后变更信息公示的数据库，市场上虽出现一些第三方数据库，但存在内容不全、信息错误、格式不统一、图片模糊、文件难以下载等问题，这也就对医疗保健人员的临床用药、公众安全资讯的了解造成了一定的困扰；另外，由 CDE 掌握上市前审批的技术数据和由药监局信息中心掌握上市后监管数据之间尚未建立互联互通的信息沟通机制。且随着某种药品的仿制药投入市场，当该药品说明书发生变更时，由此引发的是一个类别所有药品的说明书变更情况，但这样的连接情况对于尚未建立品种全生命周期档案的我国来说是极其困难的。

而通过研究发现，欧盟、美国、日本都有官方的说明书信息公示数据库，能够及时公示与更新药品说明书的相关信息。不仅如此，欧盟公众评估报告数据库（European Public Assessment Report，简称 EPAR）中还会公布未做出监管措施的原因。且 EMA 和 PMDA 都会向一些特定的群体提供直接医疗专业沟通（direct healthcare professional communication，简称 DHPC）和"PMDA medio–navi"的电子邮件信息服务。美国 FDA 对于药品说明书信息的分类在三者中最为详尽，包括：药品安全相关说明书变更数据库（SrLC）、FDA Label 数据库、儿科标签信息数据库等。此外，在美国，新药的新化学实体（new chemical entity，以下简称 NCE）上市满三年，改良型新药上市满一年，以及仿制药上市之后的审评资料的药学部分都需要交予药品全生命周期办公室（Office of Lifecycle Drug Product，以下简称 OLDP）进行上市后信息的积累，以不断完善药品品种档案库（图 6），也利于上市后的说明书变更。

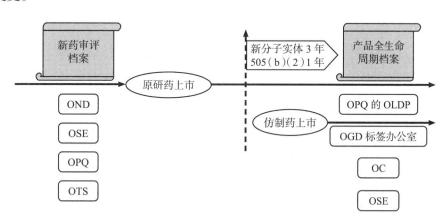

图 6　从新药审评档案到全生命周期产品档案

注：OPQ 为药品质量办公室

三、完善我国药品说明书管理体系的建议

目前，我国正处于药品监管新机制的构筑期，化解历史遗留问题，促进药品高质量发展，进而重塑药监系统的形象，而这对于药品说明书全生命周期管理提出了更高的顶层设计要求。本研究综述了欧盟、美国、日本药品说明书撰写和变更体系实践研究，阐述了目前我国药品说明书撰写与变更体系现状，分析当前存在的问题，阐释药品说明书改革的意义；最后，结合我国国情，在分析国内外药品说明书管理制度的基础上，总结和提炼出具有参考意义的经验，以"共建共治共享"的社会治理理念为指引，为构建具有中国特色的药品说明书撰写与变更体系提供政策建议。建议如下。

1. 完善顶层制度设计，逐步建立以说明书为核心的药品信息监管和指导体系。不仅要积极完善说明书撰写与变更的技术性指导原则，建立严肃有力的问责机制，而且要区分适用对象，制定专门针对患者的药品说明书。

2. 强化药物警戒系统，及时更新药品说明书。加强新技术新方法新工具的扫描，引入第三方信息周报制度；强化药物警戒能力建设，包括提高数据挖掘和分析能力建设；完善药物警戒系统，培养药物警戒急需人才。

3. 针对多来源的安全信息，建立药物警戒和说明书修订评估的衔接。尝试建立药物警戒信息编号内部管理机制，并在 CDE 尽快成立说明书协调管理部门，跨学科、跨部门协调，科学规范地撰写和变更药品说明书（说明书全生命周期信息流的管理见图 7）。

4. 强化落实 MAH 主体责任，明确实施细则和惩罚措施。

5. 提供说明书变更公示平台，尽早构建品种全生命周期档案，打通上市前审评审批和上市后监管的信息鸿沟。

6. 开门办监管，打造共治共享的监管格局（药物警戒系统中的社会共治生态见图 8）。针对药品说明书修订中的科学挑战进行药品监管科学研究，尤其是引入第三方进行外包研究。并增加相应的评价指标。

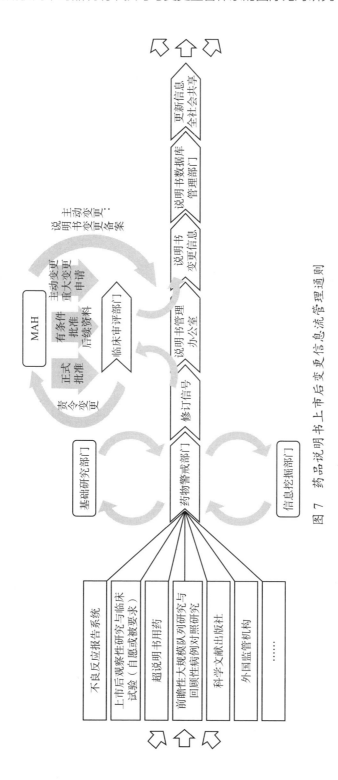

图 7　药品说明书上市后变更信息流总管理通则

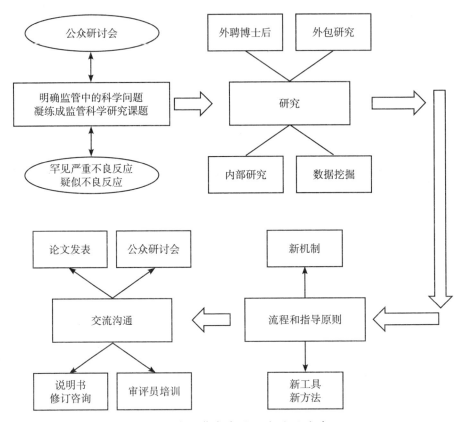

图 8　药物警戒中的社会共治生态

参考文献

［1］FDA.Federal Food，Drug，and Cosmetic Act（FD & C Act）.SUBCHAPTERII–DEFINITIONS § 321. Definitions, generally［S/OL］.（1938–01–25）［2020–03–10］. http://www.gpo.gov/fdsys/pkg/PLAW–110publ85/html/PLAW–110publ85.htm.

［2］刘思，庞乐君. FDA 有关处方药安全标识变更的行业指南——《联邦食品、药品与化妆品法案》505（o）（4）条款的实施［J］. 上海食品药品监管情报研究，2014（1）：1–8.

本文为中国药品监督管理研究会 2021 年度研究课题

药品物流高质量发展与监管政策探索

药品现代物流发展与监管研究　课题组

摘要： 药品物流是国家药品供应保障体系的重要组成部分，是药品供应链中的重要一环。通过梳理我国药品物流发展历程与监管政策沿革，分析我国药品物流模式及现状，就药品第三方物流主体、涉药受托运输主体及 C 端配送主体的监管政策提出相关建议，以期促进药品物流大市场构建、实现药品物流高质量发展，保障药品的安全、有效、可及。

关键词： 药品物流；分类监管；大市场

一、我国药品物流发展历程与监管政策沿革

（一）我国药品物流发展历程

长期以来，我国的药品物流是作为药品生产、经营和使用的组成部分之一，依附于其而存在。药品作为特殊的商品，受到严格的法规约束。药品生产、经营均需获得行政许可，其开办条件中就包括了应具备仓储设施等要求。故传统药品生产和经营企业均需自建药品储存和运输配送单元，行业管理也相对封闭。在这一阶段非药品企业一般很难涉足药品物流领域，形成了药品物流作为药品生产、经营的支持性功能的基本格局。

21 世纪以来，随着我国药品商业的业态转型、技术升级以及社会分工专业化的新趋势，药品物流正在从以往的药品生产、经营和使用中分离出来，各主体不断探索建立在保障药品质量前提下，更高效、便捷、经济的物流模式。据中国医药商业协会医药供应链分会专家研究数据显示，从生产企业成品出厂到终端医疗机构或零售药店环节的医药物流业务市场[①]中，约 40% 医药物流业务为企业自营物流（包括自营仓储、自营运输配送），约 60% 业务

[①] 分析统计报告包含药品、医疗器械等医药产品，故引用中国医药商业协会的报告数据称为"医药物流"。

为委托第三方物流业务（包括委托储存、委托运输配送）。委托第三方物流业务部分中，约 22% 为委托储存业务，约 78% 为委托运输。简言之，目前药品生产和经营企业的运输业务大多以委托第三方为主。药品仓储业务委托第三方的比重也在逐渐提升；涉药物流业务作为一个相对独立于传统药品商业的新业态正异军突起，逐步成为药品物流市场的主角。

（二）我国药品物流国家监管政策沿革

1. 药品物流由必须自营向可委托开放

为顺应药品物流业态变革和产业转型趋势，2005 年 4 月 19 日，原国家食品药品监督管理局发布《关于加强药品监督管理促进药品现代物流发展的意见（国食药监市〔2005〕160 号）》明确"允许有实力并具有现代物流基础设施及技术的企业为已持有许可证的药品企业开展第三方药品现代物流配送，第三方药品现代物流企业应在不同区域设有储运设施，能够为药品企业提供跨（区、市）的药品储存、配送服务。仓储、运输条件要优于《开办药品批发企业验收实施标准（试行）》中相关条件的要求"。同年，原国家食品药品监督管理局发布《关于贯彻执行〈关于加强药品监督管理促进药品现代物流发展的意见〉有关问题的通知（国食药监市〔2005〕318 号）》（以下简称 318 号文），规定了委托储存、配送的条件的认定程序。与此同时，318 号文明确开展药品现代物流试点工作，对开展被委托药品储存、配送或第三方药品物流业务[①]的试点企业，在严格有关条件的前提下，原则上各省控制在 1~2 家。期间，有一批企业进入试点名单，拿到"确认件"。

2. 取消从事药品第三方物流业务批准

2016 年 2 月 19 日，国务院印发的《关于第二批取消 152 项中央指定地方实施行政审批事项的决定》（国发〔2016〕9 号），在其第 146 项取消"从事第三方药品物流业务批准"的行政审批事项，318 号文以"确认件"形式设定的药品第三方物流业务的"准行政许可"至此被取消。对取消从事药品第三方物流业务批准，当时业内有不同的理解，一种观点认为，药品物流将不设准入门槛，可以纳入社会物流管理，是社会物流进入药品物流业务的契机；

---

① 有关"药品第三方物流"的表述，课题组发现在 2016 年及其以前文件中多表述为"第三方药品物流"，2017 年之后多为"药品第三方物流"。本课题除引用早年文件外，统一将其表述为"药品第三方物流"。

但大部分药品业内人士持不同观点，认为社会物流暂未能大举涉药[1]。后续的几年中，这一问题经过反复讨论，未形成国家层面的监管法律制度，但各地在实际管理中并未放松对药品物流的管理，各省监管部门陆续制定形成了不同的药品物流监管模式及相关程序。

3. 鼓励形成覆盖全国的药品物流网络

2017 年 2 月 9 日，国务院办公厅《关于进一步改革完善药品生产流通使用政策的若干意见》（国办发〔2017〕13 号）提出"推动药品流通企业转型升级。打破医药产品市场分割、地方保护，推动药品流通企业跨地区、跨所有制兼并重组，培育大型现代药品流通骨干企业。整合药品仓储和运输资源，实现多仓协同，支持药品流通企业跨区域配送，加快形成以大型骨干企业为主体、中小型企业为补充的城乡药品流通网络。鼓励中小型药品流通企业专业化经营，推动部分企业向分销配送模式转型……"，指明了药品流通体制改革的大方向。

4. 新修《药品管理法》设定了委托储运管理框架

2019 年新修订的《药品管理法》第三十五条明确了委托储存、运输药品的委托方相关义务；第三十条规定其他从事药品储存、运输等活动的单位和个人依法承担相应责任；第九十九条明确了药品监管部门监管部门延伸检查的职权；从而明确了药品委托储运管理的基本框架。在规章层面，2019 年 12 月 10 日发布的《药品经营监督管理办法（征求意见稿）》提出委托方应向其所在地省级药品监督管理部门备案，药品监督管理部门可根据需要开展延伸检查；并明确受托方资质与责任。同时在罚则中明确药品上市许可持有人、药品经营企业未按办法规定对委托储存、运输行为进行管理的处罚条款。时隔两年，《药品经营和使用质量监督管理办法》于 2021 年 11 月 12 日公开向社会征求意见，相较于此前的规定，《药品经营和使用质量监督管理办法（征求意见稿）》有了很大的突破。其中第四十六条将委托储存和委托运输进行分类监管，提出"……委托储存的，应当按规定向药品上市许可持有人、药品经营企业所在地药品监督管理部门报告。药品经营企业委托储存药品的，按照变更仓库地址办理。委托运输的，应当向属地药品监督管理部门报告。"与此同时，第四十七条和第四十八条分别明确了受托方的条件与责任，第四十九条明确了异地设库的程序和两地监管部门的职责。整体体现了药品监管部门对药品第三方物流的重视和监管模式的探索。

二、我国药品物流模式及现状分析

其一，药品生产经营自有物流企业。如前文所述，长期以来药品的特殊性及医药流通市场及政策的特殊性使得传统医药经营企业习惯于自建物流功能，自建运输、仓储和配送单元，形成"物流"依附于"商流"的基本格局。目前此类模式的业务主体数目占比约为40%，仅就药品经营（即批发零售）主体看，全国药品经营企业中约80%以自营仓储为主。这一类主体的特点是，本身从事药品经营，有完善的药品经营质量管理规范体系和能力，能够较好的保证药品质量。但受限于自身条件和法规要求，无法给其他主体提供仓储、运输服务。但这类自有物流企业中的部分大企业，已将现有的物流资源重新整合，构建成了药品第三方物流企业，独立承担其他药企药品物流的受托储运业务。

其二，药品第三方物流企业。根据《物流术语》（GB/T 18354—2021），第三方物流（third party logistics）是指由独立于物流服务供需双方之外且以物流服务为主营业务的组织提供物流服务的模式。药品第三方物流企业应当独立于药品物流服务供需双方之外，且以物流（或药品物流）为主营业务。药品第三方物流企业不享有药品的物权，根据实际需要，将运输、储存、装卸、搬运、包装、流通加工、配送、信息处理等基本功能实施有机结合，使药品从供应地向接受地进行实体流动，并获取相应的服务费用。

药品第三方物流企业以其专业化和低成本的物流服务，高效协同的物流运营网路，高度信息化的物流追溯系统，依托企业物流专业功能和结构转型的强大动力，在市场配置资源力量的推动下，正在成为药品物流高质量发展和行业未来变革的大趋势。从国家宏观政策看，"药品第三方物流"的兴起和发展，符合"市场对资源配置起决定性作用"的要求，有利于药品生产要素实现更大程度的自由组合和顺畅流动，有助于推动现代药品物流产业的高质量发展。通过传统药品商业与第三方物流体系的储运资源的有效整合和互补融合，发挥规模效应，优化重组药品物流资源，可有效提高行业医药物流运行效率，降低单位仓储、运输等成本，并科学优化采、销、存、运等供应链整体成本，降低药品供应链损耗。

目前从事此类模式的企业主要包括两类：第一类是原参与试点、获得"确认件"可从事药品第三方物流的企业。这些企业的"确认件"等证照普遍已经过期，但是基于管理惯性和商业惯性，这类企业仍然属于传统定义的药品第三方物流企业。这类企业在获得"确认件"时经过药监部门核查，普遍软硬件条件基本都能符合药品经营质量管理规范的要求。但这类企业的竞争力也在不断受到挑战和威胁，"确认件"失效后，"确认件"所带来的准入门槛优势不断被削弱，维持原有体系运转却需要大量的成本投入。第二类是新加入企业。新加入企业未曾获得"第三方物流审批"的"确认件"，但为了适应各地监管政策和委托方的要求，大部分新加入企业在各地或积极取得药品经营许可证（批发或仅从事药品第三方储存、运输业务）或通过地方试行备案、告知承诺等相关政策获得开展药品第三方物流业务的资质。此类企业资质获取成本或相关投入也普遍比较高，仅其获证成本在 300 万~3000 万左右，并需要根据各地要求符合现代物流条件，满足仓库面积、设施设备、人员等各种要求。

其三，涉药受托运输企业。涉药受托运输企业指既不从事药品购销也不进行存储，仅进行药品受托运输的企业。其业态模式主要包括以下：①直接受药品生产、经营企业委托进行涉药运输。②接受药品第三方物流企业或涉药运输企业的再委托，承担药品干线、支线运输一部分或最后一公里的药品配送。涉药受托运输企业是药品运输工作的主要承担者，其普遍从事综合运输服务，而不仅仅只从事药品运输业务，往往缺少对《药品经营质量管理规范》的认知和履行。

其四，电商＋消费端配送主体。在"互联网＋"的推动下，大数据、云计算、智能化等高科技手段加快电子商务平台的建设，进而拓展了"线上、线下"深度融合的营销网络，从而形成了电商＋消费终端配送的模式。与电商平台及其业务结合的快递物流企业乃至骑手个人，主要从事 C 端医药产品的配送。这些促使越来越的社会物流企业、平台企业、快递企业等凭借社会化资源优势和传统药品批发零售企业无法比拟的配送相应速度优势，参与药品 C 端配送业务。但是，在药品 C 端配送和快递物流方面，这些参与者普遍缺乏《药品经营质量管理规范》的合规认知，目前立法层面也缺乏专门的药品 C 端配送服务引导规范。

三、药品物流高质量发展的堵点与出路

（一）统一涉药物流主体监管模式

在"确认件"形式被取消后，全国大部分省市均以"指南""指导意见""通告"或"通知"等形式陆续出台了适用于本省的药品物流（或第三方物流）的监管政策，以应对该领域的监管需求。在国家尚未制定全国统一的药品物流监管政策的前提下，各省市药品监督管理部门根据实际管理需求，对药品第三方物流实施了不同的管理措施，具有一定积极意义。但不同省市监管部门要求提交的材料及程序都存在差异，对申报材料的把握程度不统一，准入口径的不统一，还存在对区域内药品第三方物流企业的数量限制，等等，这些问题不利于跨区域的药品物流企业的全国布局，增加了药品物流企业的管理运营成本，在客观上也增加了企业跨区域营商的难度，这是课题组在这次调研中了解到的业内普遍要求国家层面监管政策予以解决的"主要问题"。

2022 年 4 月 10 日，《中共中央　国务院关于加快建设全国统一大市场的意见》正式发布，为建设全国统一大市场作出部署。其中提到，"健全统一市场监管规则。加强市场监管行政立法工作，完善市场监管程序，加强市场监管标准化规范化建设，依法公开监管标准和规则，增强市场监管制度和政策的稳定性、可预期性。"现阶段地方采取的对药品第三方物流监管政策确实出于药品物流进行风险管控的实际需求，具有采取行政监管的必要性与合理性，对药品物流监管模式的探索也积累了一定的实践探索。下一步应当回应地方监管的实际需求，总结地方监管的实践经验，研究构建全国统一的监管模式，实现药品物流监管制度和政策的稳定性及可预期性。

1. 对药品第三方物流主体的监管思路

对于药品第三方物流主体，2019 年新修订的《药品管理法》明确了委托储运的基本框架。建议在《药品管理法实施条例》层面进行进一步规定，将药品第三方物流主体纳入经营许可范围，重新列分出一个"经营类别"，并赋予其相对应的监管措施。对上述监管思路，课题组从合法性和实践可行性两个维度做如下分析。

其一，国务院取消了"从事药品第三方物流业务批准"事项，仅仅是由于 318 号文以"规范性文件"的发文形式和以"确认件"的形式不符合《行政许可法》的规定而予以"取消",但并未否定"涉药物流"属于药品经营管理的范畴,法律制度对涉药物流的监管原则和监管授权是明确的。

其二,药品储运业务本来就是药品经营的一部分,在药品管理法律制度中药品经营活动是需要以许可形式进行监管的。对此,根据业态变化情况对经营主体进行重新细分,将从药品经营活动中分离出来的第三方物流经营,列为一项单独业态的储运业务并纳入许可监管范畴,只是细分了经营许可证的类目,从法律制度分析看,这属于法律执行机构的管理权限和事项,并非新创制了一种行政许可。

其三,事实上,通过许可形式将药品第三方物流主体纳入监管已成为大多数省市监管部门的通行做法,也是业内普遍反映期待在国家层面解决药品第三方物流监管政策的缺失。纵观国际药品监管经验,即便在美国相对自由经济的管理体制中,美国 FDA 对药品物流也是采取了严格的准入监管模式。课题组认为,可以吸纳近年来地方先试先行的探索和国际药品监管的成熟经验,将地方试行政策上升成为全国统一的监管模式,达到全国监管政策的统一。

在具体操作方面,建议对现有《药品经营许可证》范围内增加编码,明确持证的药品第三方物流企业仅可从事药品受托储运业务。根据《药品经营许可证管理办法》和《药品经营和使用质量监督管理办法(征求意见稿)》,在《药品经营许可证》编码第 2 位的大写英文字母做适当调整,用于区别批发、连锁、零售和"药品第三方物流"的不同经营类别:A 表示批发企业,B 表示零售连锁企业总部,C 表示零售连锁门店,D 表示单体零售企业,增加 E 表示"药品第三方物流企业"。

2. 对涉药受托运输主体的监管思路

对于涉药受托运输主体,涉药受托运输企业均为从事综合运输服务的物流公司,药品运输只是其运输业务的一部分。长期以来此类企业受托于药品生产经营企业承接药品的运输业务,始终是药品运输环节的一个不可或缺的角色,但缺少对《药品经营质量管理规范》的基本认知和专业管理规范,也未纳入过地方药品监管部门的监管范畴。在监管政策制定中,对涉药受托运输企业纳入监管存在以下难点:一是由于涉药受托运输企业均为综合物流公司,难以将所有的涉药运输企业都作为药监部门的被监管主体;二是涉药受托运输企业数量庞大，类型复杂，地方药监部门的有限资源也没有能力将其直接纳入监管范畴。但从管理要求看，因为是涉药运输行为，需要在法律制度层面对受托运输物流企业的质量管理（包括运输温控、车载、装卸、中转和物品管控等）提出监管要求，例如必须符合 GSP、必须明确相应管理责任的直接承担方，这应该是最起码的。

《药品经营和使用质量监督管理办法（征求意见稿）》第四十六条第二款提出，"委托运输的，应当向属地药品监督管理部门报告。"有关"报告"的具体程序，有待进一步明确谁来报告、向谁报告、怎么报告等问题。有关报告的责任主体，若为委托方报告，最大的问题在于目前业务中分段运输普遍，委托方的承运商可能遍布全国各地且数量巨大，要求委托方将这些承运商一一进行报告，在造成委托方的经营负担的同时，也给委托方所在地监管部门带来相当大的监管压力。若为受托方报告，将增加大量药监部门需要管理的对象，需要考虑药监部门是否有人力来监管这些新增对象。此外，也需加强信息沟通，落实受托方所在地监管部门对涉药受托运输主体的日常监管。有关报告的内容，建议在规章层面进行统一，明确报告的内容仅包括涉药受托运输主体的基本工商信息和运输设备信息等必要信息。课题组建议，可考虑构建一个全国性的涉药运输主体登记平台，通过登记的方式进行施行间接监管。具体管理制度可以如下设定。

一是所有涉药受托运输物流企业（可以囊括药品第三方物流企业）都必须在国家规定的登记平台进行主体登记，登记信息包括基本工商信息和运输设备信息等必要信息字段，并对其企业信息的真实性负责；涉药受托运输物流企业经平台登记后方可承接涉药运输业务。

二是委托方的药品委托运输企业承运单位，必须是在登记平台具有登记信息的涉药受托运输物流企业，否则可以列入不符合药品质量管理规范的范畴（该规范需要跟进做修订）。

三是登记平台由国家药监部门统一建立，也可以由独立的第三方来建设运行和维护（但平台登记须保持公信力，不得收费盈利），登记平台的登记信息必须向所有监管部门和社会开放，便于委托方查询，便于所在地监管部门做属地归类和查询；地方基层药品监管部门根据上述平台登记信息，将所在地所有涉药受托运输物流企业纳入监管视野。由于属地药品监管部门并非是所在地涉药受托运输物流企业的发证或备案机构，仅仅是通过登记平台获得此类企业的相关信息，不具有承担行政监管直接责任的压力和风险，但属地监管部门可以根据所获信息来实施一定适度的监管，如开展合规教育、行政指导或延伸检查，在必要时也可以依法进行行政处罚（需要法律、行政法规跟进完善和修改）。

3. 对 C 端配送主体的监管思路

课题组建议监管部门制定《药品消费端物流配送服务管理规范》（名称暂拟），对居民网上购药的配送、慢性病送药上门服务以及 DTP 药品配送尤其冷链药品配送主体的资质、能力、骑手或快递员的培训要求及操作规范进行予以规范和引导，对药品包装及封签要求制定标准，规避 C 端配送质量风险。对 C 端配送主体的行为规范，可以由企业通过上述管理规范施行自律管理，必要时监管机构可以做延伸检查，并加强对企业的行政指导。

（二）探索药品现代物流标准体系

从目前的法律法规体系立法思路和地方政策做法来看，药品第三方物流企业的资质标准主要是在符合药品经营质量管理规范的基础上满足药品现代物流标准。这一资质标准在一定程度上等同于涉药物流企业从事药品第三方物流业务的准入门槛。准入门槛在一定程度上可以将一些业务风险把控能力低的主体排除在市场外，从而提升整个涉药物流市场的风险防控能力，保障药品储运安全。

但是，"现代"一词是一个动态发展的概念，可以作为鼓励行业集中度提升的规划目标，但直接作为药品第三方物流的准入门槛往往会被误解读为"现代 = 规模 + 硬件"，这就有违于国家现代物流导向和监管部门药品现代物流导向的初衷。事实上，过去几年多个省份出台的"现代物流"相关标准或指南过于侧重仓库面积、硬件数量等指标门槛也常常为行业企业诟病。因此，如果要出台以"现代物流"为主题的药品第三方物流准入门槛标准，课题组建议关注以下要点。

其一，避免与药品质量安全风险错位。地方政策中，许多省份将仓库面积纳入了现代物流标准条件范畴，并就面积大小做了细致的规定。经调研发现，药品物流风险集中在于温控、追溯等方面，药品第三方物流企业仓储面积大小与药品物流风险的关联性较低。诚然，药品仓储面积与药品运输企业的集约化程度相关，大型现代药品物流骨干企业应当具备一定的吞吐货物的能力。但其能力应当是通过市场竞争发展逐步形成而非一蹴而就的，药品第三方物流企业的仓储面积应当由企业根据自己的业务需要进行投入，并根据经营情况逐步调整，整个过程应当由企业根据经营需要自主决定，现代物流标准中不宜将面积大小作为硬性指标。

其二，避免资源浪费，充分发挥市场配置资源优势。经过课题组调研发现，目前约 92% 的药品物流企业仓储利用率为 50%~70%，即便考虑预留 15% 左右的周转空间，该指标也远低于一般物流市场仓储利用率。诚然药品存放的要求会导致药品仓储空置率相对高于一般商品，但某些地区的仓储空置率与一般商品的差距已经过大，已不仅仅是药品存放特殊性造成。若继续在地方政策中把仓储面积作为准入条件，存在进一步造成仓储资源浪费的可能。因此，标准制定一定要在满足药品质量安全风险可控的情况下，给市场自动调节医药物流资源配置留有空间。

其三，兼顾地方发展不平衡的问题。药品现代物流标准一般要求现代物流设备、具有适应现代管理要求的计算机信息管理系统及各环节、全过程的质量控制体系，其标准将明显高于一般商品的物流标准。若全国统一明确了较高的药品现代物流标准，发展相对落后的区域的药品储运会受到一定不利影响。故而，药品现代物流标准也应兼顾我国的地域广阔和区域发展不平衡问题，充分考虑各物流节点在全国及区域物流网络层级定位及覆盖范围等因素，对于物流业务覆盖全国、跨区域、省内、市县或最后一公里的现代物流标准应该有分级要求，力求适应我国地域广阔、地域发展不平衡的现状，保障最后一公里用药可及。

在药品现代物流或第三方物流标准制定时具体如何分类分级，课题组也提出一个基本的思路框架：一是专业的 GSP 合规质量体系保障是底线，标准对质量体系、药品物流质量安全管理要求可结合各省的标准提炼形成，这部分整体上也有足够的共识。二是药品物流全程信息可追溯最终是为了实现药品供应链的安全，也是实现药品全生命周期追溯的重要环节。各药品物流中心规模和物流设备先进程度可以有差异，但是满足药品物流全程信息可追溯是必备条件，因此物流信息化能力尤其向上可与生产企业进行信息对接，向下能够实现运输配送和终端签收环节的信息可追溯必须在标准中重点强调。三是仓库面积及自动化设施设备要求，课题组建议在国家层面制定一个参考性标准，例如定位为覆盖全国范围的中央物流中心 NDC、具有跨省业务的区域物流中心 RDC、覆盖某个市的配送中心 DC 等可以设定基本规模和硬件参考标准供各省细化执行。四是标准设定要考虑单体规模不大，但具备多仓／库运营能力的指标，随着医药分销网络下沉及供应链渠道扁平化趋势，打造多层级、多仓／库联网运营的物流配送网络是大多全国及区域医药龙头企业的发展方向。

（三）构建药品物流跨区域监管协同新机制

2019 年《药品经营监督管理办法（征求意见稿）》第五十一条和 2021 年《药品经营和使用质量监督管理办法（征求意见稿）》第六十二条都对跨区监管责任进行了明确。区别在于，2019 年征求意见稿中要求委托方所在地监管部门负责管理跨省委托储运，受托方所在地监管部门予以配合，两地监管部门监管职责有轻重；而 2021 年征求意见稿中，强化了两地的属地监管责任，由委托方、受托方各自所在地监管部门负责辖区内主体的监管责任。压实属地监管责任更有利于对涉药物流主体的日常监管，也有利于合理配置的监管资源、提升监管效率；但跨区域监管协同工作也需及时跟进。2021 年《药品经营和使用质量监督管理办法（征求意见稿）》也提出了双方监管部门信息沟通、联合检查及定期公布委托主体名单的规定，课题组认为建立全国统一的监管平台依然有一定的必要性，以实现信息报送的及时性和更新的灵活性。

参考文献

［1］江苏省食品药品监管局药品流通监管处主任科员. 取消"从事第三方药品物流业务批准"审批 社会物流狼来了［N］. 医药经济报，2016-02-22（009）.

本文为中国药品监督管理研究会 2021 年度研究课题摘要。本课题由中国药品监管研究会药品流通专委会、上海市食品药品安全研究会承办，项目负责人唐民皓。课题组成员沈建华、于杨曜、魏俊璟、孙佳斐、朱建云（中国医药商业协会供应链分会）、胡骏（上海市药品和医疗器械不良反应监测中心）等。主要执笔人唐民皓、魏俊璟、朱建云、孙佳斐等

医药互联网交易市场的新监管对策

南方医药经济研究所　课题组

摘要：本文以梳理近年我国医药互联网交易系列法规政策为基础，结合药品网络销售市场发展趋势和药械网络交易合规行为监测过程中发现的风险点，进行综合分析研究，勾勒出我国医药互联网市场现状，并就网络销售衍生众多新业态给监管工作带来的新挑战，探讨我国医药互联网交易的新监管对策，为监管部门开展相关监管工作提供参考及建议。

关键词：医药互联网交易；药品监管；药品网络销售

5G时代，"互联网＋医药"正在重构药品消费方式与终端格局，药品网络销售成为大势所趋，稳步推进药品网络销售，强化药品网络交易监管是顺应民生需求与产业发展的重要举措。近年来，系列相关法律法规政策和互联网经济的快速发展，共同推动了我国医药互联网交易市场的蓬勃发展。

一、系列政策促进医药互联网交易市场发展

我国的医药互联网交易，从1998年开始试点放开药品网络销售开始，而2004年由原国家食品药品监督管理局出台的《互联网药品信息服务管理办法》预示着我国医药网络交易市场全面进入"有法可依"的时代。

从总体上看，我国涉及医药网络销售的法律体系由基本法律、经济层面法律、电子商务法律法规、医药类法规四部分构成。这些法律法规有的侧重网络安全，有的侧重域名管制，其结构比较零散，缺乏针对性。因此，监管部门为引导药品网络交易市场有序发展，持续开展了一系列积极探索，相继制定出台与市场发展相适应的法律法规，对互联网药品销售的经营准入门槛及经营范围等逐渐放宽和规范化管理。这些举措一方面有力地推动我国医药

互联网交易的法制化进程，另一方面也有力地促进医药互联网交易市场发展（表1）。

表 1　医药互联网交易相关政策分析

政策文件	发布时间	主要内容
《处方药与非处方药流通管理暂时规定》	1999 年 12 月	处方药与非处方药暂不允许网上销售
《药品电子商务试点监督管理办法》	2000 年 6 月	在部分省市开展网上非处方药销售试点
《互联网药品信息服务管理办法》	2004 年 7 月	允许互联网药品信息服务
《互联网药品交易服务审批暂行规定》	2005 年 9 月	允许非处方药网上交易，明确网上药品交易企业的准入标准以及流程与细节
《关于加强互联网药品销售管理的通知》	2013 年 10 月	零售单体药店不得开展网上售药业务，零售连锁企业网上只能销售非处方药，并使用符合 GSP 认证的药品配送系统自行配送
《国家食品药品监督管理总局关于试点开展第三方平台药品网上零售有关工作的批复》	2013 年 11 月	开展互联网第三方平台的药品网上零售试点相关工作
《互联网食品药品经营监督管理办法（征求意见稿）》	2014 年 5 月	允许取得相应资格证的互联网平台销售处方药，并委托物流配送企业储存和运输，从事互联网药品交易服务的第三方平台经营者，应当由执业药师开展网上咨询服务
《国务院关于大力发展电子商务加快培育经济新动力的意见》	2015 年 5 月	明确提出要制定完善互联网食品药品经营监督管理办法，规范食品、保健食品、药品、化妆品、医疗器械网络经营行为，加强互联网食品药品市场监测监管体系建设，推动医药电子商务发展
《关于结束互联网第三方平台药品网上零售试点的通知》	2016 年 5 月	结束互联网第三方平台药品网上零售试点工作
《关于第三批取消中央指定地方实施行政许可事项的决定》	2017 年 1 月	取消互联网药品交易服务企业（第三方平台除外）审批，加强事中事后监管
《关于取消一批行政许可事项的决定》	2017 年 9 月	取消互联网药品交易服务企业（第三方）审批，加强事中事后监管

续表

政策文件	发布时间	主要内容
《网络药品经营监督管理办法（征求意见稿）》	2017 年 11 月	网络药品销售者应当是取得药品生产、经营资质的药品生产、批发、零售连锁企业；网络药品销售范围不得超出企业药品经营许可范围；网络药品销售者为药品生产、批发企业的，不得向个人消费者销售药品；网络药品销售者为药品零售连锁企业的，不得通过网络销售处方药、国家有专门管理要求的药品等；向个人消费者销售药品的网站不得通过网络发布处方药信息
《互联网药品信息服务管理办法》	2017 年 11 月（修订）	拟提供互联网药品信息服务的网站，应当在向国务院信息产业主管部门或者省级电信管理机构申请办理经营许可证或者办理备案手续之前，按照属地监督管理的原则，向该网站主办单位所在地省、自治区、直辖市食品药品监督管理部门提出申请，经审核同意后取得提供互联网药品信息服务的资格
《医疗器械网络销售监督管理办法》	2017 年 12 月	从事网络销售的医疗器械生产经营企业和上市许可持有人，其销售条件应当符合《医疗器械监督管理条例》和《医疗器械网络销售监督管理办法》的要求；网络交易服务第三方平台提供者应当审核确认在其平台入驻的企业具备线下实体店 网络销售企业和网络交易服务第三方平台提供者分别向市局和省局备案，并进一步细化了网络销售企业和网络交易服务第三方平台提供者的义务，规定网络销售企业应当保证医疗器械质量安全；第三方平台提供者应当建立平台入驻企业核实登记、质量安全监测等管理制度，对违法经营者和违法产品立即停止网络交易服务并报告；网络销售企业和第三方平台提供者应当保障销售交易数据和资料真实、完整、可追溯
《药品网络销售监督管理办法（征求意见稿）》	2018 年 2 月	药品网络销售者应当是取得药品生产、经营资质的药品生产企业、药品批发企业、药品零售连锁企业；药品网络销售范围不得超出企业药品生产、经营许可范围；药品网络销售者为药品生产企业、药品批发企业的，不得向个人消费者销售药品；药品网络销售者为药品零售连锁企业的，不得通过网络销售处方药和国家有专门管理要求的药品等；向个人消费者销售药品的网站不得通过网络发布处方药信息

政策文件	发布时间	主要内容
《关于促进"互联网＋医疗健康"发展的意见》	2018 年 4 月	对线上开具的常见病、慢性病处方，经药师审核后，医疗机构、药品经营企业可委托符合条件的第三方机构配送。探索医疗卫生机构处方信息与药品零售消费信息互联互通、实时共享，促进药品网络销售和医疗物流配送等规范发展
《中华人民共和国电子商务法》	2018 年 8 月	电子商务经营者应当在其首页显著位置，持续公示营业执照信息、与其经营业务有关的行政许可信息、属于依照本法第十条规定的不需要办理市场主体登记情形等信息，或者上述信息的链接标识。电子商务平台经营者应当要求申请进入平台销售商品或者提供服务的经营者提交其身份、地址、联系方式、行政许可等真实信息，进行核验、登记，建立登记档案，并定期核验更新
《药品网络销售监督管理办法（征求意见稿）》	2020 年 11 月	药品零售企业通过网络销售处方药的，应当确保电子处方来源真实、可靠，并按照有关要求进行处方调剂审核，对已使用的处方进行电子标记。销售处方药的药品零售企业还应当保存电子处方记录。相关记录保存期限不得少于 5 年，且不少于药品有效期后 1 年
《网络交易监督管理办法》	2021 年 3 月	网络社交、网络直播等网络服务提供者为经营者提供网络经营场所、商品浏览、订单生成、在线支付等网络交易平台服务的，应当依法履行网络交易平台经营者的义务
《国务院办公厅关于服务"六稳""六保"进一步做好"放管服"改革有关工作的意见》	2021 年 4 月	在确保电子处方来源真实可靠的前提下，允许网络销售除国家实行特殊管理的药品以外的处方药
《国务院办公厅关于全面加强药品监管能力建设的实施意见》	2021 年 5 月	提升"互联网＋药品监管"应用服务水平。坚持以网管网，推进网络监测系统建设，加强网络销售行为监督检查，强化网络第三方平台管理，提高对药品、医疗器械和化妆品网络交易的质量监管能力

政策文件	发布时间	主要内容
国家药品监督管理局关于印发《国家药品监督管理局贯彻落实国务院深化"证照分离"改革进一步激发市场主体发展活力的实施方案》的通知	2021 年 8 月	对"药品互联网信息服务审批"在全国范围实行告知承诺制度，由省级药品监管部门组织实施。对申请人自愿承诺符合许可条件并按要求提交材料的，当场作出许可决定
《"十四五"国家药品安全及促进高质量发展规划》	2021 年 12 月	严格网络销售行为监管。完善网络销售监管制度，研究适应新技术、新业态、新商业模式的监管新机制。加强对药品、医疗器械、化妆品网络销售行为的监督管理，完善药品医疗器械网络交易违法违规行为监测平台，及时排查处置网络销售药品、医疗器械、化妆品风险，提升监管针对性和实效性

（来源：根据官网发布相关资料整理）

二、医药互联网交易市场进入蓬勃发展期

早期的医药市场线上终端发展速度相对慢于其他电商行业。一是由于医药行业有明显政策导向性；二是药品流通环节呈多层级分销业态，利益链条较长，企业开拓线上业务意愿不大；三是用户消费习惯尚未形成。随着系列政策的推行，流通领域的变革迫使一些企业开始通过拥抱线上渠道求变拓发展。

近年来，我国的医药互联网交易蓬勃发展，为稳增长、促消费、扩就业发挥了重要作用。从 1998 年开始试点放开药品网络销售至今，整体呈现螺旋式的发展态势。2019 年，新修订的《药品管理法》首次从法律层面明确除国家实行特殊管理的药品外允许药品上市许可持有人、药品经营企业通过网络销售药品，成为线上终端发展历程上的里程碑事件。近年来，取得《互联网药品信息服务资格证书》的数量均保持两位数的增长率，2021 年互联网药品信息服务资格证书达到 33174 件，同比增长 27.5%，医药网络交易迎来蓬勃发展（图 1）。

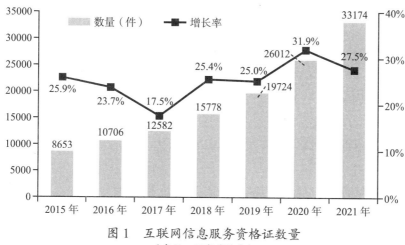

图 1　互联网信息服务资格证数量
（来源：国家药监局）

　　尤其是新冠肺炎疫情暴发后，医药电商平台的活跃人数呈现快速增长态势，医药 B2C 市场扩容进一步提速。从阿里健康和京东平台上 200 多家网上药店的销售情况可见，线上药品销售额从 2015~2021 年，医药电商销售呈现上升趋势，其中非处方（OTC）药物（16 类）2015~2021 年的年复合增长率达 43.5%。常见的肠胃用药、维生素用药和心脑血管用药等 2020 年市场扩容明显。网售处方药 2015~2021 年的年复合增长率高达 687.9%，增幅远远高于非处方（OTC）药物（16 类）（图 2）。

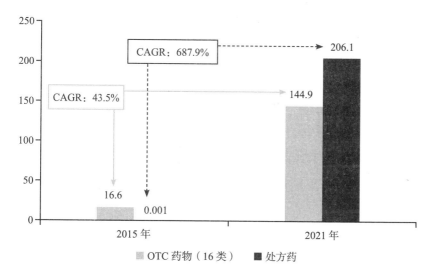

图 2　网售处方药与非处方药销售增长情况（单位：亿元）
（来源：Wind，南方医药经济研究所整理）

南方医药经济研究所网络信息监测中心数据显示，2021 年医药 B2C 销售规模达 2230 亿元，突破 2000 亿元。处方外流带动与医药相关的信息流、服务流、资金流、物流的重构，线上医药零售已成为医药市场继公立医院终端、零售药店终端、公立基层医疗终端之后的"第四终端"。

三、医药互联网交易带来的监管新风险

（一）网络销售衍生业态多而杂，有效监管难

新型的网络交易模式伴随着经济快速发展应运而生，如二手商品交易、C2C 海淘代购、短视频大 V 带货、私域社交电商、医疗机构直接网售药品等。

网络监测发现：一是在私域社交空间（微信、微博、小红书等）发生的非法渠道购入药品、无证经营药品、销售无证产品、销售假药劣药等问题客观存在，由于网络交易隐蔽性极强，问题曝光主要依靠消费者事后的投诉举报，缺乏直接有效的监管手段和事前风险防控机制。二是目前许多商家会通过微信群、朋友圈等隐蔽渠道宣传直播信息，以定向邀约的方式邀请患者在特定时间段观看直播，并通过跳转链接的方式实现药品交易，极具隐蔽性和传播性。同时，对于商家自行搭建的临时直播间，其直播信息通常难以获悉，直播链接存在时效性，直播内容无法回看，针对视频中出现的违规内容在取证上缺乏有效的技术手段。三是目前有部分医疗机构在电商平台上开设店铺试行直接开展药品网络销售活动。部分不具备医疗资质和药品销售资质的商家借机通过"在线抓药""代煎中药""代制丸""代打粉"等名义，直接向消费者销售中药饮片。上述现象背后存在较高的无证经营药品风险。对于医疗机构网售药品的监管责任现行法规中尚未不明晰。

（二）网上处方流转监管机制不健全

目前网上处方流转不规范的问题比较多见，突出表现在：违规开展互联网首诊、按需开处方、机器人处方、滥开大处方等。由于跨部门的处方流转监管机制尚不健全，各地零散建立的电子处方流转平台缺乏互联互通，使电子处方来源的真实可靠缺乏强有力的保障机制，容易引发特殊管理药品的流弊及高风险药品滥用等风险。

（三）电商价格战与业外资本逐利或诱发药品安全系统性风险

随着国家药品集中采购的制度化、常态化，药品价格逐渐回归理性，部分药品的降价幅度超 90%。从理论上分析，国家药品集中采购的采购规模最大，议价能力最强，中标价格将明显低于药品零售价。但是，南方医药经济研究所从 5 批次《全国药品集中采购中选后供应品种清单》中随机抽取部分中标品种，对其中标价格与网络零售价格进行对比发现，目前部分集采中标品种以显著低于集采中标价格 2~4 倍不等在网络上零售。

网络商家超低价销售药品，易引发药品线上价格战，诱发商家将生存压力转嫁为药品质量安全风险。部分近效期药品、医保回流药品，甚至假（劣）药品，容易在低价促销的掩护下进入网络流通渠道，危害公众用药安全。

与此同时，常态化疫情防控下，药品网购需求快速增长，处方外流逐步开闸，业外资本对药品线上销售市场扩容预期大，投资热度高，纷纷开展药品 O2O 业务的布局。但平台电商对药品的特殊性意识不强，更关注处方药线上销售带来的巨大商机，对质量管理责任机制的建立与落实意识仍比较薄弱。

（四）境外药械通过电商直接流入市场带来风险隐患

近年多地在大力推动自贸区、免税区、跨境电商试点工作，其中对于境外药械多采取"白名单"制，主要参考财政部等十三部门联合发布的《跨境电子商务零售进口商品清单（2019 年版）》。但部分不在清单的药械通过跨境电商渠道避开国家监管部门的上市审批许可流程，直接流入市场，带来药品安全风险。部分电商的服务器和经营主体设在境外，监管部门难以采取有效手段进行监管。

（五）网售的投诉与举报机制不健全

由于互联网电商固有的虚拟、隐蔽、快速变化等特征，最好的监督其实来自消费者。国家市场监督管理总局数据显示，2018 年全国市场监管部门收到公众诉求 1124.96 万件（投诉 372.56 万件，举报 60.69 万件，咨询 691.71 万件），同比增长 20.7%。其中商品投诉 231.81 万件，同比增长 61.3%。

目前，尽管电商平台不乏喊出假货赔偿的相关口号，但商家、厂家与平台三者间普遍的互相推诿常常让消费者维权困难重重。而且，大多数网上购物投诉属于民事经济纠纷，单个投诉涉及金额小，难以触及立案标准。由于取证难、周期长、维权不易，很多消费者经常"自认倒霉"。电商平台虚假宣传、假冒伪劣产品等违规行为长期得不到根治。

四、医药互联网终端监管新思维

（一）国外医药互联网监管经验启示

美国是较早开始药品网络销售的国家，药品网络销售历史最早可以追溯到 20 世纪 80 年代兴起的药品邮购服务，到 20 世纪 90 年代后期，美国便出现了第一批网上药店，正式开启了美国的医药电商时代。在早期，由于缺乏相应的行业规范和监管措施，也一度出现过利用互联网销售假药、无有效处方销售处方药、进口并销售未经批准的新药、非法推销药品等违法行为。尤其是在关于互联网及电商平台的责任问题，美国倾向平台"技术中立主义"，即将网络平台视为一个中性的渠道。所以在大部分领域，美国的互联网电商平台并没有主动监控平台内使用者、商家相关行为的义务，也无需为使用者、商家的不法行为承担相应责任。但在 20 世纪末 21 世纪初，大量的网络流氓药店通过谷歌付费搜索出售假药和管制药品，医生在网上没有面诊的情况下大量开管制处方药。导致发生消费者购买处方药后因药物过量死亡事件[1]，进而推动了 2008 年美国通过《瑞恩·海特在线药房消费者法案》，要求处方药（特别是管制药品）通过网络销售，需在美国缉毒署登记注册，且明确禁止在不存在医患关系（面对面医学评估）的情况下销售和调剂处方药。

经过多年发展，美国 FDA 已逐步形成一套与其他市场主体、社会组织共同治理的监管模式。在准入方面，由美国 FDA 和行业监管机构美国药房理事协会（NABP）进行双重监管。美国所有的在线药房都需要通过 NABP 的网络药店行业自律协会认证计划，即"VIPPS"。通过认证后的在线药房，可以在其网站的首页上突出显示印章，给予消费者在药品质量以及隐私等方面的保护。同时，美国 FDA 也对在线药房的产品进行全方位监管，贯穿销售、促销、分发、标示、调配等一系列过程。在日常监管中主要由各州药房理事会（SBP）对相关的证照进行注册、颁布、吊销等。在互联网药品广告监管方面，美国联邦贸易委员会负责非处方药（OTC）的广告监管，美国 FDA

负责处方药的广告监管。如今已经逐渐形成了一套相对完善的多元化监管模式。

（二）构建有中国特色的网售监管新机制

1. 完善药品网络销售法规

建议尽快出台《药品网络销售监督管理办法》及系列相关配套文件的落地，如药品禁售清单等。不仅可以加强药品网络销售监督管理，规范药品网络销售行为，落实药品网络经营每一环节的监管措施。也有利于药品网络交易新业态的健康发展，顺应民生需求与产业发展大趋势。

2. 压实第三方平台的责任与义务

2020 年南方医药经济研究所网络监测中心对 73 家医疗器械网络交易第三方平台的合规经营情况现场核查评估中发现，有 58.9% 的第三方平台企业存在管理制度不完善的问题，有 13.7% 的第三方平台未履行对入驻企业的许可资质或备案凭证的审核义务。此外，在近两年南方医药经济研究所监测发现的药品网络销售疑似违法违规线索中，问题主要集中出现在药房网商城、京东商城、拼多多商城、淘宝、有赞网等第三方平台。因此，根据《中华人民共和国电子商务法》（以下简称《电子商务法》）明确落实第三方平台对保障药品质量安全的主体责任已是当务之急。

为此，监管部门须高度重视对网络交易平台服务商的教育和引导，督促其规范管理、合法经营，担负起维护网络交易秩序、保护消费者权益的责任，并利用技术优势为执法工作提供便利。同时依据《网络交易监督管理办法》的相关规定，明确在监管法规中要求发现平台内可能存在违法违规交易时，平台应无条件积极配合监管部门的调查取证。

针对网络销售衍生业态多而杂的风险问题，建议国家药监局定期开展专项整治，加强对社交平台、短视频直播平台的行政指导，压实第三方平台的责任与义务，及时对平台上隐蔽的药品网络违法违规信息和交易行为进行集中清理。

3. 建立全国性处方流转平台

实施药品分类管理的核心是严格规范对处方药的监管，通过实行药品分类管理，使处方药在医生的监控下使用，提高群众合理用药水平，降低药品使用风险，进一步保证人民用药的安全有效。目前在互联网药品零售中，暂无统一的处方上传形式及标准的规定。如何确保电子处方来源真实可靠，仍是一大挑战。针对网上处方流转不规范的风险问题，建议有关部门应建立统一、权威、高效的全国性处方流转平台，地方处方流转平台应与国家平台实现数据对接。同时建议完善电子处方的核验机制，出台相关的指导文件，对药品网络零售企业的处方审核予以规范。

4. 加强对超低价药品的质量抽验

针对电商价格战与业外资本逐利诱发的药品安全系统性风险问题，建议加强对药品网络销售价格监测，对出现超低价（低于最低中标价）网售的药品重点进行质量抽验，线上线下协同联动，防范价格战引发药品质量风险。同时，建议加强对第三方平台的线下核查，尤其是针对有业外资本背景的第三方平台，要加强法律法规宣贯，提升平台企业的药品安全主体责任意识，为药品零售行业健康发展保驾护航，切实筑牢公众用药安全的保护网。

5. 严格控制境外药品的网售市场准入

药品质量安全关乎生命健康，跨境电商不应为法外之地。建议药监部门可与财政部、商务部、海关总署、工信部等部门就跨境电商的监管细则形成共识，统一工作机制，共同商议出台跨境电商产品负面清单，严格控制境外药品的市场准入；另外也应加强跨境电商药品网售风险的预警，及时关注业态变化，识别潜在的风险隐患，及时"排雷"。

此外，通过跨境电商渠道进入国内市场的境外药品是否适用《药品管理法》中"药品"的管理范围，通过跨境电商渠道进入国内市场的境外医疗器械是否使用《医疗器械监督管理条例》中"医疗器械"的管理范围，以及如何鉴定产品为境外已合法上市的药品/医疗器械等问题亟需明确。

6. 加快追溯码、UDI 在网售监测的应用

我国药品信息化追溯体系建设正稳步推进。目前，国家药监局组织编制的 10 个药品追溯相关标准已全部发布实施，药品追溯协同服务平台和监管系统建设项目正在申请建设。国家疫苗追溯监管系统已开始使用，疫苗流向信息更加清晰。同时，发布的《医疗器械唯一标识系统规则》及《医疗器械唯一标识数据库基本数据集》等 2 项标准，为开展医疗器械电话、微信、邮件等追溯体系建设打下了坚实基础。

各省级药品监管部门应根据监管需求，建设本省药品信息化追溯监管系统进行数据采集，监控药品流向，充分发挥追溯信息在日常监管、风险防控、

产品召回、应急处置等监管工作中的作用。鉴于药品网络交易市场发展迅速，且具有虚拟性、跨地域性、隐匿性、易转移性等特征，可考虑重点品种在网络销售各环节中也纳入追溯，完善全过程监管。

7. 加强各地方局间协同和与其他相关部门的合作

互联网无地域界限，现行制度下将医药互联网市场的监管纳为属地监管，难以形成有效合力。此外，药械网络市场的监管同时涉及工信、市场、公安、邮政、药监、卫生、医保等多个政府职能部门。这种跨区域、跨部门的行政监管往往缺乏协作，成本较高、响应速度不及时，工作效率较低，执法查处难度也相对较大。如何强化医药互联网交易市场监管工作的统一指导和监督，强化区域协同合作，确保政令畅通，是新时期药械监管面对的一个重要问题。

建议各地方局加强与市场监管局、网信部门、公安部门等相关部门的合作，通过联动共享案件资源，联手整治重点市场，联合查处大要案件，推动关口前移、源头监管，防止有案不移、以罚代刑。对于涉及跨省交易、跨省运输出现的问题，界定相关责任也要出台相应的细则或办法。国家药监局应联合公安部、市场总局、工信部等多部门，明确界定各部门在药品网络销售监管中承担的具体责任。对夸大宣传，找不到经营主体，制用假证的违法违规行为联合查处，深挖细查，一查到底。

8. 加强法律法规的培训宣贯

在药品网络销售监测的线索流转和处置工作中，发现部分省市的处室间存在处置程序不明确、职责划分不清晰的情况；针对同一个违法违规缺陷问题的处置，不同省市对现有法律法规的理解和执行也存在差异，缺乏统一、有序的指导。对此，建议相关部门在出台法规文件同时出台配套的工作指导，明确不同违法违规情形的处置方式和职责归属，统一、规范各省市的日常监管和执法工作。

建议监管部门在进行法规宣贯培训时，可同时组织一线执法人员和企业生产经营者一起进行培训，对某些法律法规中存在理解差异的细则条款进行交流讨论，统一执法者和生产经营者对法规的认识，以减少执法过程中产生的争议。同时出台药品网络销售违法行为电子证据取证标准和法律效力等司法解释，消除法律的交叉地带或模糊地带，明确案件管辖及证据规格。

另外，继续加强对公众网络购药的科普教育宣传，通过定期举办网络公益讲座、学习竞赛、有奖问答等方式，提高消费者网购药品的真伪识别能力和对政府公共信息数据查询平台的认知度，引导消费者从合法网站获取合法药品，保障用药安全。同时，建议积极鼓励消费者对互联网上违法违规销售药品的行为进行举报，让消费者融入监管当中，既能够保护消费者的自身权益，也能减轻监管部门的压力，提高监管效率。

参考文献

[1] 肖平辉，马蓓. 美国网售医疗器械的监管及启示［N/OL］. 中国医药报，（2019-07-23）［2021-06］. http://www.cnpharm.com/c/2019-07-23/511052.shtml.

本文为国家药监局2021年政策研究课题，南方医药经济研究所承办。项目负责人林建宁，课题组成员董菊红、刘宁、张标、李蕴明、詹炳权、蔡渊钧、陈燕秀等

互联网处方药销售的监管及其相关问题的探讨与思考

郑雪倩[1]，孙鲁[2]，姜海琳[3]，岳靓[4]
1.中国卫生法学会；2.北京中医药大学房山医院；
3.北京中医药大学；4.北京市华卫律师事务所

摘要： 在互联网时代和新冠肺炎疫情背景下，互联网销售处方药的社会需求激增，国家对互联网诊疗、药品销售等采取一系列管理措施，但由于互联网处方药销售的特性，增加了监管难度。本文归纳了当下的四种互联网处方药销售运营模式并分析探讨，梳理互联网处方药销售存在的问题，针对性地提出监管网络体系的构建，监管制度体系建设的完善，线上线下一体化质量监管机制，强化参与方主体责任的监管，完善互联网处方药销售全社会共建、共管、共治、共享监管机制等建议，为处方药销售健康发展和处方药用药安全提供法治保障。

关键词： 互联网诊疗；处方药销售；第三方平台；监管

一、背景

进入 21 世纪，人们的生活正式进入"互联网+"时代。伴随着各式各样高新技术的发展，患者希望求医问药的方式更加方便快捷，因此，互联网诊疗应运而生，但方兴未艾。2016 年 10 月，中共中央、国务院印发了《健康中国 2030 规划纲要》，其终极目标是提高国民整体健康水平。我国医疗产业也要完成从提供"医疗保障"向提供"健康服务"的转型，迈向未来智慧医疗。现阶段对互联网诊疗体系的打造是下一步向智慧医疗发展的重要基础。在当今新冠肺炎疫情大环境下，互联网诊疗更有着跨时代的意义和价值。

2020~2021 年，互联网诊疗飞速发展，突如其来的新冠肺炎疫情催生了线上诊疗需求的暴发式增长。为解决新冠肺炎疫情期间患者就医不便、开药不便、咨询不便等问题，减少不必要的出行与人员接触，全国各地公立医院全面发力推进互联网诊疗建设工作。国家卫生健康委医政医管局医疗资源处统计，全国互联网医院在 2018 年 12 月只有 100 多家，到 2020 年 12 月已发展至 1100 余家，2021 年上半年又新增约 500 家。截至 2021 年 6 月，全国互联网医院已达 1600 多家。新形势下也出现了新情况、新问题，国家有关部门正在修订、制订新的规定，如《药品网络销售监督管理办法》《药品管理法实施条例》等，以适应新形势下的互联网药品销售监管的新要求。

例如：北京市属医院目前开展互联网诊疗处方药销售情况介绍。受北京医管中心委托，中国医院协会医疗法制专业委员会承担了互联网诊疗和互联网医院的课题研究，对北京市属公立医院的互联网诊疗和互联网医院进行了调查。自国务院提出要推进互联网医疗发展以来，北京市一直在积极推进互联网诊疗服务的开展和互联网医院的建设。北京市卫生健康委于 2021 年 11 月 19 日发布通知，要求进一步推进医疗机构为京外患者提供远程诊疗服务。截至 2021 年 11 月 22 日，北京市已有超过 100 家医疗机构开展了互联网诊疗服务，22 家市属公立医院中已有 21 家开展了线上诊疗，累计服务患者 34 万余人次；其中有 9 家取得了互联网医院资质。北京市互联网医疗事业得以快速发展。

自开展互联网诊疗以来，截至 2021 年 10 月 31 日，北京市属 21 家公立医院开展互联网医疗服务为 453 101 人次，其中诊疗人次为 397 370，咨询人次为 55 731。单从就诊人次而言，首都儿科研究所附属儿童医院、北京肿瘤医院就诊人次较多，服务人次均在 10 万以上。2020 年 1 月 1 日~2020 年 10 月 31 日，市属医院互联网诊疗服务为 75 319 人次，占线下门诊量的 0.48%；2021 年 1 月 1 日~2021 年 10 月 31 日，互联网诊疗服务为 329 398 人次，占线下门诊量的 1.31%，与 2020 年同期相比，无论是在服务人次上，还是在线下门诊占比上，互联网诊疗服务人次都有了较大幅度的提升。

目前，市属 22 家医院已有 21 家开通互联网诊疗药品配送服务，其中北京安定医院、北京中医医院等医院开展最早。对患者倾向选择的取药方式进行调查发现，83.41% 的患者希望就诊医院可以提供药品送药到家服务，7.79% 的患者希望持电子处方自行购药，还有 5.79% 的患者希望前往就诊医院取药

（表1）。可以看出，绝大多数患者都希望打通药品流转的"最后一公里"。

表 1　患者倾向的取药方式

患者倾向的取药方式	例数	占比
就诊医院药品送药到家	4680	83.41%
持电子处方自行购药	437	7.79%
前往就诊医院取药	325	5.79%
其他	169	3.01%

二、现行互联网处方药销售运营模式的优势及存在的问题

　　结合北京市和全国其他省（自治区、直辖市）互联网诊疗处方药销售调研情况和相关概念，本文将目前互联网处方药销售运营模式归纳为四种：实体医院主导模式、医药分离模式、电商平台办互联网医院主导模式、电商平台处方药零售模式。

1.实体医院主导模式

　　该模式是指实体医院互联网诊疗、处方、配药线上服务和管理与线下流程基本一致，只有配送环节由医院签约的第三方物流公司负责，形成了医院为主导的一体化服务。流程如下：

　　（1）实体医院医师线上开具处方。

　　（2）实体医院药师审核处方。

　　（3）实体医院药房配药。

　　（4）缴费后由签约的第三方物流公司配送。

　　该模式优势在于：由实体医院统一进行管理，从资质到管理体系都是和线下实体医院一致，诊疗行为和配药的质量保障是相对安全的。该模式的诊疗、处方、审方、配药、缴费、医保分割均由实体医院负责，全流程线上线下服务和管理一体化，方便快捷，也能满足患者的需求。该模式下责任主体清晰，发生纠纷，仍由实体医疗机构负责处理，配送过程发生纠纷，医院亦

有义务协助解决。

该模式问题是：第一，医保患者不能在线上使用医保卡结算，仍然需要到医院进行线下支付。造成医保患者必须去医院缴费的麻烦。第二，虽然配送公司是与医院签约的，但在配送过程中也存在药品丢失和无法保证运输药品的质量等问题。医院应注意选择有资质、有能力、社会信誉度高的企业承担配送工作，并签定协议，确保药品安全供应。

2. 医药分离模式

医药分离模式是指医疗机构仅负责诊疗开具处方、审方，不提供药品及配送。该模式有两种运行方式。第一种方式是医院医师负责线上诊疗开处方，医院可以签约药品网络交易第三方平台的药店负责提供药品、配药和物流配送。第二种方式是医院医师线上诊疗开处方，将处方直接交给患者，患者自己选择在线上或线下药店买药。流程如下：

（1）医院医师开具处方、审核处方。

（2）药店药师审核处方。

（3）药店负责提供药品、配药。

（4）缴费物流配送。

该模式优势在于：各主体责任比较清晰。医院医师、药师资质有保证，诊疗行为和医疗质量医院负责。医院无需购买、保管、配送药品，减少药品的发放和包装的工作量，节省人力物力。患者可以选择药品配送或者自行购药。医药分离模式符合医药分家的改革理念，斩断药品利益驱动链，也可以激活市场。

该模式问题是：第一，参与合作服务主体和环节较多，容易产生纠纷后相互推卸责任。第二，医院对签约平台监管薄弱。第三，提供药品的药店是否有真实的药师审核处方，也是存疑的。第四，存在药店药品的保管和质量安全问题。

3. 电商平台办互联网医院处方药销售模式

该模式是指患者在电商平台发起购药申请，电商平台开办的互联网医院负责线上开处方、审核处方，由其平台药店药师审核处方并提供药品、配药、配送的模式。流程如下：

（1）患者发起购药申请和咨询。

（2）电商平台转接自家的互联网医院。

（3）医师在线上根据患者的申请和病情开具处方。

（4）药店药师审核处方。

（5）药店配药。

（6）缴费后物流配送。

该模式优势在于：方便患者，无需到线上线下医院看病开药，不受挂号、时间、地点等限制，随时可以购药，药品快捷送到家，方便了社会大众。

该模式问题是：第一，医师的开方和审方是基于患者的申请购药而产生的，且是在后台进行，不与患者面对面诊疗，医师资质真假难辨。第二，医师执业专科范围也无法核实。第三，医师采用选择答题方式的文字问询，不是详细的病情问诊，诊疗的准确性存疑，医师无法确认购药人是否为患者本人，用药安全存在风险。第四，药店是否有真实的药师在审核处方，也是存疑的。第五，病情记录不完整，增加了监管难度。

4.电商平台处方药销售模式

该模式是指电商平台没有互联网医院，在销售处方药时，通过委托互联网医院的医师代为咨询开处方，处方进入药店，由药店药师审核处方，提供药品，再进行配药、配送。流程如下：

（1）患者在电商平台发起购药申请。

（2）电商平台委托互联网医院的医师开具处方。

（3）电商平台指定药店提供药品。

（4）药店药师审核处方、配药。

（5）缴费后物流配送。

该模式优势在于：线上购药方便快捷，省时省力。电商平台处方药品销售形式多样，全天候服务，流程开放，个性化选择空间较大。

该模式问题是：第一，互联网医院不是电商平台所属的，只是委托或签约关系，可能出现责任方的互相推诿。第二，电商平台本身没有互联网医院，需要委托有资质的互联网医院签约，是否有真实的医师看诊，代替开方、无资质开方等风险较大。第三，审核处方药师的真实性问题，药店是否有药师审核处方，也是存疑的。第四，病历记录和保存不完善，质量安全的责任追踪难度较大。这种模式保障性较差，监管难度最大。

除实体医院主导模式外，其他3种模式的互联网处方药销售流程见图1。

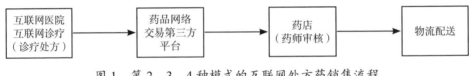

图 1　第 2、3、4 种模式的互联网处方药销售流程

三、互联网处方药销售相关问题探讨

（一）资质问题

鉴于互联网载体的特殊性，国家对互联网线上处方药销售供给侧的资质许可规定比线下更加严格、更加谨慎，规定了进行互联网诊疗、互联网医院和药品网络交易第三方平台、药店等必须要有相应资质。

1. 互联网诊疗和互联网医院的资质

根据《互联网诊疗管理办法（试行）》，第八条规定：已经取得《医疗机构执业许可证》的医疗机构拟开展互联网诊疗活动，应当向其《医疗机构执业许可证》发证机关提出开展互联网诊疗活动的执业登记申请。第九条规定：在《医疗机构执业许可证》副本服务方式中增加'互联网诊疗'。根据《互联网医院管理办法（试行）》，第七条规定："申请设置互联网医院，应当向其依托的实体医疗机构执业登记机关提出设置申请。第十一条规定：执业登记机关按照有关法律法规和规章对互联网医院登记申请材料进行审核。审核合格的，予以登记。

医疗行为涉及人的生命健康，国家必须运用公权力进行管理，互联网医院和具有互联网诊疗资质的医院，只有取得执业行政许可才能担负线上诊疗、开具处方的重任。并按照规定仅限复诊、常见病、慢性病患者的诊疗活动，同时不得开具麻醉药品、精神药品等特殊管理药品的处方等。

实体医院主导模式、医药分离模式，都是由线下医院主导的线上诊疗行为和开具处方，有实体医院的管理做保障，相对规范；电商平台办互联网医院处方药销售模式、电商平台处方药销售模式，是以电商平台为主导的互联网医院或委托开具处方行为；相较实体医院，开处方的医师和药师审核的真实资质难以保证。鉴于现实社会医师和药师的资源不足，网上医师和药师的多点执业兼职较多，能否保障每一单处方药购药行为都得到相关资质医师和药师的诊疗和咨询是存在风险的，甚至无资质人员代理上岗的情形时有发生。医师和药师的资质真假、医师和药师是否履职，密切关系到治疗疾病和处方药用药安全问题，这就需要对电商平台为主导的处方药购药模式重点监管，政府需要采用信息采集、留痕追踪、大数据统计以及多元化监督手段来确保网上开处方主体的真实、合法，来确保互联网处方药销售的用药安全。

在互联网处方购药过程中，如果非医师开处方，按照《中华人民共和国医师法》规定的非医师行医处理。

2. 药品网络交易第三方平台的资质

药品涉及人民群众的生命健康，根据国家法律规定，在互联网药品销售中，涉及的药店和药品网络交易第三方平台都要有相关资质。《药品管理法》明确规定要取得药品经营许可证。根据《电子商务法》的规定，电子商务经营者从事经营活动，应当依法取得行政许可。国家药监局发布《中华人民共和国药品管理法实施条例（修订草案征求意见稿）》，其中规定："从事药品网络销售活动的主体应当是依法设立的药品上市许可持有人或者药品经营企业。"

目前，网络成为了假冒伪劣药品案件高发地。非法经营者在无药品销售资质的平台上销售药品，假冒伪劣药品泛滥，有些平台以次充好、以假替真，药品质量安全难以保证，也危害了公众的生命健康安全。究其原因，第一，药品销售追求高利润；第二，有资质的医师和药师资源有限；第三，在线上操作虚拟、没有实体，监管较难，有些人钻空子做出违法行为等。平台资质的监管，是摆在政府面前的重要难题。在新技术发展的互联网时代，对电商平台应设立严格的科学管理制度，并落实监管责任，通过审核、公布许可、服务人员等相关资质证明，接受社会监督，加大监管力度，保证有资质的药品销售平台和药店运营。

如果平台和药店没有取得药品销售资质，应按《药品管理法》《电子商务法》等法律规定承担相应行政或刑事责任。

（二）电商平台销售处方药的处方合规问题

1. 医师处方

目前国家规定，互联网诊疗仅限于慢性病和常见病在线复诊、开方、配药的诊疗活动。医师处方合规和电子处方来源的真实性、可靠性、可识别性、可追溯性的新问题，成为网络销售处方药合规监管的重要关注点。作为互联网诊疗的医师，应遵守《处方管理办法》《药品管理法实施条例》《互联网诊疗管理办法（试行）》《互联网医院管理办法（试行）》及新出台的《互联网诊疗监管细则》等法律法规规定以及诊疗规范，实名认证，不能替代，履行告知义务，依法开具处方。违规开具麻醉药品、精神药品或有大处方、超范围、超适应证等不合理用药行为要承担相应责任。

2. 药师审核

根据《药品网络销售监督管理办法》第九条："药品网络零售企业应当与电子处方提供单位签订协议，并严格按照有关规定进行处方审核调配，对已经使用的电子处方进行标记，避免处方重复使用。第三方平台承接电子处方的，应当对电子处方提供单位的情况进行核实，并签订协议。"部分电商平台追求利润，容易出现大处方、超范围、超说明书用药。药师审核处方在药品安全使用中是重要的一环，药师是药品处方合理安全应用的把关人和守护者，在药品调剂和配药方面有着不可替代的作用，不仅可以弥补医师处方的遗漏，还可保障患者用药安全。药师应认真履行职责，不能因为是药店雇佣人员就放弃处方审核，应以确保网络销售处方药用药安全为己任。

（三）药品网络交易第三方平台问题

现实中，网络购药已经成为社会大众依赖的模式。但是，一些案例表明，在网上购药可能会出现虚假药店、不合格药店、虚假广告等问题，导致患者购买到不合格药品，这也反映出一些电商销售平台对于进驻的药店疏于监管。药品网络交易第三方平台是链接处方和药品配置流转的重要平台，《药品网络销售监督管理办法》第三章，专门规定了药品网络交易第三方平台的作为监管主体的责任：第一，第三方平台应当对申请入驻的药品网络销售企业资质、质量安全保证能力等进行审核，对药品网络销售企业建立登记档案，至少每六个月核验更新一次，确保入驻的药品网络销售企业符合法定要求。第三方平台应当与药品网络销售企业签订协议，明确双方药品质量安全责任。第二，第三方平台应当对药品网络销售活动建立检查监控制度。发现入驻的药品网络销售企业有违法行为的，应当及时制止并立即向所在地县级药品监督管理部门报告。第三，第三方平台应当保存药品展示、交易记录与投诉举报等信息。保存期限不少于 5 年，且不少于药品有效期满后 1 年。第四，第三方平台发现严重违法行为的，应当立即停止提供网络交易平台服务，停止展示药品相关信息。根据《电子商务法》，电子商务平台经营者如果不履行对申请进入平台销售商品或者提供服务的经营者进行核验、登记义务的，将可能被处以罚款、责令停业整顿等行政处罚。由此也可以看出，第三方平台除了自己要有相应资质外，履行监管的主体责任也是非常重要的，可以保障药店资质和药品质量，保证社会大众能够购买到合格药品、及时诊治疾病。所以第三方平台不能简单的认为违规和非法行为与己无关，应履行好作为平台的监管责任。

（四）药品质量安全问题

网上购药也容易出现假药、劣药、过期药，可能存在以次充好的谋利行为，在网络上购药看不到药品的包装，而线下购药可以直观看到药品的包装、成分、有效期限等，这也是网络销售没有实体店直观的缺点，是面临的现实问题，也是监管的难点。加强线上线下药品质量一体化监管，确保网络售药的药品质量安全，是非常必要的。在线药品质量管控、药品安全制度建设、实时全过程大数据监管系统建设需要不断加强、不断完善、不断提高。药企应强化药品质量终身负责的责任，加强自我约束，建立诚信制度。平台、药店、药企都要履行药品质量相应的监管责任，药品质量发生问题、出现纠纷，按照法律规定，药企承担产品质量的法律责任，平台和药店也要承担连带责任。根据《药品管理法》，生产、销售假药、劣药的，将处以罚款、吊销许可证等行政处罚甚至刑事处罚，以及禁业的相关规定。

（五）合作问题

互联网处方药销售的参与方有互联网医院、药品网络交易第三方平台、药店、配送物流企业等，各方存有依托、委托和共同合作的关系。合作主体较多、关系复杂、利益重合、法律法规繁杂、价值取向不同等因素影响，明确各方权利、义务是合作中的关键点。因此，在监管中应强调以协议的形式，明确合作各方的责、权、利及义务，明确违约责任及具体解决方案，经律师审查后签约，力求各方合理获取利益最大化、利益损失最小化，建立合作共同体的协作机制，实现共享、共发展的长远目标。

（六）配送药品问题

互联网购药为社会大众带来方便，药品网络销售的最后一环是药品物流配送到家。配送是重要的环节，涉及药品的安全，尤其是处方药品的配送，可能出现药品损坏、丢失、掉包、失效，冷链包装、恒温运输特殊药品等配送过程，也存在风险。加强配送公司资质的监管、持证上岗，提高承运人员专业水平，加强专业培训、定期考核、实施准入和退出机制。加强企业自我约束和诚信意识，强化配送药品的安全责任，借助于编码标识、可实时追踪、大数据应用等新技术对配送方法、配送途径、配送时间等实时全程监管。

（七）信息安全问题

互联网处方药销售优势明显，但是信息安全问题较线下更为突出。国家已陆续发布《中华人民共和国民法典》《中华人民共和国个人信息保护法》《中华人民共和国网络安全法》《中华人民共和国数据安全法》等一系列相关法律法规，均制定了信息安全保护条款。日常生活中存在大数据随意应用、信息泄露、丢失、被贩卖的现象，在医院、网络平台、药企、药店、配送企业整个流程中都涉及患者病历、处方、隐私泄露等侵害患者权益的风险。参与互联网诊疗和处方药销售的各方都要重视对患者信息的保护，每一个工作环节中依法、依规的保管、应用患者信息，保护患者隐私。监管部门也应通过现代化手段对信息系统安全进行全流程可追踪的多元有效监管。

（八）医保问题

互联网诊疗以及处方药的互联网销售能否顺利推行、满足社会大众的需求、让老百姓享受到方便快捷，医保是其中非常重要的一环。目前网上不能使用医保卡进行结算，网上购药多是自费，影响了医保患者享受医保服务。为保证患者使用医保卡付费的正当权益，我国多地的部分医保诊疗项目和药品已实现了线上线下医保支付同质化，较大地满足了患者需求。

网络技术支持的局限性、医保支付标准的差异性、医保管理的复杂性等不应该成为制约线上线下医保同步支付、报销和享受待遇的影响因素。政府相关部门还应考虑不断完善、创新、跟进，满足患者医疗服务的基本需求，维护医保投保人权益，推进线上线下医保支付制度一体化进程。

（九）监管问题

互联网处方药销售是新时代发展下的新业态，疫情更增加了人民对互联网处方药购买的需求。国家对处方药实行准入管理，互联网处方药销售是社会关注、政府监管的重点。政府监管应重点关注以下方面：第一，互联网处方药销售的监管网络体系建设有待完善。目前互联网处方药销售的所有参与主体，没有形成信息对接共联共享、实时监测的监管网络体系，运用现代化手段实行全过程全流程的监管薄弱。第二，监管制度体系建设需要加强。涉及的制度有：资格审查制度、真实性认证制度、处方管理制度、药师审方制度、医保支付制度、药品标识编码和可追溯制度、药品保管质量安全制度、处方留痕可追溯制度、信息系统安全制度、协议制度、纠纷处理制度等。对互联网处方药销售的各个环节制度的建设和完善是非常必要的。第三，强化药品网络交易第三方平台的监管责任。药品网络交易第三方平台是处方药流转的重要枢纽，是连接各方合作的重要平台，也是保证处方药销售质量安全的重要关口，因此强化药品网络交易第三方平台的监管责任非常重要。第四，加强对线上服务各方主体责任履行的监管。医院、平台、药店、药企、物流公司等是否履行各方的主体责任，是否制度完善，是否诚信自律，是否依法运营，均是监管的重点和难点。第五，建立评价考核和准入退出机制，是监管的重要手段。在互联网处方药销售各个环节中，严格考评，建立药品网络交易第三方平台、药店、药企、处方药销售的准入退出机制。

综上，在国务院"放管服"的背景下，强调平台监管、责任监管、制度监管、事中事后全过程实时监管，完善处方药销售互联互通的监管网络体系，通过各部门协同监管，强化企业自律，鼓励多元化社会监督，形成全社会共建共治共管的处方药销售监管网络体系。

四、完善互联网诊疗中处方药网络销售的建议

（一）构建互联网处方药销售的互联互通的监管网络体系

目前，国家已经关注到了互联网处方药品销售诸多问题，在 2022 年 8 月 3 日出台、自 2022 年 12 月 1 日起施行的《药品网络销售监督管理办法》和

正在征求意见的修订《药品管理法实施条例》已经做出了相应规定。药监部门应建立包括第三方平台、药企、经销商、药店以及物流配送的处方药销售互联互通的监管网络体系，实现各方信息的共接、共联、共享，尽快实现药品生产标识化，上市药品目录、分类、质量、价格、来源、去向、标准、管理监管全要素数字化，线上处方、审方、配药、配送实时全流程监控系统化，与互联网诊疗处方平台对接，形成互联网诊疗和互联网处方药销售的一体化衔接监管网络体系。

（二）完善互联网处方药销售监管制度体系建设

互联网处方药销售涉及资格审查制度、真实性认证制度、处方管理制度、药师审方制度、医保支付制度、药品标识编码和可追溯制度、药品保管质量安全制度、处方留痕可追溯制度、信息安全制度、评价考核与准入退出制度、协议制度、停止销售和召回制度、纠纷处理等制度。应不断完善制度建设，加强落实，为互联网处方药销售提供正常运行、健康发展、用药安全的保障。

（三）实施线上线下一体化的质量控制监管

最新出台的《互联网诊疗监管细则》对互联网诊疗线上线下一体化质量控制监管做出了相应规定，构建处方药销售线上线下一体化的质量控制监管也是非常重要的。强化承接线上服务与线下主体责任的一体化监管理念，医疗机构互联网诊疗要和实体医院质量控制一体化，药店提供处方药要与实体药店质量控制一体化，各参与方的责任监管线上线下一体化，实现线上线下一体化的有效监督、科学监督。方能有效保证处方药的销售和应用安全，合法合规推进互联网处方药销售健康发展进程。

（四）强化药品网络交易第三方平台的主体责任

药品网络交易第三方平台是连接处方和供药的重要枢纽，是保障线上处方药合法销售的重要防线，负有对进入平台的药企药店、配送物流等监管责任。对资质的真实性、合规性审核，处方来源的监管，药品广告、处方药销售行为的监管，配送质量管理，记录保存的监管，以及向行政部门报告的责任，并及时处理网上投诉和纠纷。强化药品网络交易第三方平台的主体责任，有利于处方药网络销售行为的规范，有利于处方药销售的安全保障，有利于药品网络交易第三方平台的规范运行、健康发展。

（五）完善互联网药品医保支付制度建设

医保政策是国家提供基本医疗服务的保障。线下基本医疗保障服务已经实现了广覆盖，制度相对比较完善。但是线上的医保支付衔接还存在问题，不能满足患者线上购药的需求。互联网诊疗的医保支付制度正在从简入深、从易到难、稳步跟进。为保障医保投保人的权益，健全线上线下系统对接、信息对接、支付对接、监管对接的现代化医保链接系统平台非常重要，能够满足社会的需求，促进互联网处方药销售的发展。

（六）完善多元化社会监督共治机制

政府各主管部门以及各级政府建立协同沟通、监督管理机制。

行业协会应制定互联网处方药经营销售服务标准、自律公约和行为规范，充分发挥行业协会的监督管理作用。

建立企业信用承诺制度，处方药销售平台和销售主体作出书面承诺，推动企业自我约束、纳入诚信管理、诚信经营，建立"守信激励、失信惩戒"的机制，对于失信者，可以采取限制贷款、限制经营、列入黑名单等措施，进行有效信用惩戒。

舆论媒体是重要监督阵地，应发挥媒体舆论监督重要作用。针对热点、焦点和难点问题，认真调研、积极发声、正确导向，监督不良企业，监督违法行为，维护医患双方合法权益，维护社会公平正义。

发挥社会大众监督作用，政府可以设置举报信箱，畅通投诉渠道。

政府应引导调动全社会一切积极因素，完善互联网处方药销售全社会共建、共管、共治、共享监管机制，加强事中事后监管，努力推动形成市场主体自治、行业自律、社会监督、政府监管的社会共治新格局，创新监管方式，促进互联网诊疗和处方药销售合法有序发展，增加社会大众的获得感、幸福感，推进健康中国战略目标的实现。

参考文献

［1］王广平，陈博. 互联网医院药品平台的药物警戒体系研究［J］. 中国医药导刊，2022，24（1）：92–98.

［2］王伟，占伟江，沈英臣. 互联网医院药品配送模式探讨［J］. 中国新通信，2020, 22（19）：243–244.

［3］陈明，陈永法，邵蓉. 我国互联网非法售药现状及对策［J］. 中国药业，2011, 20（6）：9–11.

［4］孟大钧. 互联网药品经营监管机制比较研究［J］. 中国药事，2010, 24（3）：250–254.

［5］曾娜，孙华君，于广军. 互联网医院云药房药品配送模式的成效分析［J］. 上海医药，2020, 41（17）：9–10, 13.

［6］陈喆，沈赟，秦艳，等. 互联网医院安全合理用药闭环管理体系的建立与实践效果评价［J］. 中国临床药学杂志，2022, 31（1）：15–20.

［7］肖秘苏，张剑萍，郭澄，等. 互联网医院模式下处方流转与药学服务工作开展情况研究［J］. 中国药业，2021, 30（10）：5–9.

［8］张密，陆奕. 互联网药品服务监管现状和发展趋势［J］. 中国药事，2013, 27（3）：245–251.

我国药品零售连锁企业现状及监管对策研究

袁飞[1]

1.江苏省药品监督管理局扬州检查分局

摘要： 近年来，我国药品零售连锁行业的发展，为广大消费者用药安全、有效、可及作出了积极贡献，但同时也面临产业集中度不高、管理水平较低、竞争手段单一等问题。为进一步加强药品零售连锁企业的监督管理，本文从我国药品零售连锁企业现状、连锁企业监管制度进行分析，归纳监管制度中存在的制度规定与监管事权、统一管理、网络售药等方面问题，提出建立健全药品零售连锁的监管制度、统一连锁企业的许可条件和管理要求、完善连锁企业的网络售药监管、强化连锁企业的经营质量监管等对策建议。

关键词： 零售连锁；药品经营监管；监管对策

近年来，各级药品监管部门认真贯彻落实"四个最严"要求，持续强化药品零售连锁企业监管，全面提升药品经营质量管理水平，重拳出击违法违规行为，有力保障了广大人民群众的用药安全、有效、可及，进一步促进了药品零售连锁行业的高质量、可持续发展。不过，我国药品零售连锁行业起步较晚，行业整体集中度不高、管理水平较低。本文从我国药品零售连锁企业现状、连锁企业监管制度进行分析，归纳当前监管制度中存在问题，提出完善监管制度的对策建议。

一、我国药品零售连锁企业现状

（一）连锁经营的概念

连锁经营是通过对若干零售企业实行集中采购、分散销售、规范化经营，从而实现规模经济效益的一种现代流通方式，主要有直营连锁、特许连锁、自由连锁等类型[1]。其中特许连锁和自由连锁统称为加盟连锁。

（二）药品零售连锁企业现状

药品零售连锁企业，是指经营同类药品、使用统一商号的若干个门店，在同一总部的管理下，采取统一采购配送、统一质量标准、采购同销售分离、实行规模化管理经营的组织形式[2]。药品零售连锁企业一般由总部、配送中心和门店组成。总部是连锁企业的管理机构，负责整个企业的经营管理；配送中心负责开展药品购进验收、储存养护和物流配送；门店根据直营连锁或加盟连锁的连锁方式，可分为直营门店和加盟门店，承担日常零售业务，将药品直接销售给消费者。在多地，配送中心也可不设，其药品配送工作委托给符合条件的药品批发企业。

我国的药品零售连锁企业起步于 20 世纪 90 年代，1995 年 5 月，中联大药房，第一家药品零售连锁企业在广东省深圳市成立[3]。近年来，我国药品零售连锁企业呈现快速发展态势。据国家药品监督管理局政务网站公布的统计年报[4]，2006 年连锁企业总数、连锁门店数量和连锁门店比例分别为：1826 家、121 579 家和 38.03%；截至 2021 年 9 月，全国连锁企业共 6658 家，下辖连锁门店 335 320 家，平均每家连锁企业拥有 50 家门店，在全部 586 530 家零售药店中，零售药店连锁率占 57.17%，连锁率与 2006 年相比增长 50.45%。

2021 年 5 月 28~30 日，2020~2021 中国药店发展报告暨中国药店价值榜发布会在南昌召开，大会公布了 2020~2021 年度中国药店价值榜百强名单，位列第一的连锁企业营业收入达 220 亿元，百强企业中，营业收入超 100 亿元的连锁企业有 5 家，超 20 亿元的连锁企业有 26 家[5]。

（三）行业存在的普遍问题

与普通单体药店相比较，药品零售连锁企业所具备品牌优势、规模优势、服务优势、成本优势以及物流管理优势，使其容易获得了广大消费者的信任。不过，我国当前药品零售连锁行业发展尚处于初级阶段，还存在一些问题，主要如下。

1. 产业集中度不高

我国药品零售连锁行业整体而言，企业小而多，规模化、集中化程度不高[6]。截至 2021 年年底，全国共有 141 260 万人（大陆地区）[7]，而全国有

586 530 家零售药店，平均 2408 人有一家药店。按照西方发达国家经验，平均 5000~6000 人可开一家药店[8]，这样既能满足消费者需求，又不至于过度竞争，与此相比，我国零售药店数量总体明显偏多。同时，我国零售药店连锁率仅占 57.17%，连锁化率与产业集中度均有待进一步提升。2019 年美国连锁药店前三强的市占率就高达 77.1%，国内同期前五强连锁药店的市占率却仅有 13%，前十强药店的市占率也只有 22%，两者的差距可谓天壤之别[9]。

2. 整体管理水平较低

多数连锁企业有"重销售业绩、轻质量管理"的现象，主要表现在：药品质量管理松懈，存在内审管理不严、培训教育不到位、调控温湿度设施不能正常运行等问题；部分连锁企业对门店管理不力，特别是对加盟店的管理，缺乏对下属门店进行财务有效控制的措施，门店执业药师或药师不在岗，线上线下违规销售处方药等，个别企业甚或存在违法行为。据广东省药监局政务网站的监管信息公开显示，2020 年 7 月 ~2021 年 6 月，全省有 79 家连锁企业在省局通告的药品经营质量管理规范（GSP）监督检查或跟踪检查中，其检查结果为"限期整改"[10]。2021 年 10 月，辽宁省药监局根据投诉举报线索在检查中发现，沈阳某药房连锁有限公司存在在计算机系统中编造药品购进记录、采购药品时未向供货单位索取发票、药品采购储存配送信息不可追溯等违法行为，其后该公司被处以罚款 125 万元和法定代表人终身禁止从事药品生产经营活动的行政处罚[11]。

3. 竞争手段单一

不少连锁企业没有在企业品牌、服务、管理以及多元化经营上进行思考，还停留在商业竞争的初级阶段，大力开展价格竞争。同质化的经营方式使得"低价营销、亏本营销"成了企业获得市场份额的唯一选择，企业间的商业关系、企业的商业利润可想而知。甚至出现个别连锁企业或其门店为了增加销售差价，从非正规渠道购进低价药品、采购回收药品等违规违法行为。

二、我国药品零售连锁企业监管制度概述

（一）在行政许可方面

2000 年 4 月 23 日，依据《药品管理法》《药品管理法实施条例》等法律

法规，国家药监局出台《关于印发药品零售连锁企业有关规定的通知》（国药管市〔2000〕166 号），对药品零售连锁企业设置条件、标准、程序做出规定。明确连锁企业必须为企业法人，由省级药品监督管理部门审批，企业门店由地市级药品监督管理部门审查。该规定的出台，从制度层面对药品零售连锁企业进行了明确和规范。

2001 年 9 月 27 日，国家药监局出台《关于加强药品零售连锁经营监督管理工作的通知》（国药监市〔2001〕432 号），规定跨地域连锁企业跨地域开设的门店数量不足时，允许该企业委托当地取得 GSP 认证或质量管理规范的一家药品批发或零售连锁企业为其门店配送药品。

2004 年 4 月 1 日起施行的《药品经营许可证管理办法》（原国家食品药品监督管理局令　第 6 号），明确了药品零售企业（零售连锁按照零售企业管理要求执行）的申领条件、申领程序、变更与换发和监督检查，要求各省级（食品）药品监管部门依据本办法制定企业验收实施标准；同时，规定许可证发放由地市级（食品）药品监管部门负责，改变了之前连锁企业、连锁门店分别由省级、地市级监管部门分别审批的做法。《药品经营许可证管理办法》的出台，一方面，零售连锁管理从原来的规范性文件提升到部门规章层次；另一方面，详实、全面的管理内容，也使零售连锁的管理更加规范、更具操作性。

2005 年 9 月 29 日，原国家食品药品监督管理局出台《关于印发〈互联网药品交易服务审批暂行规定〉的通知》（国食药监市〔2005〕480 号），明确设立向个人消费者提供互联网药品交易服务的企业，应为药品零售连锁企业。这个文件的出台对于药品零售连锁企业有较大的利好，随着我国网络销售的兴盛，网上药店也逐渐增加。2017 年 4 月 7 日，原国家食品药品监督管理总局发布《关于落实〈国务院第三批取消中央指定地方实施行政许可事项的决定〉有关工作的通知》，规定药品零售连锁企业可以向个人消费者提供互联网药品交易服务。至此，所有药品零售连锁企业（不包括普通零售门店）均可在网上向消费者销售处方药以外的药品，网上药店开设不再需要许可审批。

2019 年 8 月 26 日，新修订《药品管理法》第五十三条第二款规定，国家鼓励、引导药品零售连锁经营，从事药品零售连锁经营活动的企业总部，应当建立统一的质量管理制度，对所属零售企业的经营活动履行管理责任；第六十一条规定，药品经营企业通过网络销售药品，应当遵守本法药品经营的有关规定。首次在法律层面支持连锁经营模式，并明确药品连锁经营相关责任；同时也将网络销售药品从之前的药品零售连锁企业拓展到所有药品零售企业。

（二）在经营质量监管方面

2000 年 4 月 30 日，国家药监局发布《药品经营质量管理规范》（局令　第 20 号），自 2000 年 7 月 1 日起施行，分药品批发和药品零售的质量管理。2000 年 11 月 16 日，出台《关于印发〈药品经营质量管理规范实施细则〉的通知》（国药管市〔2000〕526 号），在药品批发部分增加零售连锁的表述，仍分两部分，分别为药品批发和零售连锁、药品零售的质量管理。

2003 年 4 月 24 日，原国家食品药品监督管理局出台《关于印发〈药品经营质量管理规范认证管理办法〉的通知》（国食药监市〔2003〕25 号），对连锁企业的 GSP 认证工作做出规定，明确连锁门店数量抽查比例；对于认证后改变了经营规模和经营范围，或在经营场所、经营条件等方面以及门店数量上发生变化的，由省级药品监督管理部门组织专项检查。

2013 年 6 月 1 日，原卫生部公布的新版《药品经营质量管理规范》施行，质量管理要求明显提高。2014 年 2 月 25 日，原国家食品药品监督管理总局出台《关于印发药品经营质量管理规范现场检查指导原则的通知》（食药监药化监〔2014〕20 号），明确连锁企业的总部和配送中心按照药品批发企业检查项目开展检查，连锁门店按照药品零售企业检查项目开展检查。2015 年 6 月 25 日，原国家食品药品监督管理总局公布新的《药品经营质量管理规范》（总局令　第 13 号），除了发布主体变化以外，其内容与 2013 版并无区别。2016 年 7 月 13 日，针对药品电子监管码的取消和疫苗管理的加强，原国家食品药品监督管理总局公布第 28 号令，对 2015 版《药品经营质量管理规范》进行了部分修改，其后，《药品经营质量管理规范现场检查指导原则》也进行了修订。

2019 年 12 月 1 日生效的新修订《药品管理法》规定，从事药品经营活动，应当遵守药品经营质量管理规范，建立健全药品经营质量管理体系，保证药品经营全过程持续符合法定要求。该法未再有 GSP 认证的内容，实际取消了实行 10 多年的药品 GSP 认证制度，此后，药品监督管理部门重点强化事中事后监管，要求企业持续符合 GSP 规范要求。

三、我国药品零售连锁企业监管存在问题

随着连锁企业的快速发展，当前一些监管制度已不能适应监管形势的需要，主要表现在连锁企业的制度规定与监管事权、统一管理、网络售药等三个方面。

（一）连锁企业的制度规定与监管事权问题

药品零售连锁企业有总部、配送中心和门店之分，连锁总部及其配送中心从机构设置、人员配置、制度管理、硬件设施以及药品购进、验收、储存、配送等方面都与一般批发企业无异，其区别就是药品只能销售给企业所属的门店；至于门店，从药品购进、陈列、检查、销售等方面，与普通零售药店没有差别。由于连锁企业集批发和零售于一体，其经营方式实质是独立于批发、零售的第三种状态。当前新修订《药品管理法》仅对连锁经营作出原则性规定，零售连锁具体设置要求、总部的管理责任以及违规后应承担的法律责任，还需要配套行政法规或部门规章予以进一步明确。部门规章《药品经营许可证管理办法》《药品流通监督管理办法》均已制定十多年，时下社会经济发展环境以及药品监管形势已与之前大不相同，也未将连锁经营方式及其特点进行单独描述，亟需进行修订。另外，由于各地药品监管机构模式不一，零售连锁企业特别是其总部监管事权划分也有所不同，有的地区，许可和监管事权统一归一个监管部门；有的地区，则许可与监管事权进行分离，一个归市级市场监管部门或市级行政审批部门，一个归省级药品监管部门的派出机构，如权责不清晰，容易造成工作上的衔接不畅或出现推诿现象。

（二）连锁企业的统一管理问题

当前，国家药品监管部门没有对药品零售连锁企业的统一管理进行详细的界定，也就导致了全国各地有了不同的理解和规定。江苏出台了连锁企业"八统一"，在企业管理、企业标识、质量控制、人员管理、采购配送、财务管理、服务承诺、网络管理等八个方面实行统一；安徽规定连锁企业应统一商号、统一采购、统一储存、统一配送、统一管理。在统一配送方面，宁夏

要求直营门店必须实行总部统一配送，加盟店则没有具体规定；而江苏、安徽则规定所有门店都必须实行总部统一配送，不得自行采购药品。在财务管理上，江苏作出要求，必须统一财务管理，不少地区则没有具体规定。在委托配送上，有的地区规定连锁企业可以一个药品批发企业进行，有的地区则进一步明确委托的药品批发企业，只能是与连锁企业同一法人的单位。

（三）连锁企业的网络售药监管问题

这几年网络售药的放开，普通零售药店也有机会触网，但就总体而言，由于企业规模、发展规划以及各方面资源优势，使得网络售药企业中连锁企业参与数量占绝对多数。或因缺乏相关管理规定，或因企业管理制度不健全，使得连锁企业在内的网络售药还存在一些问题。如：在 GSP 规范中对实体门店中的药品陈列有较为详细规定，要求设置醒目标志，类别标签放置准确，处方药、非处方药分区摆放，药品与非药品分开放置，网络销售药品如何陈列显示则缺乏相关规定；编者在某一连锁企业 APP 查询时，输入"皮炎"，下面出现的商品有若干，有处方药、非处方药，更有消毒类产品、进口化妆品、敷料类医疗器械等非药品，且药品、非药品下方均赫然写着"药监认证"，使用监管部门特定文字进行描述，很容易给患者造成概念上的混淆和消费的误导；部分药品展示的宣传用语明显超出说明书范围；网络售药中店铺名称与其营业执照、药品经营许可证中名称不一致，药品经营许可资质材料未在网页或 APP 的显著位置公示，个别甚或未公示；在处方药销售方面，不少互联网医疗问诊流于形式。另外，对于网络售药后生成的网页、音频、视频等电子信息怎样进行保存，都缺乏这方面的制度性规定。

四、完善我国药品零售连锁企业监管的对策建议

以上监管制度中存在问题，在一定程度上影响了我国对药品零售连锁企业的监管，如不及时解决，可能会给整个药品零售连锁行业的健康发展带来负面影响，同时也可能会危及广大人民群众的用药安全有效可及，为此，需要从以下四个方面采取对策。

（一）建立健全药品零售连锁的监管制度

根据新修订《药品管理法》对相关行政法规和部门规章进行"立、废、改"。对《药品管理法实施条例》进行修订，针对连锁企业的实际情况，增加药品零售连锁的管理规定，明确总部及其对门店的企业主体管理责任，对违反连锁管理规定的行为，根据不同情形设立责令改正、警告、罚款，甚至吊销许可资格的行政处罚。对《药品经营许可证管理办法》进行修订，改变过去那种将"零售连锁"解释为"零售"的不合理规定，针对连锁企业的总部、配送中心和零售门店同时存在的情况，对其管理机构、质量制度、仓库设施、信息系统、物流配送以及销售管理等开办条件进行明确。同时，结合各地大市场监管机构改革情况，合理划分省级药品监管部门及其派出机构和市县市场监管、行政审批部门对连锁总部、连锁门店的监管事权；建立省、市、县三级监管信息平台，实现连锁总部、连锁门店监管信息和监管数据的共享，定期开展横向、纵向部门间交流沟通，全面形成监管与服务合力；对连锁企业的办理程序、变更换发进行明确，方便企业和各级药品监管部门和行政审批部门开展相关行政许可工作。

（二）统一连锁企业的许可条件和管理要求

在征求意见的基础上，及时出台全国通用的药品零售连锁企业验收标准，制定相关规范性文件，对仓储面积、门店数量、人员资格以及财务管控等重要软硬件条件进行统一，防止因为理解上的偏差而出现标准明显不同，同时也要考虑各地经济发展差异情况，留有适当空间由省级药品监管部门制定省级标准；鼓励各地连锁企业大力发展直营连锁，对于加盟连锁应出台具体措施加强统一管理，明确连锁企业对加盟连锁门店应该负有的管理责任，杜绝"连而不锁""假连锁"；对连锁企业统一管理的要求进行细化，规定连锁企业对同一地级市辖区内的门店实施药品统一配送，对跨地级市或跨省辖区的连锁门店，在经门店和总部所在地药品监管部门批准的基础上，只能委托一家符合要求的药品批发企业进行药品配送，同时，禁止连锁门店以任何理由私自购进药品。对《药品流通监督管理办法》进行修订，明确药品批发企业不得将药品销售给连锁企业的门店，门店不得从连锁企业或其委托配送的批发企业以外的渠道购进药品，违反规定的，按照向无证单位销售药品或从无证单位购进药品给予行政处罚。

（三）完善连锁企业的网络售药监管

当前，我国互联网在日常生活中的应用已十分普及，截至 2021 年 12 月，我国网民规模达 10.32 亿，其中网络购物用户规模达 8.42 亿，较 2020 年 12 月增长 5968 万，2021 年网上零售额达 13.1 万亿元，同比增长 14.1%[12]。网络购物的兴起，适应了人民群众的消费需求。为此，药品监管部门在放开网络售药的同时，应针对当前存在问题，有的放矢，完善制度，全面强化连锁企业在内的网络销售监管。在《药品经营质量管理规范》中增加关于网络售药管理的附录，就线下实体药品零售企业通过企业网站、公众号、APP 以及第三方平台开展网上向消费者销售药品情形，本着"线上线下一致"的管理原则，从人员管理职责、质量管理制度、店铺名称、网上药品展示、证照资质展示、广告宣传、药品物流配送以及电子数据保存等相关内容进行规定，改变当前仅有线下实体零售企业 GSP 标准的现状；根据前期征求意见情况，及时出台《药品网络销售监督管理办法》，进一步明确各级监管部门在网络售药中的监管事权和职责，规范网络药品销售市场秩序，强化第三方平台管理责任，打击网络售药中的违法违规行为，保护合法经营者和消费者的正当权益。就网上销售处方药的问题，药品监管部门和卫生健康管理部门联合开展专项检查，加强网上诊疗的管理，避免虚假的诊疗行为，确保处方来源真实、有效。

（四）强化连锁企业的事中事后经营质量监管

在《药品经营质量管理规范》中增加关于药品零售连锁企业的附录，明确连锁企业及其门店在药品质量管理、购进、采购、销售、计算机管理、药品追溯、数据传输、委托配送、门店间调剂以及药学服务等方面的流程与要求，为企业规范经营、提升质量管理水平提供依据，统一全国连锁企业监督检查标准，便于各级药品监管部门依法开展 GSP 监管。出台相关规定，进一步明确总部对于门店在 GSP 检查中发现的主要缺陷、严重缺陷应该承担的连带管理责任，存在相关问题的连锁门店数量超过一定比例时，可采取风险管控措施暂停整个连锁企业的经营活动，让整个连锁企业承担统一管理不力的不良后果。行业协会监管作为弥补政府监管、市场调节"双重失灵"的有效手段[13]，在强化政府部门监管的同时，积极鼓励零售连锁行业组织开展行业自律，建立健全行业自律制度；开展药品安全信用管理工作，加强与市场监管、行政审批、卫生健康、司法、宣传、银行、税务等多部门间的信息共享和交流，实行信用评定结果全社会公开；拓宽投诉举报渠道，充分利用广大人民群众和社会舆论的力量[14]，实现连锁企业药品监管的社会共治。

参考文献

［1］中国政府网：国务院办公厅转发国务院体改办国家经贸委关于促进连锁经营发展若干意见的通知［DB/OL］. http://www.gov.cn/gongbao/content/2002/content_61800.htm.

［2］中国政府网：关于印发药品零售连锁企业有关规定的通知［DB/OL］. http://www.gov.cn/gongbao/content/2001/content_61315.htm.

［3］王玲玲. 药品零售连锁企业供应商评价研究［D］. 长春：吉林大学，2010.

［4］国家药品监督管理局：统计信息［DB/OL］. https://www.nmpa.gov.cn/zwgk/tjxx/index.html.

［5］搜狐网：医药新零售 4.0 时代，2020–2021 年度中国药店百强榜权威发布！［DB/OL］. https://www.sohu.com/a/470863986_100071078.

［6］彭昆. 药品零售连锁行业发展尚处于初级阶段［D］. 昆明：云南大学，2011.

［7］国家统计局：中华人民共和国 2021 年国民经济和社会发展统计公报［DB/OL］. http://www.stats.gov.cn/tjsj/zxfb/202202/t20220227_1827960.html.

［8］王平. 药品零售连锁发展研究——以老百姓大药房为例［D］. 湘潭：湘潭大学，2009.

［9］逢增志. 关店 or 扩张，重新审视龙头连锁的发展机遇［N］. 21 世纪药店，2021–12–5（2–3）.

［10］广东省药品监督管理局：药品公告［DB/OL］. http://mpa.gd.gov.cn/zwgk/jgxxgk/ypgg/index.html.

［11］国家药品监督管理局：国家药监局公布 5 起药品安全专项整治典型案例［DB/OL］. https://www.nmpa.gov.cn/yaopin/ypjgdt/20220420174434189.html.

［12］中国互联网络信息中心. 第 49 次中国互联网络发展状况统计报告［R］. 2022.

［13］陈韦君. 我国行业协会对市场监管的法律问题研究［D］. 赣州：江西理工大学，2017.

［14］邹新凯. 我国药品零售企业信用管理体系探讨［D］. 南昌：南昌大学，2013.

本文首发于《中国食品药品监管》，2018 年第 12 期，有删改

获益与风险视角下的地标中药饮片跨省流通监管问题分析

丁瑞琳[1]，蒋蓉[1]，邵蓉[1]

1. 中国药科大学药品监管科学研究院 / 国家药品监督管理局药品监管创新与评价重点实验室

摘要：目的：为解决执行地方标准的中药饮片（以下简称"地标中药饮片"）跨省流通的争议问题提供思路和理论支持。**方法：**通过文献研究、访谈调研和案例分析梳理我国地标中药饮片跨省流通监管现状，基于利益相关者理论探讨相关主体的获益与风险，从获益、风险平衡的视角提出相关政策建议。**结果：**有条件地允许地标中药饮片跨省流通更符合获益/风险平衡的科学监管理念，但监管效果取决于监管策略的科学性。**结论：**建议药品监督管理部门厘清中药饮片两级标准的关系，差异化收载品种；通过较高层级的法律文件明晰地标中药饮片跨省销售的监管要求；丰富监管措施和手段，依据国情逐步调整地标中药饮片的跨省流通要求。

关键词：地方标准；炮制规范；中药；饮片；流通；利益相关者

中药饮片是中医临床辨证施治的重要物质基础，既可根据中医处方调剂入药，又可作为中成药的生产原料，系中药产业三大支柱之一[1]。近年来，随着《中华人民共和国中医药法》《中医药发展战略规划纲要（2016—2030年）》等相关法律、政策出台，我国中医药实现现代化发展，中医药服务能力逐步提升，中医药产业已步入利好发展时期，人民群众对中医药的需求越来越旺盛[2,3]。2019年我国中药饮片市场规模已达到1932.5亿元[4]。2020年新冠疫情暴发以来，苍术、陈皮等25种中药饮片成为疫情防控重点保障物资，多个中药方剂被写入国家卫生健康委官方诊疗方案，可见临床需求量仍将继续增加，预计2022年将超过2600亿元[5-7]。

2022 年 3 月，全国省际中药材采购联盟正式启动中药饮片集中采购，初步纳入了黄芪、党参片、金银花等 21 个常见饮片品种，并将逐步扩大采购的品种范围[8]。在此背景下，可预见我国中药饮片流通产业将继续快速发展，中药饮片跨省流通将更加活跃，维护中药饮片规范的流通环境，保障饮片安全、可及是当前时期的重要任务。

但长期以来，我国各界对地标中药饮片跨省流通问题存较大争议。据各省药品监督管理局官方网站和裁判文书网数据的不完全统计，2019 年以来各界主体向药品监管部门咨询地标中药饮片跨省流通监管要求的咨询留言超过170 条，与地标中药饮片跨省流通有关的司法案件超过 10 起。各地药品监管部门、司法部门的观点不尽相同，甚至出现了"同案不同管""同案不同判"的情况，一定程度上影响了中药饮片的良好流通秩序和行政、司法机关的公信力，不利于中药产业高质量持续发展[9-12]。

本文拟通过文献研究、访谈调研和案例分析等方法明确中药饮片流通的核心法律依据，梳理地标中药饮片跨省流通的情形和监管现状，依据利益相关者理论剖析不同监管策略下相关主体的获益与风险，以期为解决地标中药饮片跨省流通的争议问题，完善中药饮片监管体系，保障中药饮片安全可及提供思路与政策建议。

一、地标中药饮片跨省流通的情形

地标中药饮片跨省流通问题涉及两类主体、三个地点。主体包括生产主体（即饮片生产企业）和经营主体（含饮片批发企业、零售企业和医疗机构）；地点包括饮片标准发布地、饮片生产地和饮片销售地。通过分析上述主体和地点的关系，可利用模拟场景和实际案例总结中药饮片跨省流通的情形（图 1）。

设有 A、B、C 三省份，每省均有中药饮片的地方炮制规范，B 省有一生产企业甲炮制饮片销往异地，具体可能产生三种情形。

①情形 1：甲按照 A 地标在 B 省生产后流通至 A 省销售、使用。如福建省药品监督管理局在线信箱中所咨询情形，甘肃生产企业按照《福建省中药饮片炮制规范》生产并在福建省销售[13]。

②情形 2：甲按照 B 地标在 B 省生产后流通至 A 省销售、使用。如"童

小龙、宜春市老百姓医药连锁有限公司昌黎店买卖合同纠纷案"中，涉案药品西洋参粉是由云南省文山华信公司生产，生产执行的标准为《云南省中药饮片炮制规范》，于江西省宜春市进行销售[10]。

③情形 3：甲按照 C 地标在 B 省生产后流通至 A 省销售、使用。如"樵彬诉广州市越秀区市场监督管理局案"中，涉案药品丹参粉是由安徽省企业在安徽省亳州市生产，生产执行的标准为《四川省中药饮片炮制规范》，于广东省广州市进行销售[11]。

此处需要说明的是，在实践中还存在一种情形与上述情形相似，即甲按照 C 地标在 B 省生产后在 B 省销售、使用，该情形本质为地标的异地适用问题，不涉及饮片的实际跨省流通，且其分析内容可囊括于情形 3 之中，因此在本文中未单独提出。

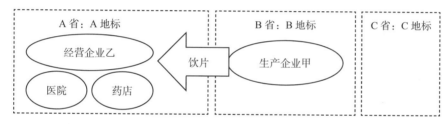

图 1　地标中药饮片跨省流通的情形

上述三种情形在我国药品流通性增强的背景下愈发常见，相关争议更多集中于情形 2 和情形 3，争议品种多为无国家标准和生产 / 流通地地方标准的中药饮片。

二、地标中药饮片跨省流通的监管现状

通过文献研究、检索国家及各省药品监管网站、咨询和访谈药品监管人员，本文系统梳理了目前我国国家与地方两个层面对地标中药饮片的跨省流通的监管现状。

（一）国家层面

2010 年，原国家食品药品监督管理局在给原浙江省食药监局的《关于中药饮片炮制规范适用范围的复函》（食药监注函〔2010〕46号）中强调："各省、自治区、直辖市药品监管部门制定、颁布的中药饮片炮制规范仅适用于本辖区内中药饮片的生产、销售和检验等。"但此文件并未解决各地对地方炮制规范适用的争议。

根据《党政机关公文处理工作条例》第八条第十四项规定，函适用于不相隶属机关之间商洽工作、询问和答复问题、请求批准和答复审批事项。故函是对某一问题作出的具体操作性解释，原则上不会设定相对人的权利和义务，也就不具有普遍约束力[14]。且该复函是原国家食品药品监督管理局针对原浙江省食药监局的请示答复，并且未抄送其他省级药品监督管理部门，因此不具有普遍法律效力。

现行药品管理法第四十四条第二款规定，中药饮片应当按照国家标准和省级中药炮制规范（以下简称"省级炮制规范"），国家标准优先，不符合国家药品标准和省级炮制规范的不得出厂、销售。但由于该法条未明确指出省级炮制规范的适用范围，故目前监管主体、司法主体、饮片生产经营企业等利益相关主体仍然对该问题存在不同理解。

（二）省级层面

由于相关法律法规尚未对地标中药饮片跨省流通问题进行明确规定，我国各地药品监督管理部门的监管态度不尽相同，甚至同一省份的监管意见也可能随时间多次改变[15, 16]。考虑到时效性、可操作性和药品监管体系差异，本文仅统计近3年我国大陆31省（未包括港、澳、台行政区）对地标中药饮片跨省流通的监管意见。

1. 监管态度

如图2所示，大多数省份允许情形1的地标中药饮片跨省流通，数量占统计省份的41.9%；对于情形2和3，持禁止态度的省份数量更多，均占比45.2%，持允许态度的省份分别占比38.7%、32.3%；另还有部分省份对3种情形的监管态度尚不明确，分别占比32.3%、16.1%、22.58%，如山西、河南、湖北等。

同时允许3种情形的地标中药饮片跨省流通的省份主要集中于我国东部和西部地区，如重庆、安徽、湖南、新疆等；而持禁止态度的省份主要集中于东部地区，如天津、上海、江苏、浙江等（图3）。

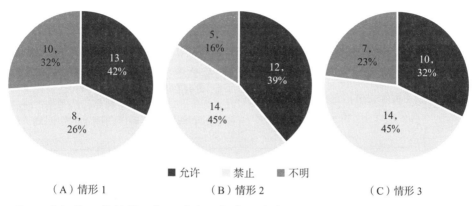

■ 允许　□ 禁止　■ 不明

（A）情形 1　　　　　　（B）情形 2　　　　　　（C）情形 3

图 2　省级药品监督管理部门对地标中药饮片跨省流通问题三种情形的监管态度

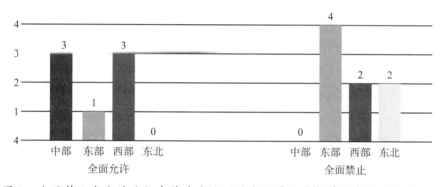

图 3　全面禁止或允许地标中药跨省流通的省级药品监督管理部门的地区分布

2. 监管意见来源

据统计，我国各省近 3 年关于地标中药饮片跨省流通的监管意见绝大多数来源于官网公告、在线咨询；仅极少数省份发布了批复 / 复函或规范性文件，具体可见表 1。

三类来源中，官网公告、在线咨询受理的是个人和企业在对省级各政府部门办事过程中有关法规、政策、程序等问题的咨询，属于指导性意见，不具有法定效力；批复 / 复函原则上不具有普遍约束力，仅有规范性文件具正式的法律效力。

表 1　近 3 年我国各省发布与地标中药饮片跨省流通有关的批复 / 复函或规范性文件

地方	文件名称	主要监管意见
山东	《关于促进山东省中药产业高质量发展的若干措施》	根据公众用药和临床组方需要，药品经营企业和医疗机构可以购进、销售、使用中药饮片生产企业依国家药品标准和生产企业所在地省级药品监管部门制定的炮制规范生产的中药饮片
辽宁	《辽宁省药品监督管理局关于进一步规范中药饮片生产使用管理的通知》（辽药监生〔2020〕20 号）	除国家药品监督管理局另有规定外，我省中药饮片生产企业应当依照国家药品标准或辽宁省中药炮制规范生产销售中药饮片
上海	《上海市药品监督管理局关于执行《上海市中药饮片炮制规范》2018 年版的通知》（沪药监药注〔2019〕83 号）	本市各单位生产、经营、使用的中药饮片，应符合《中国药典》和《炮制规范》2018 年版凡例、通则、附录项的有关要求。基于国家对于地方中药饮片管理的严格规范，未有国家统一标准的中药饮片暂时在全国流通使用中，存在合规性障碍
江西	《江西省药品监督管理局关于对江西景德中药股份有限公司《关于中药饮片企业执行各省地方炮制规范的申请报告》的复函》（赣药监中药函〔2019〕9 号）	中药饮片企业可以生产销售符合国家药品标准或本省（市）、外省（市）省炮制规范的合格中药饮片。如今后国家出台相关规定，按照新规定执行

三、不同监管策略下的相关利益主体的获益、风险分析

（一）地标中药饮片流通政策的相关利益主体

地标中药饮片流通政策的主要利益相关主体包括药品监管部门、中药饮片生产企业、经营企业（包括批发和零售企业）、医疗机构和患者。

药品监管部门制定地标中药饮片流通政策；中药饮片生产企业、经营企业实施政策，并接受药品监管部门的监督管理；中药饮片生产企业负责加工中药饮片，并流通至中药饮片经营企业（部分中药企业既是生产企业又是经营企业），药品批发企业将饮片销售给药品零售企业、医疗机构；药品零售企业、医疗机构按照政策要求为患者提供、使用中药饮片；患者因饮片的安全

性和可及性而受地标中药饮片流通政策的影响，但同时也向药品监督管理部门反馈政策实施效果（图4）。

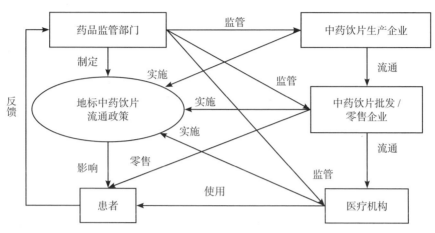

图 4 中药饮片流通政策的主要利益相关者及其关系

（二）禁止策略对相关利益主体的影响

1. 中药企业

在完全禁止地标中药饮片跨省流通的监管策略下（以下简称"禁止策略"），地标中药饮片只能在本地经营使用，因此一定程度上能够增加饮片生产企业探索地方特色饮片品种和优化炮制方法的动力，为具特色品种的中药企业发展提供了空间。

但另一方面，更多的饮片生产企业的经营范围和市场受到限制，饮片生产企业营收下降，改良工艺和创新发展的计划很可能受到资金限制而难以开展。对于饮片批发和零售企业而言，实施禁止策略将形成一定的地方保护主义和垄断，致使相关经营单位在市场运行中缺少公平竞争的机制，不仅不利于对于中药饮片价格的管控，更可能严重影响到中药产业的持续发展[17]。

2. 医疗机构和患者

近年来我国饮片质量日益提升，但因中药讲究药材的"道地性"，推崇产地加工炮制，且不同地区的地标编制与监管水平不同，故不同产地的饮片质量仍存在差异[4, 18]。对于部分地标制定水平较高、纳入品种较为全面的省份而言，禁止策略可能在短期内有利于保证局部地区的中药饮片质量，保障患者用药安全。

但从更长期、广泛的视角来看，随着跨省商贸活动更加频繁，人口的流动性增加，药品和处方的流通性增强，地域之间的用药习惯必然相互渗透，使得中医药的临床需求更加多样化，患者和医疗机构使用地标中药饮片的情形将更加普遍[19, 20]。在禁止策略下，当临床需求的品种为本省中药饮片炮制规范未收载的品种时，医疗机构能够为患者开具适宜的药方，却无法提供饮片，只得陷入"有方无药"的尴尬境地；而此类患者只得面临两种选择，一是花费多余的时间和路费成本前往异地购药，二为放弃该方剂，改用非中医药治疗途径，抑制患者使用中医药诊治的积极性，不利于中医药传承创新发展[21, 22]。

另一方面，当大量临床需求未得到满足时，容易滋生非法经营中药饮片的黑市乱象，让不具资格、仅为牟利的不良主体在此环节牟取暴利，可能造成市面上涌现出大量假劣中药饮片，对患者用药安全构成巨大威胁[23]。

3. 药品监管部门

对于药品监管部门而言，禁止策略的管理方式更加单纯，可操作性强，执行效率高，故其短期内耗费的行政资源相对更少，能在短期内保障本地流通饮片的质量，有利于地方经济发展。并且由于近年来未出台更新的法律法规明确地标中药饮片跨省流通的监管要求，故不少省份仍然以2010年原国家食品药品监督管理局《关于中药饮片炮制规范适用范围的复函》为执法依据，认为此做法合法性更高。

从风险面分析，禁止策略会给中药企业的生产经营和患者药品的可及性带来一定程度的不利影响，因此该策略的实施易引发行政纠纷（包括行政复议和性质诉讼），可能对药品监管部门造成较大行政压力。另一方面，纯粹的禁止策略可能造成地方产业垄断，可能涉嫌违反《药品管理法》第一百一十条禁止排斥非本地区药品进入本地区的规定，可能面临一定的法律风险[24]。

（三）允许策略对相关利益主体的影响

允许地标中药饮片跨省流通的监管策略（以下简称"允许策略"）的风险和获益与禁止策略大致相对，即前者风险的对立面为后者的获益。

1. 中药企业

宏观来看，允许策略下中药企业的生产、经营范围将更加广阔，市场竞争将更加充分，有利于鼓励企业探索创新、优化技术。但短期内对于部分地方企业可能产生较大的竞争压力，若其未能成功寻得自身优势可能进一步拉大地区之间的中药产业水平差距。

2. 医疗机构和患者

允许策略有利于提高患者的中药饮片可及性，能帮助医疗机构更好地提供特色化的中医药服务，更符合鼓励中医药传承创新的政策背景。

但"一刀切"的允许策略也存在风险。我国地域辽阔，中药品种因生产环境不同而具有不同疗效和特点，饮片名称、用药习惯的地区差异较大，存在"同名异物"和"异物同名"的现象，不加任何限制地允许地标中药饮片跨省流通可能带来医疗风险和质量隐患[25, 26]。

3. 药品监管部门

相比禁止策略，允许策略能够减少药品监管部门的行政纠纷；在允许地标中药饮片跨省流通的前提下，监管的手段更加丰富，政策可调控、裁量空间大，监管策略可持续性强。但也正因如此，对药品监管部门的科学监管能力要求更高，且短期内耗费的行政资源也较多。

综上，有条件地允许地标中药饮片跨省流通更符合获益风险平衡的科学监管理念，但监管效果取决于监管策略的科学性。

四、讨论与建议

（一）厘清两级标准的关系，差异化收载品种

地标中药饮片跨省流通的争议问题产生于我国中药饮片国家、地方两级质量标准的特殊管理体制下，故从根本解决该问题原因需厘清两级标准关系。

从体系上来看，中药饮片的国家标准包括《中国药典》、饮片注册标准和国家层面的饮片炮制规范。我国现行的 2020 年颁布的《中国药典》收载药材及饮片 616 种，中药饮片标准 838 种[27]；因尚未对中药饮片全面实施审批管理，目前仅有人工牛黄、青黛、冰片等 20 个饮片注册标准[28, 29]。我国现行的国家层面的饮片炮制规范是 1988 年原国家卫生部颁布的《全国中药炮制规范》，收载中药炮制 554 种、中药饮片炮制品种 994 种，但因制定时间较早目前已较少被使用[27, 30, 31]。近年来，国家药典委员会不断推进《全国中药饮片

炮制规范》的编制工作，并于 2021 年对《全国中药饮片炮制规范》炮制通则与纳入的 149 个炮制品种的草案公开征求意见，但尚未颁布正式版本，故该规范目前尚不具备法律效力[32]。

由于地域辽阔，各地的中药植物性质、用药习惯等存在差异，我国 31 个省级行政区均根据本地实际情况制定了省级炮制规范，但各省炮制规范的修订年份、收载炮制品种的数量存在较大差异，且省级炮制规范与《中国药典》《全国中药炮制规范》（1988 年版）存在大量重复收载的品种和标准[20, 27]。

因此，解决地标中药饮片跨省流通问题需要从标准实施的目的出发，区别制定各类标准的内容，差异化收载品种。一方面应继续完善《全国中药饮片炮制规范》，优先将各省临床使用量大、地方标准存在差异的饮片品种纳入国家统一炮制规范，对于《全国中药饮片炮制规范》已有且炮制规范无差异的饮片品种，各地方规范不再重复纳入。另一方面，推动落实《省级中药饮片炮制规范修订的技术指导原则》，努力提高省级饮片炮制规范的修订水平，尽力平衡各地省级炮制规范质量，减小各地饮片监管水平差异，为促进药品规范流通打好基础。

（二）通过较高层级的法律文件明晰地标中药饮片跨省销售的监管要求

目前我国各地对于地标中药饮片跨省流通的监管态度迥异，有近 1/3 的省份未通过公开渠道明确其对地标中药饮片跨省流通各个情形的监管要求，另有超过 1/3 的省份禁止某些情形的地标饮片跨省流通，但主要是通过不具法律效力的官网公告、在线咨询形式告知相关主体，其主要原因是缺乏高层及法律文件的明确规定[14, 17, 21]。

建议通过药品管理法等较高层级的法律文件明确允许地标中药饮片跨省流通的监管态度，通过《药品管理法实施条例》或药品生产、流通领域的部门规章明确具体监管要求，为中药饮片的生产经营、药品监管部门的执法管理、司法部门的案件审判提供法律依据，在保证法律稳定性的同时保证执法的可操作性，给予药品监管部门科学调整管理策略、自由裁量的空间。在上述法律规定生效后，药品监管部门应及时废止既往发布的与新法不一致的相关文件和通知，并通过规范性文件或其他醒目形式通知相关利益主体，做好新规定的实施落地工作。

（三）丰富监管措施和手段，依据国情逐步调整地标中药饮片的跨省流通要求

通过不同策略对相关利益主体的获益、风险分析，可知单纯的禁止或允许策略都不可取，应转变监管理念"以疏代堵"，在允许地标中药饮片跨省流通的前提下，由药品监管部门明确具体要求，丰富监管措施和手段，并依据我国国情变化逐步调整、优化监管的策略。

建议在高层级法律明确规制地标中药饮片跨省流通问题前，各省对于临床确有需要的异地品种，可由相关利益主体申请，将该品种炮制规范纳入本地饮片标准中，在合理控制风险的前提下，尽可能科学、合法地满足人民群众的用药需要和保健需求。而地标中药饮片跨省流通的相关法律规定出台后，国家及地方药品监管部门应尽快细化监管要求，根据我国中药产业发展情况，考虑相关主体的素质、能力和接受程度和药品监管部门自身监管水平区分情形逐步放开地标中药饮片的跨省流通要求。例如，情形 1 和情形 2 相比情形 3 涉及的地方、主体更少，关系较简短，故在政策实施初期，各省药品监管部门沟通交流渠道尚未完全畅通、协同监管能力尚未达到理想水平时，可以先允许情形 1 和情形 2 下的地标中药饮片流通；随后依据相关条件变化调整允许的情形和监管的措施。

另一方面，着重针对关键风险点制定特殊要求，如要求中药饮片注明执行标准，以便于医生和药师了解药品相关信息，指导患者用药；对于存在"同名异物"和"异物同名"现象的品种，在醒目位置增加用于辨别的提示符号或鉴别图片等差异性信息。

五、结语

我国针对地标中药饮片跨省流通尚无明确法律规定或解释，各省药品监管部门态度尚不统一，出台的监管意见法律效力较弱，阻碍了我国中药产业高质量持续发展，影响药品监管部门的公信力。本文通过相关利益主体的获益、风险分析，建议药品监管部门从问题根本入手，厘清中药饮片两级质量标准关系，完善、规范两级标准的形式与内容；通过高层级法律文件统一地

标中药饮片跨省流通规定；依据我国行业、监管背景和条件变化，利用灵活多样的监管措施和手段，分情形逐步放开地标中药饮片跨省流通的限制。

参考文献

［1］张雪，孙婷，孙婉萍，等. 我国中药饮片行业发展现状及存在的问题研究［J］. 中国药房，2018，29（13）：1734-1737.

［2］中央人民政府. 国务院关于印发中医药发展战略规划纲要（2016—2030 年）的通知［EB/OL］. (2016-02-26)［2022-03-30］. http://www.gov.cn/zhengce/content/2016-02/26/content_5046678.htm.

［3］潘锋. 我国中医药事业已进入新的历史发展时期——访中国工程院院士、天津中医药大学校长张伯礼教授［J］. 中国医药导报，2019，16（22）：1-6.

［4］李美英，李先元. 我国中药饮片产业现状的分析与思考［J］. 中草药，2022，53（2）：635-640.

［5］工业与信息化部. 疫情防控重点保障物资（医疗应急）清单［EB/OL］. (2020-02-14)［2022-03-30］. https://www.miit.gov.cn/ztzl/rdzt/xxgzbdgrdfyyqfkgz/tzgg/art/2020/art_8ac3f70d70a14e8abbce47d08bdbfd8d.html.

［6］国家卫生健康委. 关于印发新型冠状病毒肺炎诊疗方案（试行第八版 修订版）的通知［EB/OL］. (2021-04-14)［2022-03-30］. http://www.nhc.gov.cn/yzygj/s7653p/202104/7de0b3837c8b4606a0594aeb0105232b.shtml.

［7］梁倩，陈弘毅，闫祥岭. 中药饮片首次集采启动 行业重整或提速［N］. 经济参考报，2022-03-30(006).

［8］邹臻杰. 中药饮片集采报量将结束 核心仍是建立质控标准［N］. 第一财经日报，2022-03-16(A06).

［9］中国裁判文书网. 康美药业股份有限公司、深圳市市场监督管理局南山监管局质量监督检验检疫行政管理：其他（质量监督）二审行政判决书［EB/OL］. （2019-12-02）［2022-04-03］. https://wenshu.court.gov.cn/website/wenshu/181107ANFZ0BXSK4/index.html?docId=6169552f528f4c229ccfab16011240a6.

［10］中国裁判文书网. 童小龙、宜春市老百姓医药连锁有限公司昌黎店买卖合同纠纷二审民事判决书［EB/OL］. (2021-01-05)［2022-04-03］. https://wenshu.court.gov.cn/website/wenshu/181107ANFZ0BXSK4/index.html?docId=ce56e05c970a4fceab44aca3003579f2.

［11］中国裁判文书网．樵彬与广州市越秀区市场监督管理局食品药品安全行政管理（食品、药品）一案行政二审裁定书［EB/OL］．（2020-10-09）［2022-04-03］．https://wenshu.court.gov.cn/website/wenshu/181107ANFZ0BXSK4/index.html?docId=54384e636a2d426fb8cbac4700864023.

［12］中国裁判文书网．浙江知元堂生物药业有限公司、郑州市金水区市场监督管理局质量监督检验检疫行政管理：其他（质量监督）二审行政判决书［EB/OL］．（2021-02-01）［2022-04-03］．https://wenshu.court.gov.cn/website/wenshu/181107ANFZ0BXSK4/index.html?docId=4e1a8da083604301838eacc2009f0379.

［13］福建省药品监督管理局．中药饮片流通问题［EB/OL］．（2021-09-06）［2022-04-03］．https://yjj.scjgj.fujian.gov.cn/gzcy/zxxx/detail.htm?chnlIds=1007,1008,1009,1010&siteId=321&letterId=764073.

［14］林振顺．对中药饮片炮制规范适用范围的探讨与思考［N］．中国医药报，2019-12-31（003）．

［15］张瑜华．按照地方炮制规范生产的中药饮片能否跨区域销售［N］．中国医药报，2020-01-13（003）．

［16］江苏省食品药品监督管理局．关于进一步加强流通环节中药饮片质量监管的通知［EB/OL］．（2012-10-29）［2022-04-03］．https://www.doc88.com/p-8856145321845.html.

［17］赵林．中药材和中药饮片若干监管政策规制问题的探讨［J］．中国食品药品监管，2019（10）：52-67.

［18］张军，石典花，戴衍朋，等．58家医疗机构中药饮片调研及质量提升相关建议［J］．中国医院，2022，26（2）：36-38.

［19］柯云峰．应允许地方炮制规范收录的中药饮片在全国范围流通使用［J/OL］．（2017-03-13）［2022-05-11］．https://med.sina.com/article_detail_103_1_22208.html.

［20］陈钰婷，孙树周，温颖婉，等．浅议我国地方中药饮片炮制规范的执行策略［J］．中国食品药品监管，2021（1）：65-74.

［21］张海．关于地方中药饮片炮制规范适用问题的思考［N］．中国医药报，2020-04-17（003）．

［22］张玉鹏．按地方炮制规范生产的中药饮片跨省销售问题的争议及解决对策

[EB/OL]. (2022-05-10) [2021-11-11]. http://www.cnpharm.com/c/2021-11-11/808766.shtml.

[23] 光旭峰. 地方中药饮片炮制规范制定的现状研究与建议 [J]. 临床医药文献电子杂志, 2019, 6 (31): 174, 176.

[24] 宜宾市市场监督管理局. 郑州中院: 在河南省销售适用外省炮制规范的中药饮片, 按劣药论处! [EB/OL]. (2021-02-03) [2022-04-05]. http://scjgj. yibin.gov.cn/sy/ztzl/yasf/202102/t20210203_1419969.html.

[25] 王玲玲, 张永文. 基于药品技术审评要求的中药饮片质量问题浅析 [J]. 南京中医药大学学报, 2022, 38 (2): 166-171.

[26] 刘广东, 康小奇. 浅谈中药饮片临床调配给付现状与思考 [J]. 延安大学学报 (医学科学版), 2017, 15 (4): 76-78.

[27] 孙婉萍. 全国地方中药饮片标准现状分析及标准中制定医学项的方法研究 [D]. 沈阳: 辽宁中医药大学, 2021.

[28] 刘学平, 王春艳, 高珣, 等. 我国中药饮片质量问题及强化监管的对策 [J]. 实用药物与临床, 2018, 21 (9): 1081-1084.

[29] 任壮, 黄心. 建议加快实行中药饮片批准文号管理 [N]. 中国中医药报, 2017-02-23 (005).

[30] 邹宜諠, 陈云, 邵蓉, 等. 浅谈中药炮制及其辅料的监管现状与完善 [J]. 中国新药杂志, 2018, 27 (20): 2346-2350.

[31] 王琦, 孙立立, 贾天柱. 中药饮片炮制发展回眸 [J]. 中成药, 2000 (1): 35-60.

[32] 国家药典委员会. 关于《全国中药饮片炮制规范》炮制通则草案的公示 [EB/OL]. (2021-08-30) [2022-03-31]. https://www.chp.org.cn/gjyjw/zy/16326. jhtml.

本文转载自《中国药房》, 2022 年第 33 卷第 16 期

我国医疗器械唯一标识数据库及其应用的探讨

易力[1]，李军[2]，郭媛媛[3]，余新华[1]

1. 中国食品药品检定研究院；2. 国家药品监督管理局；
3. 国家药品监督管理局信息中心

摘要： 本文概括了我国医疗器械唯一标识数据库的特点，分析了我国医疗器械唯一标识数据库的核心数据项，提出了医疗器械注册人/备案人填写唯一标识数据库注意事项和关注点，为各相关方积极应用相关数据提供参考。

关键词： 医疗器械唯一标识；医疗器械唯一标识数据库；数据项

2019 年 8 月，国家药监局发布《医疗器械唯一标识系统规则》（以下简称《规则》），建立由医疗器械唯一标识（unique device identifier，UDI）、UDI 数据载体和医疗器械唯一标识数据库（unique device identification database，UDID）共同组成的医疗器械唯一标识系统（unique device identification system，UDI 系统）。UDID 是指储存产品标识（device identifier，UDI–DI）与关联信息的数据库，各方通过其能快速获取器械相关信息，是 UDI 制度落地的具体体现，在 UDI 系统建设中起着至关重要的作用。我国 UDID 于 2019 年 12 月 10 日正式上线，并于 2020 年 3 月 31 日开放数据库共享功能，以查询、下载、接口对接等三种方式，供公众、医疗器械生产经营企业和医疗机构等各方查询使用[1-3]。2020 年 6 月，国家药监局发布了《医疗器械唯一标识数据库基础数据集》（YY/T 1752—2020）和《医疗器械唯一标识数据库填报指南》（YY/T 1753—2020）两项行业标准，用于规范我国 UDID 的建设和数据填报。2021 年 1 月 1 日，首批 9 大类 69 个品种医疗器械试点实施唯一标识，截至 2021 年 8 月 1 日，我国 UDID 中已有约 82 万条主数据，2022 年 10 月 1 日，我国 UDID 中主数据超过 200 万条。

一、我国 UDID 的基本情况

UDID 包括 UDI-DI 和相关信息，我国 UDID 具备以下特点。

1. UDID 是一个静态数据库。只包含 UDI-DI 和相关信息，不包括医疗器械产品具体生产标识（production identifier，UDI-PI）、生产计划、流向等动态信息，需要特别注意的是数据库中虽包含 4 个 UDI-PI 相关数据项，但仅为指示项，用于标明该器械是否包含某特定的 UDI-PI，具体 UDI-PI 的内容无需填写。从而大大减少了企业的数据维护量。

2. 责任主体明确。国家药品监督管理局负责组织建立 UDID，医疗器械注册人 / 备案人负责上传、维护和更新 UDID 中的相关数据，并对数据的真实性、准确性和完整性负责。

3. UDID 数据项和国际接轨。我国 UDID 数据项积极借鉴了《IMDRF UDI 系统指南》中 UDID 核心数据元素[4] 和美国 FDA 全球医疗器械唯一标识数据库（Global Unique Device Identification Database，GUDID），从而降低境外注册人 / 备案人数据填写的工作量。

4. UDID 数据项结构化。在数据项的设计中尽可能避免纯文本内容，例如将医疗器械的使用和操作信息标准化为"储存或操作条件""最低值""最高值""计量单位""特殊储存或操作条件"5 个结构化数据项，避免单一纯文本项导致各方数据格式不统一的现象。

5. 融合当前医改趋势。数据项设计考虑了当前医疗卫生体制改革"三医联动"的要求和医院的使用需求，其中"产品类别（设备或耗材）"和"医保耗材分类编码"是医院在使用医疗器械过程中经常会用到的信息。

6. 兼容多种填报方式。在填报方式上，我国 UDID 提供了多种数据提交方式，分别满足包括网页在线提交、excel 模板导入和接口交换等不同途径，从而兼顾各类企业不同数据量的提交。

7. 提供多种共享方式。UDID 数据提供了全量下载和增量下载的方式。对于增量下载，数据库提供了按照月、周和日的增量数据，满足不同应用场景的需求。对于采用数据接口申报的企业，也可以通过接口的方式实现数据共享查询功能。

8. 包含字段历史版本。由于部分医疗器械产品生命周期长，唯一标识数据库提供历史版本下载功能，有助于市面上库存产品的识别。

9. 提供在线咨询功能。UDID 对公众免费开放并开设了帮助台模块，切实解答企业填报和各方应用数据库中遇到的问题。

10. 兼容当前主流的发码机构。我国医疗器械唯一标识制度采取多发码机构并存的方式，数据库模块中包括发码机构及规则，有助于各方能够正确地解析 UDI 相关信息[5, 6]。

二、我国 UDID 数据项

（一）唯一标识数据库基本数据集

《医疗器械唯一标识数据库基础数据集》（YY/T 1752—2020）规定了 UDID 所涉及的基本数据集的类别、数据子集等相关内容，适用于 UDID 的建设。根据该标准，医疗器械唯一标识数据库基本数据集主要包括医疗器械唯一标识数据库基本信息、医疗器械注册人 / 备案人联系信息和医疗器械唯一标识发码机构信息数据子集，具体类别详见表 1。其中医疗器械唯一标识数据库基本信息数据子集是核心，包括医疗器械产品的相关信息，对于各方快速准确识别医疗器械至关重要，是医疗器械注册人 / 备案人需要维护的主要部分，共包括 42 个数据项，是我国 UDI 的主体。其他两个数据子集包括医疗器械注册人 / 备案人联系信息和发码机构信息，对象并非医疗器械产品本身，填报对象仅需一次创建并及时更新即可。

表 1 医疗器械唯一标识数据库基本数据子集类别表

序号	数据子集类别	数据子集
1	医疗器械唯一标识数据库基本信息相关数据子集	医疗器械唯一标识数据库基本信息数据子集 医疗器械注册人 / 备案人联系信息子集
2	医疗器械唯一标识发码机构信息相关数据子集	医疗器械唯一标识发码机构信息数据子集

（二）UDID 数据项

根据国家药品监督管理局医疗器械唯一标识管理信息系统数据填报说明

V2 版，表 2 列出了我国 UDID 共包括 54 个数据项，以医疗器械唯一标识数据库基本信息数据子集 42 个数据项为基础，增加了 12 个数据项（表 2 中用 * 注明），其中 8 个为注册人 / 备案人填写，4 个为系统自动生成的版本相关信息。截至 2020 年 8 月 1 日，我国 UDID 54 个数据项包括 50 个由医疗器械注册人 / 备案人填写的数据项目和 4 个系统自动生成的项目，在 50 个填写项中包括 23 个必选项、9 个条件必选项和 18 个可选项。

表 2　我国 UDID 数据项

类型	相关数据项
注册人 / 备案人填报	
产品标识相关信息	1. 医疗器械唯一标识编码体系名称；2. 最小销售单元产品标识；3. 最小销售单元中使用单元的数量；4. 使用单元产品标识；5. 产品标识发布日期；6. 产品标识载体 *；7. 是否与注册 / 备案产品标识一致 *；8. 注册 / 备案产品标识 *；9. 是否有本体直接标识；10. 本体产品标识与最小销售单元产品标识是否一致；11. 本体产品标识
产品基本信息	12. 产品名称 / 通用名称；13. 商品名称；14. 规格型号；15. 是否为包类 / 组套类产品；16. 产品描述；17. 产品货号或编号；18. 器械类别（器械或 IVD）*；19. 原分类编码 *；20. 分类编码；21. 医疗器械注册人 / 备案人名称；22. 医疗器械注册人 / 备案人英文名称（如注册证上存在）*；23. 注册证编号或者备案凭证编号；24. 产品类别（设备或耗材）*；25. 磁共振（MR）安全相关信息；26. 是否标记为一次性使用；27. 最大重复使用次数；28. 是否为无菌包装；29. 使用前是否需要进行灭菌；30. 灭菌方式；31. 退市日期；32. 其他信息的网址链接；33. 医保耗材分类编码 *
注册人 / 备案人填报	
生产标识信息	34. 生产标识是否包含批号；35. 生产标识是否包含序列号；36. 生产标识是否包含生产日期；37. 生产标识是否包含失效日期
包装产品标识信息	38. 产品包装级别；39. 包装产品标识；40. 包装内含小一级产品标识数量；41. 包装内含小一级包装产品标识
储存和操作信息	42. 储存或操作条件；43. 最低值；44. 最高值；45. 计量单位；46. 特殊储存或操作条件
临床尺寸信息	47. 临床使用尺寸类型；48. 尺寸值；49. 尺寸单位；50. 特殊尺寸说明
系统自动生成	
公开的版本	51. 主键编码 *；52. 公开的版本号 *；53. 公开的版本日期 *；54. 公开的版本状态 *

50个由医疗器械注册人/备案人填写的数据项可大致分为6大类：①产品标识相关信息，包括医疗器械最小销售单元的产品标识信息以及器械的数量等；②产品基本信息，包含医疗器械的注册、使用和相关监管部门的分类信息等；③生产标识信息，包含 UDI-PI 内容的指示项；④包装产品标识信息，包含医疗器械各级别的包装的产品标识信息以及包装间的关联关系；⑤储存和操作信息，包含医疗器械储存和操作的条件；⑥临床尺寸信息，包含对医疗器械使用单位了解产品有用的临床和使用信息。

（三）重点关注的数据项和影响 UDI 有效实施的情形

1. 一致性数据项

以下数据项已经在数据项说明或者备注中明确和医疗器械注册证/备案凭证、标签或说明书保持一致：①产品名称/通用名称；②规格型号；③产品描述；④医疗器械注册人/备案人名称；⑤注册证编号或备案凭证编号；⑥是否标记为一次性使用；⑦最大重复使用次数；⑧磁共振安全相关信息。对于产品包装、UDI-PI 和灭菌等相关信息，也应当遵循这一原则。

在医疗器械的流通使用环节，医疗器械标签和说明书对判断器械的合法性和正确使用至关重要，由于 UDI 不能替代现有法规对标记或标签的要求，相关内容的判定还是以标签和说明书为准，不一致的情况会影响各方应用 UDI 的积极性，如使用单位按照错误的信息入库和使用，可能会对患者造成伤害。

2. 条件触发数据项

相关数据项的填写将会影响其他数据项的内容，正确理解对应的逻辑关系有助于提高数据填写的准确性，以下总结了我国 UDID 中的条件触发数据项。

（1）是否有本体直接标识　选择"是"时则触发"本体产品标识与最小销售单元产品标识是否一致"。

（2）本体产品标识与最小销售单元产品标识是否一致　我国参考了美国 FDA UDI 法规和 GUDID 数据项设置，并未要求特定产品的 UDI-DI 和本体直接标识的 UDI-DI 一致，选择"否"时则触发"本体产品标识"。

（3）是否与注册/备案产品标识一致　选择"否"时则应填写注册/备案时填写的最小销售单元产品标识。

（4）是否为包类 / 组套类产品　选择"是"时则建议在产品表述中填写该产品的组成。

（5）器械类别（器械或 IVD）　触发不同的分类目录（医疗器械分类目录或者体外诊断试剂分类目录）。

（6）使用前是否需要进行灭菌　选择"是"时则需要填写灭菌方式。

医疗器械注册人 / 备案人在填写 UDID 时往往忽略数据项中的内在逻辑，在使用 excel 模板导入时，错误的逻辑关系会导致数据上传失败，而对唯一标识的使用方，不正确的逻辑关系可能会造成无法解析出正确的产品信息。

3. 新的 UDI-DI 触发数据项

《IMDRF UDI 系统指南》明确提出当发生可能导致医疗器械错误识别和（或）可追溯性不明确的更改时，需要分配一个新的 UDI-DI，并规定了 8 个可能触发新 UDI-DI 的数据元素，分别为：①品牌名称；②医疗器械版本或型号；③临床尺寸（包括体积、长度、规格、直径）；④标记为一次性使用；⑤无菌包装；⑥在使用前需要进行灭菌处理；⑦包装中医疗器械的数目；⑧关键警告或禁忌证。以上信息发生变化如不分配新的 UDI-DI 可能会导致产品无法被正确识别，例如：包装相关信息变化而不分配新的 UDI-DI 可能会导致相关方无法正确区分新旧产品的数量，重要的使用信息发生变化而不生成新的 UDI-DI 可能会导致医疗工作者无法在使用前正确处理医疗器械，以上情况轻则会产生追溯和计费的错误，重则会造成错误使用从而引发医疗事故。

根据《规则》，医疗器械产品发生可能影响医疗器械识别、追溯的变更或者监管要求变化的，应当创建新的 UDI-DI，但当前阶段我国 UDID 中并未明确设置触发新 UDI-DI 的字段。参考 IMDRF 文件，我国 UDID 中类似的字段包括：①最小销售单元中使用单元的数量；②包装内含小一级产品标识数量；③商品名称；④规格型号；⑤是否标记为一次性使用；⑥是否为无菌包装；⑦使用前是否需要进行灭菌；⑧磁共振（MR）安全相关信息。

何时生成新的 UDI-DI 是全球 UDI 实施的难点，IMDRF 也将统一协调的新 UDI-DI 触发条件和使用多个 UDI-DI 的情况作为当前需要解决的问题和下一步工作的重点。在器械的日常使用中，如出现的变化可能会导致医疗器械的错误识别和（或）可追溯性不明确而不生成新的 UDI-DI，会给医疗器械的使用带来潜在的风险；相反，如对同一医疗器械分配多个 UDI-DI 会影响各方对医疗器械的比对和评价。

4.和医保码关联数据项

2021年9月，国家药监局联合国家卫生健康委、国家医保局发布《关于做好第二批实施医疗器械唯一标识工作的公告》（2021年第114号），根据该文件，在实施范围内的医疗器械从2022年6月1日起，如已在国家医保局医保医用耗材分类与代码数据库中维护信息的医疗器械，要在UDID中补充完善医保医用耗材分类与代码字段，同时在医保医用耗材分类与代码数据库维护中完善UDI相关信息，并确认与UDID的一致性。UDID中已经设置有医保耗材分类编码字段，为两码衔接应用提供了基础，该字段当前为选填，新要求的发布该数据项的属性应该会做相应调整。

当前UDID数据库已对医保医用耗材分类与代码的数据项进行完善，修改了字段长度和描述，医疗器械注册人/备案人需要在数据库中维护27位的医保耗材分类编码信息。将UDI同医保医用耗材分类与代码关联使用可以大大提升医保的结算效率，医疗机构能够通过扫描唯一标识快速的结算并记录医保耗材分类编码信息，但当前部分产品两码映射还存在一定困难，一是器械最小销售单元和医保结算单元可能不一致，二是两码衔接可能存在一对多的情况，以上情况会给最终应用带来一定的困难。

三、结语

只有所有相关方（从生产企业到医疗机构和患者）都在他们的工作流程系统中使用UDI，才能全面体现出UDI的益处[4]。对于UDID来说，一方面需要确保数据的真实性和准确性，另一方面也需要各相关方积极使用相关数据。

（一）对医疗器械注册人/备案人的建议

医疗器械注册人/备案人在数据库填写时，建议考虑以下5个方面。

1.数据项填写应当有依据，与医疗器械注册证/备案凭证、产品标签和说明书保持一致是最好的法则。

2.产品包装相关信息有助于流通环节和使用单元扫码出入库[7]，建议着重理解。

3. 由于部分数据项的改变会造成产品识别错误或可追溯性不明确，应当生成新的 UDI-DI，建议将 UDI-DI 的分配纳入企业的质量管理体系。

4. "医保耗材分类编码"数据项和三医联动密切相关，国家药监局、国家卫生健康委员会、国家医保局《关于做好第二批实施医疗器械唯一标识工作的公告》（2021 年第 114 号）对实施品种在 UDID 和医保医用耗材相关分类与代码数据库维护中完善相应字段信息提出了要求，建议准确填写，提高医保结算效率。

5. UDI 系统涉及面广且医疗器械种类繁多，在填写中遇到问题可以积极通过工作台模块咨询。

（二）对医疗器械流通企业和使用单位的建议

对于医疗器械流通企业和使用单位，在积极应用 UDI 开展相关管理时，建议积极关注以下 5 个方面。

1. 由于当前 UDI 并未全面实施，仅涉及 9 大类 69 个品种的第三类医疗器械，不是所有产品都有 UDI 的情况将在今后一段时间内存在。建议在此期间医疗器械流通企业和使用单位能够制定切实可行的策略，逐步全面实施。

2. 在当前多家发码机构同时存在的情况下，需要医疗器械使用单位和医疗机构按照发码机构的规则正确解析 UDI。

3. UDID 已经把具体的产品和注册证进行了绑定，能够更好地帮助医疗器械流通企业和使用单位进行医疗器械的资质管理。

4. UDID 包含医疗器械各级销售单元包装的信息，医疗器械流通和使用单位扫描任何层级的包装，都能够识别该医疗器械产品以及数量。

5. UDID 包括医疗器械相关使用和安全信息，医疗机构能够将相关信息和自身系统整合，避免医疗错误的发生，例如 MRI 安全信息。

参考文献

［1］易力，黄伦亮，余新华. 医疗器械唯一标识国内外进展［J］. 中国食品药品监管，2021（3）：28–35.

［2］佚名. 医疗器械唯一标识数据库上线［J］. 中国医药导刊，2020，22（1）：72.

［3］佚名. 医疗器械唯一标识数据库对外共享［J］. 中国医药导刊，2020（3）：

216.

［4］International Medical Device Regulators Forum（IMDRF）. UDI Guidance：Unique Device Identification（UDI）of Medical Devices［EB/OL］.（2013–12–09）［2021–08–29］. http://www.imdrf.org/docs/imdrf/final/technical/imdrf-tech-131209-udi-guidance-140901.pdf.

［5］易力，邵玉波，余新华. 医疗器械唯一标识（UDI）系统发码机构研究［J］. 中国医药导刊，2020，22（10）：742–747.

［6］国家药品监督管理局. 医疗器械唯一标识数据库（发码机构及规则）［EB/OL］.［2021–08–25］. https://udi.nmpa.gov.cn/toAgencyRules.html.

［7］易力，郑佳，余新华. 医疗器械唯一标识系统中包装相关概念和应用［J］. 中国医疗器械杂志，2021，45（2）：210–214.

本文首发于《中国药事》，2021 年第 35 卷第 12 期，有删改

医疗器械唯一标识在医疗器械追溯监管中的重要作用

毛军军[1]

1.北京市丰台区市场监督管理局

摘要： 医疗器械的安全性是重大的公共安全和民生问题。目前国家正在分步实施医疗器械唯一标识政策，要求为每个上市的医疗器械产品赋予独一无二的"电子身份证"，实现从生产、经营到使用各环节的可视化、透明化，并通过搭建医疗器械监管大数据平台，实现智慧监管，进而提升医疗器械产品的可追溯性，对于强化医疗器械产品全生命周期监管、及时召回问题产品、构建社会共治将起到积极作用。

关键词： 医疗器械；医疗器械唯一标识；追溯监管

现阶段，医疗器械在临床诊断及治疗疾病的过程中发挥着越来越重要的作用。医疗器械的产品质量及安全使用与患者的生命健康密切相关，因此，十分必要采取一定的手段实现可溯源化，加强对医疗器械的监管。医疗器械的监管环节若出现疏漏，不仅会对医疗器械产品的生产、销售及使用单位造成一定影响，还可能对患者的生命健康带来危害。

2020年，北京市丰台区市场监督管理局处理了一件医疗器械生产厂家举报自家产品是"伪劣产品"的案件，在调查现场，医院虽提供了产品、供应商及生产厂家等的相关资质文件，但向供应商和生产企业所在的属地市场监管局发协查函后，发现医院提供的供应商资质系伪造，且无法与供应商取得联系，营业执照注册地址查无相关企业。由此可判定，医院提供的相关资质属于假冒材料。后经生产企业派专家对被举报产品进行鉴定，判定为假冒医疗器械产品。医院在完全履行医疗器械产品进货查验制度的情况下，因无法判断纸质资质的真伪而采购、使用了假冒医疗器械产品，而监管部门只能通过发协查函的形式进行追溯，由此暴露了医疗器械监管部门及使用单位在医疗器械追溯中面临的困境。

与国外相比，我国医疗器械监管方面的信息化工作起步较晚，基础较为薄弱，早期在部分省市试点开展了医疗器械追溯监管工作，但尚未在全国范围内建立可全面推广的追溯体系[1]。基于此，本文就我国医疗器械追溯监管工作面临的难题、医疗器械唯一标识的相关国家法规和在我国的应用情况及对医疗器械追溯监管的重要作用等四个方面的情况进行了阐述分析，旨在为完善我国医疗器械的追溯监管工作提供参考。

一、我国医疗器械追溯监管工作面临的难题

（一）监管部门面临的难题

监管部门在医疗器械追溯工作中面临的难题主要包括两方面。

1. 追溯方式单一且所需时间长

目前，监管部门追溯医疗器械采取的方法是通过协查发函确定销售流向至生产或代理的每一步，形成闭环追溯，由此判断医疗器械产品的来源，但协查中发函和回函所需时间相对较长，且存在因各省市医疗器械管理部门设置不同造成协查发函找不到对应部门，或发函无回应，无法实现追溯。

2. 官网信息不完整且存在滞后

医疗器械产品注册证号在国家药品监督管理局官网可查询，但是供应商的经营资质无法通过官网等途径查询，造成信息断档。

（二）使用单位面临的难题

使用单位在购买使用医疗器械产品的过程中面临的难题主要包括两方面。

1. 纸质资质无从判断真伪

由于目前无法通过互联网等形式查验医疗器械产品生产、经营等方面的信息，即使使用单位严格履行了医疗器械产品进货查验制度，收集了产品资质、供应商资质及生产企业资质等文件，仍无法判断资质的真伪。

2. 商业秘密有所限制

在销售使用领域，由于存在商业利益及商业机密，只能了解到上一级供

应商和生产商（或代理人）的资质，关于每一步销售渠道，销售或使用领域却无从得知。基于以上原因，造成不法分子利用其中空档销售假冒医疗器械产品并从中牟利，而使用方成为无辜受害者却不自知。

二、追溯难题的破解之法——医疗器械唯一标识

医疗器械唯一标识是医疗器械产品的唯一"电子身份证"。目前国家正在逐步推进的医疗器械唯一标识制度对解决医疗器械追溯难题具有十分重要的作用。国家对于医疗器械追溯体系及医疗器械唯一标识体系的建设可追溯至"十二五"规划，并延续至"十四五"规划。医疗器械唯一标识被认为是串联医疗器械产业链、供应链、医保链、资金链及信用链的基础和关键。

2012 年 1 月，国家药品安全"十二五"规划中明确了国家启动对高风险医疗器械的统一编码工作[2]。2017 年 2 月，国家药品安全"十三五"规划中明确了对器械编码规则和编码体系的要求。2019 年 8 月，我国发布了《医疗器械唯一标识系统规则》。

2020 年 9 月，国家药监局、国家卫生健康委、国家医保局三部门联合印发了《关于深入推进试点做好第一批实施医疗器械唯一标识的公告》，2020 年 10 月 1 日起，确定 9 大类 64 个品种的高风险第三类医疗器械为第一批医疗器械唯一标识实施品种。后因疫情影响，延长试点时间，首批扩增到 9 大类 69 个品种于 2021 年 1 月 1 日起正式开始实施。

2021 年 6 月 1 日新修订《医疗器械监督管理条例》开始施行，条例中明确规定"国家根据医疗器械产品类别，分步实施医疗器械唯一标识制度，实现医疗器械可追溯"，这为在我国分步推行医疗器械唯一标识制度奠定了法规基础。

2021 年 9 月，国家药监局、国家卫生健康委、国家医保局联合印发了《关于做好第二批实施医疗器械唯一标识工作的公告》，我国第三类医疗器械（含体外诊断试剂）将于 2022 年 6 月 1 日起开始实施医疗器械唯一标识，之后也将会逐步面向第二类、第一类医疗器械全面实施医疗器械唯一标识，直至医疗器械全面实现信息化管理。

三、医疗器械唯一标识在医疗器械追溯监管中的具体应用

医疗器械产业发展迅猛，新产品、新技术不断出现，产品多样性、复杂性程度不断提升，市面上的医疗器械产品存在一物多码或无码的现象，无法实现在各环节的精准识别。通过建立医疗器械唯一标识系统，加强医疗器械追溯体系建设成为目前创新监管、智慧监管、提高监管效能以及推动医疗器械产品全生命周期管理的重要手段，也是医疗器械产品安全性和有效性的强有力支撑，医疗器械唯一标识对医疗器械追溯监管发挥着重大作用。

2019 年 8 月 23 日，国家药监局发布《医疗器械唯一标识系统规则》的公告（2019 年第 66 号）指出，医疗器械唯一标识应当符合唯一性的要求，用于对医疗器械进行唯一性识别，彻底解决了医疗器械一物多码或无码的问题。

医疗器械唯一标识实现医疗器械的可追溯是每个环节共同作为的结果。医疗器械注册人 / 备案人基于医疗器械唯一标识建立健全追溯体系，一物一码，做好追踪管理、产品召回等相关工作；医疗器械经营企业通过扫码识别注册及生产信息，确保产品来源合法，再将销售信息上传，做好带码入库、出库，实现产品在流通环节可追溯；最后，医疗器械使用单位在临床使用、支付收费、结算报销等临床实践中积极应用医疗器械唯一标识，通过全程带码记录，实现产品在临床环节可追溯。

四、医疗器械唯一标识在医疗器械追溯监管中的重要作用

医疗器械的追溯监管所包含的内容十分广泛，通过医疗器械唯一标识等信息化手段，可在医疗器械全生命周期监管、问题产品召回、社会共治等方面发挥重要的作用。

（一）有利于强化医疗器械全生命周期监管

医疗器械唯一标识紧密契合医疗器械监管体系，贯穿注册、生产、流通、使用全环节。在注册阶段，医疗器械注册持有人从发码机构获取医疗器械产品标识（医疗器械唯一标识 –DI），实现一物一码，在新增或者变更产品注册证时提供 DI 数据，同时及时上传产品注册数据；在生产阶段，生产企业将所有的医疗器械产品进行医疗器械唯一标识，产品的流向数据和产品退回、召回数据及时申报；在流通阶段，各级供应商将医疗器械流向数据及时申报，同时可实现各级供应商网络化沟通，信息实时共享；在使用阶段，医院将医疗器械产品使用记录及时上传，医疗器械唯一标识记入病历，实现"一码"全环节通行。

属地监管部门通过医疗器械唯一标识系统，利用信息化手段获取辖区医疗器械全生命周期各环节的数据，实现对医疗器械的监管数据整合，构建起辖区医疗器械监管的大数据，全面强化医疗器械全生命周期管理，实现了智慧监管，提高器械监管的有效性以及针对性。

（二）有利于快速定位问题产品并及时召回

近年来，虽然国家对于医疗器械的安全预防与风险监测工作愈发重视，但国家药监局发布的医疗器械重要召回事件数量仍呈上升趋势，表明我国医疗器械生产经营企业及使用单位对医疗器械召回的重视程度和认识程度尚有不足之处，加之监管部门缺少信息化支撑，召回问题产品存在一定的局限性和延时性[3]。通过医疗器械唯一标识，监管部门搭建起企业和产品监管的数据链条，能够通过数据准确查找到需要召回的产品，快速切断可能存在质量风险的医疗器械的供应链，有利于及时预防并控制问题的蔓延。

（三）有利于构建医疗器械监管社会共治的新局面

国务院第 119 次常务会议修订通过的《医疗器械监督管理条例》（中华人民共和国国务院令 第 739 号）第五条中提出"医疗器械监督管理遵循风险管理、全程管控、科学监管、社会共治的原则"。其中，"社会共治"是新提出的原则之一，也是贯穿医疗器械全生命周期和监管全过程的基本原则。医疗器械唯一标识为医疗器械实现"社会共治"提供了有力的保障，2020 年 3

月31日，国家药监局发布《医疗器械唯一标识数据库对外共享》[4]，通过查询、下载、接口对接的方式，供医疗器械生产经营企业、使用单位及公众等各方查询使用，打破了信息孤岛，形成了医疗器械信息全链条联动，实现了政府监管、行业管理、企业自治、消费者理性参与"四驾马车"并驾齐驱，开创了医疗器械社会共治新局面。

五、结语

医疗器械追溯监管是保障医疗器械质量安全的重要手段，而医疗器械唯一标识让医疗器械可追溯在技术上具备了可行性。目前，医疗器械唯一标识不仅仅在国内推行，同时也是国际监管的热门话题。希望在不久的将来，医疗器械唯一标识在覆盖全国范围内医疗器械全品种全环节的情况下，不断推进全球框架下的实施，真正实现无论国产还是进口医疗器械均可追溯、质量可控。

参考文献

［1］马进. 欧美药械追溯系统对我国医疗器械追溯的启示［J］. 中国医疗器械信息，2020，26（19）：4-6.

［2］易力，黄伦亮，余新华. 医疗器械唯一标识国内外进展［J］. 中国食品药品监管，2021（3）：28-35.

［3］张倩，冯靖祎，吕颖莹，等. 2018年上半年医疗器械召回情况探讨［J］. 中国医疗设备，2018，33（12）：151-153，156.

［4］国家药品监督管理局. 医疗器械唯一标识数据库对外共享［EB/OL］.［2020-03-31］. https://www.nmpa.gov.cn/ylqx/ylqxjgdt/20200331092901559.html.

本文转载自《医疗装备》，2021年第34卷第23期

家用医疗器械监管模式研究

刘枭寅[1]，刘静静[2]，张晨光[1]，贺伟罡[1]

1.国家药品监督管理局医疗器械技术审评中心；2.潍坊市第二人民医院呼吸科

摘要：目的：探究家用医疗器械监管模式，以保证家用医疗器械产品的研发和应用安全有效。方法：通过参考国外家用医疗器械监管经验，梳理家用医疗器械监管范围，识别出非医疗环境和非专业人士使用的主要风险，提出以产品设计说明书为抓手控制产品风险的监管措施。结果：通过实施家用医疗器械监管措施，提升了家用医疗器械厂家的产品说明书编写水平，能够100%识别出具有家用医疗器械特征的产品，有效提高了监管部门对家用医疗器械的监管能力。结论：实施家用医疗器械产品风险监管措施，能够有效提高监管部门对家用医疗器械的监管能力，保障家用医疗器械使用的安全性。

关键词：家用；医疗器械；监管；说明书

随着人民群众对个人健康的关注逐渐增加，家用医疗器械也逐渐走入家庭，健康人和患者均可使用。血压计及电子体温计等测量类产品适用于对疾病的主动发现和科学评估，家用呼吸机及制氧机等治疗类产品适用于症状的积极调整及促进健康，高度符合主动健康的理念。随着柔性电子、可穿戴、外骨骼、5G及人工智能等新技术的发展和国民医学知识的提高，预计未来会有更多新型家用医疗器械出现，用于疾病的主动发现和促进健康以及处理疾病症状的严重程度。

由于家用医疗器械的用户通常医学知识有限，良好的用户设计和高质量的说明书对于用户安全有效地使用产品具有重要的作用。同时，一些不良商家夸大和虚假宣传的情况仍时有发生，杜绝此类情况也是监管的重点。为此，本研究在给出家用医疗器械监管范围的基础上，从产品设计和说明书编写两方面提出一系列监管考量，重点探讨说明书的规范。由于我国体外诊断产品的监管法规与医疗器械差异较大，本研究仅讨论符合医疗器械定义的家用产品。

一、家用医疗器械范围

（一）家用医疗器械主要品种

对照《医疗器械分类目录》和中国主要电商网站上销售品种，对家用医疗器械品种进行梳理，根据产品技术特点、适用范围和风险类型进行区分。需重点关注的家用医疗器械品种主要有使用量较大的无源和体外诊断产品、家用医疗电子产品、理疗康复中医类产品及其他产品4类。主要家用医疗器械品种见表1。

表1　主要家用医疗器械品种

序号	类别	特点及产品示例
1	使用量较大的无源和体外诊断产品	发生问题影响范围极大。如隐形眼镜、避孕套及验孕产品
2	家用医疗电子产品	应用广泛需要测量准确和质量稳定。如血压计、电子体温计、血糖仪及试纸等诊断产品，家用雾化器、制氧机及呼吸机等治疗产品
3	理疗、康复及中医类产品	应用广泛和技术差异大。部分产品如敷贴类及理疗类产品容易出现夸大和虚假宣传
4	其他产品	具有独特的特点和风险。如有源植入物的体外患者端控制器及家用透析等

（二）家用医疗器械监管

我国家用医疗器械重点监管范围为可在非医疗环境中由非专业人士使用的医疗器械，此描述包含非医疗环境、非专业人士和使用3个要素。

1.非医疗环境

指医疗机构之外非受控的一般使用环境，不只包括家庭环境，还包括学校、办公室、交通工具内（急救专用除外）、户外（非野外，环境应相对稳定）和公共场所等。

2. 非专业人士

指未经培训或认证的普通用户，如直接使用器械的消费者、患者、患者家属及普通护理人员（非专业护士）。若需要培训或认证才能使用，不宜作为家用医疗器械。虽在医疗机构以外使用，但需要由专业人士或经过培训认证人士使用的医疗器械不属于家用医疗器械，如专用于急救车和流动献血车的医疗器械，公共场所配置的自动体外除颤器等。

3. 使用

包括感知、认知和行动，如理解显示信息、接收提醒、安装、设置、操作、储存、携带、维护、保养、故障处理及丢弃等。

家用医疗器械通常由普通用户自行购买并在医疗机构外使用，即产品的全使用周期均满足上述 3 个条件。但有些医疗器械需要由医生和患者分别完成部分使用环节，如某些医用敷料及静脉留置针由医生将其用于患者，患者出院后需要维护并有诸多注意事项，又如某些有源植入物的患者端控制器需要患者操作。这些产品在非医疗环境中由普通用户自行使用时其风险与家用医疗器械等同。

二、家用医疗器械主要风险与控制措施

（一）主要风险

家用医疗器械的风险主要来源于使用者和使用环境两方面[1-3]。与非专业使用者有关的风险因素包括：有限的医学知识，有限的阅读和认知水平，感知或行动能力受限，不良使用习惯（如粗暴操作，不仔细阅读说明书）等。与非医疗机构使用环境有关的风险因素包括：供电、水质、温度、湿度、气压、空气质量、噪声以及使用环境中的其他危险实体等，如婴幼儿、宠物、动物、昆虫及危险设施等。家用医疗器械应对照上述风险因素，根据产品的适用范围，识别产品的主要用户群体和使用环境特征，并进行相应的设计。在常规的用户人群和使用环境基础上，若产品预期由特殊用户群或在特殊环境中使用，则应做特殊考虑，如供视力不佳人士使用的产品软件界面和说明

书字体应足够大，在户外使用提示音应足以超过环境噪音。

需要注意的是，从监管角度而言，除部分默认家用的医疗器械外，并非符合上述条件就可声称作为家用医疗器械。若预期声称作为家用医疗器械，即在医疗器械注册证中体现可在医疗机构外由普通用户使用，首先需要有相应的设计，其次应提供适合非医疗专业人士阅读的说明书，并通过相应的验证和评估。

（二）控制措施

1.产品设计

产品设计是控制风险的首选方案，在满足相关安全标准和性能标准的基础上，家用医疗器械应格外重视用户接口的人因设计，即综合运用关于人类解剖、生理、心理及行为等方面能力与限制的人因知识设计开发医疗器械，以增强医疗器械可用性。基于使用风险导向，在产品设计中参考相关标准考虑人体基础能力、使用环境、显示、连接、控制、软件用户界面、说明书、标签、包装以及文化差异等方面的因素，进行人因设计验证确认，并保持全生命周期管理[4, 5]。

2.产品说明书编写

对于无法通过产品设计完全控制的风险，在产品说明书中予以说明是风险控制的补充方案。非家用医疗器械的用户使用前往往会得到制造商的介绍和培训，对于部分复杂产品在其使用初期还会经历学习曲线。但家用医疗器械的用户通常不会得到这些来自专业人士的帮助，说明书和标签是其获取关于正确使用和风险规避的主要参考资料，对于用户安全有效地使用产品具有突出重要的意义，需要制造商和监管机构予以高度重视。

三、家用医疗器械说明书监管

（一）控制风险的主要原则

家用医疗器械的说明书虽然是用户的主要参考资料，但用户往往既缺乏有关知识又无耐心仔细阅读，因此，制造商需要用尽可能短的篇幅，将用户需要了解的信息，以其能够理解的文字和适当的形式呈现出来，同时减少非必要信息的出现。家用医疗器械说明书和标签编制控制风险应遵循下述原则。

1. 简明易懂

说明书的文字和图表内容应简单明了，易于理解。可以请无任何医学知识背景，具有初中毕业水平的阅读和理解能力的用户来评价是否足够简明易懂。

2. 避免信息过载

通常不必为非专业用户提供太多专业性强的信息，如关于器械运行机制或原理的详细解释，临床研究的细节等，若有必要，简明的介绍即可。应控制说明书总篇幅，在提供了必要信息并满足法规和标准的前提下，宜短不宜长。过长的篇幅会导致用户难以找到关心的信息，通读时又会被无关信息占据注意力冲淡对重要信息的关注。

3. 信息有效传达

与医用医疗器械不同，使用对象的差异，导致说明书的定位也产生差异。家用医疗器械的说明书，不但要提供信息，还要确保信息能够有效传达。由产品预期用户对说明书进行可读性评价，是了解说明书是否可被正确理解的唯一方式，可以发现不准确、难以理解和组织不佳的内容。

（二）编写及内容

1. 编制过程

说明书的编制过程是产品设计开发的一部分。①应结合预期用户和使用环境的风险因素，确定产品的适用范围，识别产品预期用户和使用环境的主要特征；②根据产品情况确定内容模块及其顺序，再开始编写；③编写过程中持续开展可读性评价，可分为验证和确认两个阶段，可读性评价可以与人因设计评价相结合。

2. 内容模块

说明书的主要内容模块包括基本信息、技术说明书、使用说明和注意事项等4方面。此外，严禁出现法规禁止的夸大和虚假宣传内容，不宜出现不属于医疗器械法规监管范畴内的信息，如基于国外法规和我国其他部门监管范畴的法律声明、商标及专利等信息。说明书的形式对阅读体验有一定影响，应予以关注。家用医疗器械说明书编写框架见表2。

表 2　家用医疗器械说明书编写框架

框架	一级模块	二级模块
内容	基本信息	主要包括编制日期及联系信息等
	技术说明	包括产品名称、型号规格、适用范围、结构组成、示意图及性能指标等
	使用说明	根据产品适用情况可包括安装、设置、操作、储存、携带、维护、保养、故障处理、丢弃以及用户界面和交互信息的说明和解读
	注意事项	按严重程度逐级降低分为警告或警示、注意或小心以及提示性信息，可独立呈现也可穿插在其他模块之中
形式	载体媒介	应考虑纸质说明书的纸张开本、硬度、克重、颜色及防眩光等，整本说明书的便携性以及电子说明书的提供形式等
	排版和格式	应合理规划目录、索引、缩写术语表、章节段落层级、标题、字体、字号、突出显示、留白及页码等要素
	表述方式	应采用口语化描述、定量描述、避免歧义及减少长句等易读易理解的语言组织方式

（三）可读性评价

1. 目的

可读性评价的目的是评价说明书信息的传达有效性，主要包括正确性、易读性和可理解性。①正确性：包括准确性和完整性，评价过程中发现的任何错误和遗漏均应及时纠正和补充；②易读性：评价说明书的媒介和格式是否阅读舒适，文字描述是否通顺、连贯、用词恰当和无歧义；③可理解性：评价说明书能否被正确理解，以产品被预期用户正确使用为评判标准。

2. 方法

可读性评价方法包括个人访谈、小组访谈、问卷调查、可用性测试及模拟使用等[3]。产品开发和说明书编制过程中需要进行多轮次针对不同目的采用不同方法的可读性评价。其中确认阶段应对基本定稿的说明书进行完整的可读性评价，全面评估说明书的准确性、易读性和可理解性，可与临床试验或人因设计评价合并进行。

3. 注意事项

可读性评价应注意下述事项。①评价者：包括观察记录者和被试者，被试者应与预期用户在行动认知能力方面具有相似特征，且在性别、年龄及认知能力等方面具有一定的覆盖性，数量可参考可用性评价标准[4，6]；②评价环境：在验证阶段可使用各种环境，在确认阶段应尽可能使用预期使用环境，并尽力减少观察者对受试者的影响；③全面性：评价应确保全面性，而不仅是考察常用的和主要的使用步骤，全面性主要靠问卷和量表中问题的设置来保证；④评价因素：应谨慎考虑自评和他评、问题的封闭性和开放性、选项的定量和定性等因素的选取，尽量观察记录客观指标，如阅读时间、操作时间及误操作次数等。

4. 相关验证

家用医疗器械的使用环境通常比医院更加复杂，缺少专业维护人员，在使用、开封前储存运输、使用间储存及携带等过程中可能受到各种环境因素影响从而降低产品性能。目前国内相关标准尚不完善，或并非强制性标准，无法通过形式检验进行验证，但有必要以研究资料的形式充分验证产品能够耐受预期使用环境的影响。

在现有形式检验环境试验的基础上，重点考虑特殊环境影响，设定更严苛的机械和气候环境条件，或增加环境试验检测项目。对于预期在现有医疗器械环境试验标准无法覆盖的特殊环境使用的产品，需由企业自行或委托有能力的实验室进行额外验证，如预期在高原使用的应增加低气压试验，预期在沿海地区使用的应增加盐雾腐蚀试验，预期可能在交通工具上使用的应增加颠簸状态下可正常使用的验证等。

电源方面，有源家用医疗器械电磁兼容应按照家用设备电磁兼容相关标准或直接连接到住宅低压供电网设施中使用的设备限值进行检测。可携带产品，可能被带到国外，其电气安全和电磁兼容应满足预期可使用国家的电压和频率要求，相关的检验和验证也应基于宽电压和宽频率。

四、家用医疗器械监管成效

家用医疗器械说明书监管工具提出后，相关企业说明书编写水平和药监局对家用医疗器械的监管能力均有提升。

1. 监管范围

能够识别出具有家用医疗器械特征的产品，从而在技术审评中按新要求提出补充资料要求，目前 100% 的家用医疗器械产品均会被识别出。

2. 风险管理角度

优先从较高风险产品开始按新要求管理，目前执行比例已 > 50%。

3. 监管要求

从原来的无监管工具，靠主观识别风险提出要求，到现在有监管工具，能针对产品特点从工具箱中选择适当工具提出要求，不同产品涉及的要求范畴有所差别，单个产品适用要求为 60%~90%。

4. 企业合规性

家用医疗器械产品的检测和验证均采用新要求开展，其说明书均有不同程度的修改，对于全球开展家用医疗器械销售的企业，由于部分国家监管要求建立较早，相关要求已有考虑，影响较小，而对于仅在我国开展家用医疗器械销售的企业，由于此前未考虑过相关要求，需整改内容较多，影响较大，但经过指导可有效提高其产品说明书的编写质量，提升产品的安全有效性。

五、结语

以产品说明书为抓手的家用医疗器械监管模式提高了相关企业的产品说明书编写水平和药监局对家用医疗器械的监管能力。家用医疗器械由于其特殊性，需要重点考虑人因设计和产品说明书监管，通过本研究可识别家用医疗器械的监管范围，建立监管要求，在初步实施中已表现出积极结果，待相关文件正式发布后有望整体提升家用医疗器械的监管能力。

参考文献

[1] FDA. Design Considerations for Devices Intended for Home Use-Guidance for Industry and Food and Drug Administration Staff [EB/OL]. (2014-07-29) [2020-04-27]. https://www.fda.gov/medical-devices/guidance-documents-medicaldevices-and-radiation-emitting-roducts/design-considerations-devices-intended-homeuse-guidance-industry-and-food-and-drugadministration.

［2］FDA. Recommendations for Developing User Instruction Manuals for Medical Devices Used in Home Health Care［S］. 1993.

［3］FDA.Guidance on Medical Device Patient Labeling–Final Guidance for Industry and FDA Reviewers［S］. 2001.

［4］国家食品药品监督管理总局. 医疗器械可用性工程对医疗器械的应用：YY/T1474—2016［S］. 2016.

［5］American National Standards Institute. Human factors engineering–Design of medical devices：ANSI/AAMI HE75：2009［S］. 2009.

［6］International Organization for Standardization. Medical devices–Part 1：Application of usability engineering to medical devices：IEC62366-1：2015［S］. 2015.

本文转载自《中国医学装备》，2021 年第 18 卷第 5 期

人工智能医疗器械监管研究进展

彭亮¹，孙磊¹

1.国家药品监督管理局医疗器械技术审评中心

摘要： 人工智能医疗器械具有自身特性，其监管问题已成为国际医疗器械监管领域的研究焦点之一，亟需深入研究。本文介绍了人工智能医疗器械所面临的监管挑战，提出了人工智能医疗器械监管的总体思路，在分类界定、技术审评、体系核查等方面重点讨论了人工智能医疗器械的监管考量，并就今后的人工智能医疗器械监管研究方向提供相关建议。

关键词： 人工智能；医疗器械；监管挑战；制度完善

人工智能医疗器械具有自身特性，特别是当前代表产品所用深度学习技术具有黑盒特性，存在可解释性差等问题，其监管问题已成为国际医疗器械监管领域的研究焦点之一，亟需加强监管研究。

2019 年 7 月，我国成立人工智能医疗器械创新合作平台，以促进人工智能医疗器械监管研究；同时在全球率先发布《深度学习辅助决策医疗器械软件审评要点》，明确人工智能医疗器械审评关注重点，引发国际广泛关注。2020 年至今，我国大力推进人工智能医疗器械监管研究，积极参与国际医疗器械监管机构论坛（IMDRF）人工智能医疗器械工作组、国际电信联盟 / 世界卫生组织医学人工智能焦点组（ITU/WHO Focus Group on Artificial Intelligence for Health）等国际监管协调工作；先后制定和发布多项相关指导原则、审评要点和行业标准，陆续批准 20 余项第三类深度学习辅助决策类独立软件产品上市，标志着我国人工智能医疗器械监管研究已取得阶段性成果。

时值医疗器械监督管理新法规实施之际，及时对人工智能医疗器械监管研究进行总结和展望，不仅有利于提升监管能力和水平，持续推进人工智能医疗器械监管研究，而且有利于指导注册申请人做好产品质控工作，切实促进人工智能医疗器械产业健康发展。

一、人工智能医疗器械的监管挑战

人工智能医疗器械是采用人工智能技术实现其医疗用途的医疗器械，其监管挑战主要源自于人工智能技术所具有的特性。

人工智能技术具有快速迭代特性，特别是基于数据的算法。算法更新对于人工智能医疗器械安全性和有效性的影响具有不确定性，可能会提升产品性能，也可能会降低产品性能，甚至导致产品召回。若每次算法更新均需变更注册，不仅会大幅增加注册人负担，而且会占用大量监管资源。如何规范人工智能医疗器械算法更新的监管要求，是监管研究的重点。

人工智能技术需要高质量医学数据进行算法训练，尤其是基于数据的算法。由于受多方面客观条件的限制，算法训练所用数据存在数据质量不高、数据量不足、数据多样性不够、数据分布不合理等问题，易引入算法偏倚，降低算法泛化能力，导致产品难以在临床落地。如何控制人工智能医疗器械的算法偏倚以保证算法泛化能力，也需要深入研究。

人工智能技术包含黑盒算法，黑盒算法可解释性差。由于医疗决策路径复杂，存在不确定性和开放性，故因果性对于医疗决策至关重要。而黑盒算法仅是反映输出与输入的相关性而非因果性，难以与现有医学知识建立有效关联，用户知其然不知其所以然，不利于后续医疗决策。如何提升人工智能医疗器械所用黑盒算法的透明度以增强可解释性，亦需加强研究。

此外，人工智能技术包含多种算法，不同算法虽有不同技术特征，但相互之间存在着交叉、包含等关系，没有清晰严格的划分界线。同时，不同算法在医疗场景应用的情况和程度也不同，存在着单独使用、组合使用等情况，划分界线也不清晰。这些模糊性使得人工智能医疗器械的监管范围难以确定。

二、人工智能医疗器械的监管思路

人工智能医疗器械从医疗器械软件角度可分为人工智能独立软件（软件本身即为医疗器械，SaMD）和人工智能软件组件（医疗器械内含的软件，

SiMD），二者虽存在技术差异，但软件生存周期过程质控原则相同，故监管要求基本一致。

人工智能医疗器械作为医疗器械软件的子集，亦属于数字医疗（digital health）范畴，其监管思路遵循数字医疗监管的框架和原则，同样采用基于风险的全生命周期管理方法进行监管，同时兼顾国际监管经验和技术发展趋势。

基于风险是指人工智能医疗器械的监管要求取决于其风险水平，风险水平越高监管要求越严，其风险水平采用软件安全性级别进行表述，分为轻微、中等、严重三个级别，可结合人工智能医疗器械的预期用途、使用场景、核心功能进行综合判定。全生命周期管理是指在医疗器械质量管理体系框架下，明确人工智能医疗器械生存周期过程质控要求，涵盖上市前和上市后监管要求，并可参考良好机器学习实践（GMLP）进行完善。

此外，需要将国际监管经验和我国国情相结合，综合考虑人工智能医疗器械的监管要求。不同国家的国情不同，医疗器械监管的范围、模式、资源、条件等方面均有所不同，因此国际监管经验可以参考借鉴，但不能简单照搬照抄。例如，美国FDA正在制定"预定变更控制计划"用于控制人工智能独立软件的更新，待成熟时扩至人工智能软件组件，其核心思想是取消原有"算法锁定"要求，制造商可在经美国FDA批准的软件预定更新计划下进行软件更新而无需重新申请注册。由于软件预定更新计划所含内容可能涉及重大软件更新，按照我国现行法规要求需要申请变更注册，因此"预定变更控制计划"在我国存在法规冲突，难以完全实施。或美国FDA正在试点"软件预认证"项目，尝试将独立软件监管模式由基于产品改为基于制造商质量与组织卓越文化（culture of quality and organizational excellence，CQOE），也适用于人工智能独立软件，后续将扩至软件组件。"软件预认证"在优化产品上市流程等方面虽有参考借鉴价值，但从产品上市角度类似于我国已取消的免检产品项目，不适合当前国情。

此外，需要结合人工智能技术发展趋势，稳妥考虑人工智能医疗器械监管要求。采用传统人工智能技术的医疗器械已有众多产品获批上市，需要考虑监管要求的延续性，不能置之不顾推翻重来。采用深度学习技术的医疗器械是当前人工智能医疗器械的代表产品，并且处于快速发展阶段，可作为切入点予以重点研究。采用人工智能新技术的医疗器械处于研发阶段，亦需提前开展监管研究，做好技术储备以应对新挑战。

三、人工智能医疗器械的监管考量

围绕人工智能医疗器械所面临的监管挑战，基于人工智能医疗器械的监管思路，人工智能医疗器械监管研究在分类界定、技术审评、体系核查等方面取得相应进展。

（一）分类界定

人工智能医疗器械需要明晰分类界定原则确定监管范围。因其属于医疗器械软件子集，故可参考医疗器械软件的分类界定原则，结合其自身特性予以考虑。独立软件是否作为医疗器械管理，通常结合预期用途、核心功能进行判定，管理类别主要基于风险水平进行判定。软件组件作为医疗器械的组成部分，其管理类别通常与所属医疗器械相同，特殊情况参考独立软件分类界定情况并按风险从高原则进行判定。下面以独立软件为例进行重点讨论。

由于医学知识的真伪优劣评判不属于医疗器械监管范围，故基于知识管理的医学人工智能软件不是人工智能独立软件，其代表产品是采用自然语言处理（NLP）技术对电子病历的文本信息进行处理分析，生成知识图谱或量表并以此为基础向用户提供医疗决策建议。此类软件的预期用途、核心功能与人工智能独立软件类似，需要引入易于操作的分类界定新维度加以区分。考虑到人工智能独立软件的处理对象基于医疗器械数据（即医疗器械产生的用于医疗用途的客观数据），而此类软件的处理对象基于非医疗器械数据，并且处理对象概念清晰易于操作，故可引入处理对象作为分类界定新维度。因此，医学人工智能软件是否为人工智能独立软件，需结合其预期用途、核心功能、处理对象进行综合判定。

人工智能独立软件的管理类别判定需要基于其风险水平，兼顾已上市产品的监管延续性。风险水平可从预期用途、算法成熟度两个维度细化，其中预期用途可分为辅助决策和非辅助决策，前者提供医疗决策建议，后者提供医疗参考信息，前者风险高于后者；算法成熟度可分为成熟算法和全新算法，前者是指算法安全性和有效性已在医疗应用中得到充分证实，后者是指算法未上市或其安全性和有效性尚未在医疗应用中得到充分证实，后者潜在风险多于前者。全新算法若用于辅助决策按第三类医疗器械管理，若用于非辅助决策按第二类医疗器械管理；成熟算法无论何种预期用途管理类别保持不变，以保证监管延续性。

（二）技术审评

人工智能医疗器械的技术审评不仅要考虑人工智能医疗器械指导原则要求，而且要考虑数字医疗等相关指导原则要求，包括但不限于医疗器械软件、医疗器械网络安全、医疗器械人因设计、移动医疗器械、医疗器械临床评价、医用软件通用名称命名等指导原则。

技术审评主要结合算法特征和产品特性，综合权衡风险和受益，系统评价安全性和有效性。算法特征不同，评价重点也不同，例如，黑盒算法可解释性劣于白盒算法，需要关注其可解释性提升问题；有监督学习数据标注要求高于无监督学习，需要关注其数据标注质控问题；基于数据的算法对于训练数据量的要求高于基于模型的算法，需要关注其数据质控问题。产品的预期用途、使用场景不同，即使采用同一算法，其产品特性亦不同，评价亦有所侧重。风险主要关注过拟合和欠拟合等算法风险，以及假阴性和假阳性等医疗决策风险，进口产品还需考虑中外差异风险。系统评价需结合算法训练、算法性能评估、临床评价等结果对产品的适用范围、使用场景、核心功能进行规范和必要限制，对于前期已开发且不满足要求的产品允许开展差距分析并采取补救措施。

在算法更新控制方面，将算法更新分为算法驱动型更新和数据驱动型更新并区分要求，前者是指算法发生实质性变化或者重新训练，属于重大软件更新，需申请变更注册；后者是指仅由训练数据量增加而发生的算法更新，若算法性能评估结果与前次注册相比存在统计学差异则属于重大软件更新，需申请变更注册，反之属于轻微软件更新，无需申请变更注册，通过质量管理体系进行控制，待下次变更注册时提交相应注册申报资料，即无需"算法锁定"。同时，通过软件版本命名规则进行算法更新控制，软件版本命名规则需涵盖算法驱动型更新和数据驱动型更新，列举重大算法更新常见典型情况，在方法学上实与"软件预定更新计划"相同，但更早实施。

在算法泛化能力保证方面，训练数据需结合目标疾病流行病学特征，尽可能来源于多家、多地域、多层级的代表性临床机构，以及多家、多种、多参数的代表性采集设备，从而提高数据充分性和多样性，从源头保证算法泛化能力。算法训练需提供训练数据量 – 评估指标曲线等证据，持续监测算法泛化能力。算法验证所用测试集需不同于训练集，以客观评价算法泛化能力，并可结合压力测试和对抗测试深入评价算法泛化能力。算法确认需保证临床评价数据集不同于训练数据集，机构数量尽可能多，地域分布尽可能广泛，以全面评价算法泛化能力。上市后亦需在真实世界持续开展算法泛化能力研究。

在黑盒算法可解释性提升方面，算法设计需对黑盒算法开展算法性能影响因素分析，研究影响算法性能的主要因素及其影响程度，根据分析结果明确产品使用限制，并在说明书中予以警示和提示，以提升算法可解释性。同时，明确算法开发生存周期过程质控要求，以提升算法透明度。此外，建议与现有医学知识建立关联，以进一步提升算法可解释性。

此外，在人工智能新技术应对方面，针对当前处于研发阶段尚无产品注册的人工智能新技术，仅作原则性要求，提供算法基本信息、算法选用依据和算法验证与确认资料即可，预留监管空间。在算法评价方法方面，提出可基于测评数据库进行算法确认，测评数据库需满足权威性、科学性、规范性、多样性、封闭性、动态性等要求，公开数据库因不具备封闭性而不能用作测评数据库，但可用于算法性能评估或算法训练。

（三）体系核查

人工智能医疗器械的体系核查需要基于医疗器械生产质量管理规范、独立软件附录（软件组件参照执行，含网络安全）及其现场检查指导原则，并可参考人工智能医疗器械指导原则相关要求，其以有监督深度学习为例明确了人工智能医疗器械生存周期过程质控要求，涵盖需求分析、数据收集、算法设计、验证与确认、更新控制等阶段。

考虑到有些注册申请人刚进入医疗器械行业，对于质量管理体系文档化要求的认识和理解不到位，着重加强体系记录的要求，包括数据采集质量评估、数据标注质量评估、数据扩增、算法更新等方面。

数据质控对于保证产品质量至关重要，特别是基于数据的算法，因此着力规范数据质控要求，明确并细化数据采集、数据整理、数据标注、数据集构建等环节质控要求，涵盖人员、过程、结果等方面。

　　算法更新质控是体系核查的重点，特别是对数据驱动型更新，因其轻微软件更新主要通过质量管理体系进行控制。以算法更新与软件版本命名规则的匹配性作为切入点，将是算法更新体系核查的基本方法。

　　算法可追溯性分析作为算法质量保证的重要方法，也是体系核查的重点，需追溯算法需求、算法设计、算法实现（即源代码）、算法测试、算法风险管理的相互关系。算法更新亦需开展算法可追溯性分析。

四、人工智能医疗器械的监管研究展望

　　我国人工智能医疗器械监管研究虽已取得阶段性成果，但所面临的监管挑战依然存在且将长期存在，一是现有挑战尚未全部得到根本解决，二是人工智能新技术层出不穷，必会带来新挑战，因此需要持续推进监管科学研究，进一步提升国际竞争力和话语权。

　　持续学习 / 自适应学习具备自学习能力，此时用户亦成为产品开发者，与注册申请人共同承担法律责任和质量责任，同时算法更新迭代速度更快，用户不同算法更新情况亦不同，对于产品安全性和有效性的影响具有高度不确定性，因此当前限定持续学习 / 自适应学习仅可用于算法训练或医学研究，不得用于医疗决策。从长远角度来看，需要从法规、产品质量评价等方面深入研究其监管模式，明确注册申请人和用户的责任划分，利用年度报告等制度及时、精确评价算法更新影响。

　　人工智能医疗器械安全有效性评价体系亦需全面研究。一是大力推进重点产品指导原则和审评要点的制修订，与人工智能医疗器械产品发展趋势相匹配，不断完善人工智能医疗器械指导原则体系的构建工作。二是充分利用真实世界数据客观评价人工智能医疗器械的算法泛化能力，实现全生命周期闭环监管。三是继续探索测评数据库的评估要求和作用价值，测评数据库具有封闭性，注册申请人无法直接评估，需要结合医疗器械主文档登记事项予以评估，在此基础上进一步探索测评数据库在产品质量评价中的作用和价值。

　　有些人工智能医疗器械预期在基层医疗机构使用，由于基层医疗机构不具备医疗器械临床试验机构的备案条件，故这些产品难以在真实临床场景下开展临床试验进行算法确认，影响产品质量评价结果。以基层医疗机构的业务主管医疗机构作为临床试验的牵头单位或许是解决方法。

随着人工智能新技术的快速发展，人工智能医疗器械新产品形态也会出现，其监管的范围、模式和方法可能均需调整，分类界定、技术审评、体系核查等方面具体工作的关注重点亦需随之调整，这样方能及时、有效地解决人工智能新技术所带来的监管挑战。

本文转载自《中国食品药品监管》，2022 年第 2 期

对创新医疗器械标准体系建设的思考与建议

母瑞红[1]

1. 中国食品药品检定研究院

摘要：新技术、新材料的交叉融合应用下的新型医疗器械的设计开发，以及满足临床和患者需求的药械组合等多功能产品研发，给监管、技术审评及产业发展带来挑战，需要建立起科学监管的体系，需要充分发挥标准这一科学监管工具的作用。本文在概述标准对创新医疗器械统一监管的影响、分析我国医疗器械标准化现状以及存在问题的基础上，提出了完善我国医疗器械标准法规体系、探索建立医疗器械领域团体标准认可机制、聚集创新与安全、培育扶持创新标准制修订等措施在内的助推创新医疗器械高质量发展的新型医疗器械标准体系建设的建议。

关键词：医疗器械、创新、标准体系

一、新时代医疗器械行业的机遇与挑战

在《国家创新驱动发展战略》以及国务院《关于促进医药产业健康发展的指导意见》《关于深化审评审批制度改革鼓励药品医疗器械创新的意见》《关于改革药品医疗器械审评审批制度的意见》《"十四五"国家药品安全及促进高质量发展规划》等政策利好以及技术创新、高质量发展和人们对美好生活的追求等因素推动下，近年来医疗器械产业已经成为健康产业快速增长的领域。在未来医疗器械市场中，创新将成为医疗器械高质量发展的主要驱动力，同时也是推动供给侧结构性改革的根本出路。

随着增材制造（3D打印）、信息技术、人工智能（AI）、纳米材料、组织工程等新技术、新材料的交叉融合以及在医疗器械领域愈来愈广泛的应用发展，由此开发设计的创新型医疗器械促使医疗器械行业飞速发展。同时为满足临床需

要、造福患者，越来越多的研发人员还将医疗器械与药品、生物制品等结合研制开发新型的多功能产品。创新产品的不断涌现、相应的监管工具缺乏给监管资源依然薄弱的医疗器械监管、技术审评以及产业的发展带来巨大挑战，因此医疗器械科学监管体系建立，刻不容缓。标准则是科学监管的重要工具之一[1]。

二、标准对创新医疗器械统一监管的影响

（一）标准与医疗器械分级分类管理

医疗产品根据其临床用途和效用的实现方式不同，分别按药品、医疗器械或其他方式管理。

在我国按医疗器械管理的产品是指直接或者间接用于人体的仪器、设备、器具、体外诊断试剂及校准物、材料以及其他类似或者相关的物品，包括所需要的计算机软件。其效用主要通过物理等方式获得，不是通过药理学、免疫学或者代谢的方式获得，或者虽然有这些方式参与但是只起辅助作用。目的是疾病的诊断、预防、监护、治疗或者缓解；损伤的诊断、监护、治疗、缓解或者功能补偿；生理结构或者生理过程的检验、替代、调节或者支持；生命的支持或者维持；妊娠控制；通过对来自人体的样本进行检查，为医疗或者诊断目的提供信息。

从其定义看出医疗器械是与人身健康安全有直接关系的产品，属于特殊监管的品种。其种类繁多复杂，临床常用的有核磁共振成像设备（MRI）、超声检查的超声诊断仪、眼科光学相干断层扫描、检测血糖的血糖分析仪、基因测序仪、用于治疗鼾症等疾病患者的无创呼吸机，治疗血管阻塞等病变的心血管支架、替代患病关节的关节假体、整形用透明质酸钠凝胶，输液使用的一次性输液器等，涉及光、电、磁、材料、医学等多专业领域。

我国对医疗器械的监督管理是根据医疗器械的风险程度采取不同的管控措施，施行分级分类管理制度，管理类别直接影响其监管模式。医疗器械根据其风险程度由低到高，分别按一、二、三类管理。医疗器械上市准入实行第一类产品备案管理，第二类和第三类产品注册管理，其中境内第一类产品，由设区的市级负责药品监督管理的部门备案，进口的第一类产品由国家药监局备案；境内第二类产品由省级药品监督管理部门审批，境内第三类及进口第二、三类产品由国家药监局审批；医疗器械生产管理则是第一类医疗器械实行备案管理，

第二类和第三类医疗器械实行生产许可；医疗器械经营，第一类产品无需备案或许可，第二类实行备案管理，第三类实行经营许可管理。

评价医疗器械风险程度，应当考虑医疗器械的预期目的、结构特征、使用方法等因素。因此评估医疗器械风险程度的标准对创新产品的上市途径、上市后监管等工作的统一尺度有重要作用。

企业应用新技术新材料设计开发的创新医疗器械时，应熟知相关产品的分类判定标准，根据创新特点确定管理属性或管理类别，避免或减少上市准入要求的合规性风险，从而带来时间、投资等风险增加。如将按医疗器械管理的胶原蛋白组织工程支架材料与活细胞结合而开发新的组织工程医疗产品，其管理属性可能发生改变。开发医疗诊断的人工智能技术（AI）产品时，如预期用于给出临床诊断治疗依据和（或）建议，按第三类医疗器械管理，如预期用于给出临床参考值，则按第二类医疗器械管理。

（二）标准在医疗器械监管中的作用

标准是经济社会活动的技术依据，在国家治理体系和治理能力现代化建设中，发挥着基础性、引领性、战略性作用。

在致第 39 届国际标准化组织大会的贺信中指出，伴随着经济全球化深入发展，标准化在便利经贸往来、支撑产业发展、促进科技进步、规范社会治理中的作用日益凸显。标准已成为世界"通用语言"。

在医疗器械领域，标准贯穿于医疗器械产品的研发、生产、经营和使用等整个生命周期，为医疗器械的安全有效提供了参考和依据，更为统一监督管理提供了有效工具。如标准在统一注册技术审评尺度中就发挥了重要作用。医疗器械标准是医疗器械产品上市前技术审评的重要参考依据，标准是证明符合基本要求的方法依据；标准是产品技术要求编制的依据；标准是开展研究的依据[2-5]。

三、医疗器械标准化现状

（一）标准体系概述

标准化在保障产品质量安全、促进产业转型升级和经济提质增效、服务外交外贸等方面起着越来越重要的作用。标准是通过标准化活动，按照规定的程序经协商一致制定，为各种活动或其结果提供规则、指南或特性，供共同使用和重复使用的文件。标准体系是在一定范围内的标准按其内在联系形成的科学的有机整体。构建标准体系是指导标准化工作的方法。

新修订《中华人民共和国标准化法》(以下简称《标准化法》)的施行，为建立政府主导制定的标准与市场自主制定的标准协同发展、协调配套的新型标准体系奠定了基础。我国标准由四级调整为五级，即标准由国家标准、行业标准、地方标准、企业标准调整为国家标准、行业标准、地方标准、团体标准、企业标准。新增了团体标准，对于团体标准，国家鼓励学会、协会、商会、联合会、产业技术联盟等社会团体协调相关市场主体共同制定满足市场和创新需要的团体标准，由本团体成员约定采用或者按照本团体的规定供社会自愿采用。国务院标准化行政主管部门会同国务院有关行政主管部门对团体标准的制定进行规范、引导和监督。

根据现行的《医疗器械标准管理办法》规定，医疗器械标准体系仅包括国家标准和行业标准，按照其效力分为强制性标准和推荐性标准。

（二）医疗器械标准现状

我国医疗器械标准化工作经过 40 年的发展，尤其经过 3 个"五年规划"的快速发展，取得了长足的进步，标准化组织体系和技术标准体系得到进一步完善。截至 2021 年 12 月底，现有 36 个医疗器械专业标准化（分）技术委员会和技术归口单位，专业技术领域包括医疗器械质量管理、生物学评价、医用电气设备通用安全等各通用技术领域和外科植入物、口腔材料／器械和设备、医用 X 射线设备及用具、医学实验室与体外诊断器械和试剂以及人工智能、纳米材料新技术新材料领域等，比 2009 年增加了 10 个。医疗器械标准共 1849 项（其中国家标准 235 项，行业标准 1614 项），标准数量由 2009 年的 907 项增加了一倍多[6, 7]。

四、当前存在的问题

（一）标准体系不完善

党中央、国务院高度重视标准化工作，我国标准化事业得到快速发展，目前标准化工作已上升到国家战略的高度。

随着新《标准化法》的实施，我国已形成国家标准、行业标准、地方标准、团体标准和企业标准五级新型标准体系。《标准化法》明确规定：对于团体标准，国家鼓励学会、协会、商会、联合会、产业技术联盟等社会团体协调相关市场主体共同制定满足市场和创新需要的团体标准，由本团体成员约定采用或者按照本团体的规定供社会自愿采用。

现行《医疗器械标准管理办法》规范的医疗器械标准仅包括国家标准和行业标准，现有的标准体系框架已不能满足新时代标准化工作要求。

（二）缺乏创新标准管理机制

我国医疗器械标准化体系经过 40 年的发展，标准化组织体系和技术标准体系得到进一步完善，但创新产品标准体系还不够完善，虽然成立了人工智能等新技术标准化技术归口单位，但标准的覆盖面不全，存在新技术新材料产品没有相关的国家标准和行业标准。这就需要监管部门和企业投入更多的资源来为这类产品的安全、有效进行研究论证，影响创新医疗器械产品的上市进程、浪费监管资源，不利于创新医疗器械的高质量发展。如人工智能（AI）技术、再生型生物材料等关键技术标准还不能满足创新发展要求。

随着我国新型标准体系的建立，与医疗器械相关的团体标准不断涌现，如中国医疗器械行业协会组织制定的团体标准《医疗器械用电子束粉末床熔融增材制造装备》（T/CAMDI 073—2021）等，中国生物医学工程学会组织制定的团体标准《医疗器械网络安全质量评价方法》（T/CSBME 009—2019）等，深圳基因产学研资联盟组织制定的团体标准《植入前胚胎遗传学高通量测序检测技术规范》（T/SZGIA 3—2018）等。由于医疗器械种类繁多，学科交叉，涉及面广，医疗器械领域团体标准化机制不健全和体系不完整等问题，团体标准质量参差不齐，亟需政府部门规范和指导医疗器械相关团体标准的制定，作为医疗器械标准体系补充，满足医疗器械监管和产业创新的需要[8]。

五、思考

医疗器械是保障人民群众身体健康的特殊商品，医疗器械质量是保障公众用械安全有效的基础，是满足人民日益增长的美好生活需要的具体体现。推动医疗器械的高质量必须结合实际，强化顶层设计，加快探索形成推动高质量发展的创新型标准体系，强化技术标准引领作用。综上分析提出如下建议。

（一）完善标准法规体系

标准是法规的补充和技术依据，为贯彻落实新标准化体系建设要求，医疗器械标准化工作应以完善医疗器械标准法规体系为基础，以技术标准体系建设为重点，优化不同级别标准结构，强化标准引领作用。建议将医疗器械团体标准纳入管理范畴，积极探索建立科学、先进、适用的医疗器械领域团体标准体系和工作机制，助推创新医疗器械的高质量发展。

（二）探索建立医疗器械领域团体标准认可机制

结合医疗器械行业特点，在《团体标准管理规定》法规框架下积极探索医疗器械领域团体标准的管理模式，建立政府主导制定标准与市场主导的团体标准协同发展、协调配套的新型标准体系框架。建立认可工作机制，制定认可团体标准的基本要求和程序，认可的医疗器械团体标准作为医疗器械标准的有效补充，自愿执行[9]。

（三）聚焦创新与安全、培育扶持创新标准的制修订

保障医疗器械安全有效是企业与监管各方共同的责任，然而各方在标准制定、质控措施等方面的关注点不同，如监管部门更关注产品安全有效，而企业除考虑监管的安全有效外，还关注产品的商业化。

保障人民群众用械安全有效责任重大，面对创新医疗器械的不断涌现，既保障产品的安全有效又能促进产品快速上市，从而让人民群众尽早分享科技红利，这是科学监管亟需解决的问题。

监管科学是科学监管的基础。监管科学是指评估所监管产品的安全性、有效性、质量及性能的新工具、新标准或新方法的科学。加强监管科学研究，了解当今科学技术发展的趋势，提高对新技术新产品风险的把握能力，开发新产品关键技术的检验检测方法和评价标准，建立新产品风险评价及控制体系，创新监管机制推动优质产品上市进程，同时注重防范风险，才能更好地

满足新时代下人民群众用械的新需求。

为有效解决影响和制约医疗器械创新、质量、效率的突出性问题，加快治理体系和能力现代化，构建完善的创新医疗器械标准体系，建议针对创新医疗器械标准化工作给予扶持和指导，建立特别创新医疗器械标准化机制，制定创新医疗器械标准特别制修订程序。

参考文献

［1］谭德讲，高泽诚，杨化新. 美国监管科学发展简介及对我国食品药品科学监管的思考［J］. 中国药事，2014，28（8）：813-817.

［2］张辉，许慧雯，余新华. 以创新思路强化医疗器械标准管理［J］. 中国药事，2021，35（9）：967-971.

［3］张世庆，张兴栋. 医疗器械标准在技术审评中的作用探讨［J］. 中国药物警戒，2021，18（1）：1-3.

［4］曹越，金若男，刘菁，等. 医疗器械标准在注册审评中的应用研究［J］. 中国医疗设备，2020，35（4）：159-162.

［5］李非，陈敏，曹越. 医疗器械标准及其在注册审评中的作用研究［J］. 中国食品药品监管，2019，3（182）：30-35.

［6］母瑞红，杨昭鹏. 对我国医疗器械标准化技术组织体系建设的几点思考［J］. 中国药事，2012，26（11）：1174-1176.

［7］母瑞红，肖忆梅. 我国医疗器械标准现状分析与建议［J］. 中国药事，2011，25（7）：657-658.

［8］李悦菱. 从科学监管与服务创新谈我国医疗器械团体标准发展对策［J］. 标准应用研究，2020（12）：127-130，139.

［9］于欣，母瑞红，余新华. 中美医疗器械标准管理对比研究与启示［J］. 中国药事，2020，34（8）：1-5.

有源医疗器械使用期限及可靠性评价和监管现状

工业和信息化部电子第五研究所　课题组

摘要： 有源医疗器械是使用范围比较广泛的医疗器械产品，监管部门十分重视有源医疗器械安全有效评估，使用期限与质量可靠性是安全有效评估的核心要素，我国出台的一系列有关有源医疗器械文件，把使用期限与质量可靠性作为医疗器械审评、产品注册等过程的关注项目之一，推动了有源医疗器械行业及监管审评部门对质量可靠性控制与评价技术的需求。研究行业及相关监管审评部门目前在有源医疗器械使用期限及可靠性评价上存在的问题和可靠性工作现状，具有十分重要的意义。课题组从我国有源医疗器械使用期限评价及可靠性现状、我国监管审评部门使用期限及可靠性评价注册审评现状开展了调查研究，深入研发企业调研有源医疗器械使用期限评价及可靠性工作方法，综合评估提出了相关的优化建议，对后续企业可靠性设计、使用期限的评价等可靠性工作的开展具有一定的指导意义。

关键词： 有源医疗器械；使用期限；可靠性评价；监管制度完善

一、我国有源医疗器械行业现状分析

2015 年，国务院印发《中国制造 2025》，明确将高性能医疗器械作为战略产业发展方向，重点发展影像设备、医用机器人、远程诊疗等高性能医疗器械；2016 年，国家发改委、工信部等六部委联合发布制定《医药工业发展规划指南》，重点推进发展医学影像设备、治疗设备等产品领域。在相关政策的扶持下，我国医疗器械产业近几年保持着持续高速发展的态势，已经成为一个产品门类比较齐全、创新能力不断增强、国内外市场需求十分旺盛的朝阳产业。在"十三五"期间，我国医疗器械市场规模年均复合增长率为13.6%，2019年市场规模达8000亿元，规模以上医疗器械企业营业收入合计已经达到4596.2亿元，其中有源医疗器械市场规模和规模以上企业营业收入分别约为2400亿元和1400亿元，是占比较大的医疗器械产业分类。

2019年，国家药监局发布了《有源医疗器械使用期限注册技术审查指导原则》，明确将医疗器械的安全要求扩展到产品整个生命周期。2020年，国务院第119次常务会议修订通过《医疗器械监督管理条例》，强调医疗器械应当加强医疗器械全生命周期质量管理，将研制、生产、经营、使用全过程中医疗器械的安全性、有效性和质量可控性落实到注册人和备案人。2021年，国家市场监督管理总局发布的《医疗器械注册管理与备案办法》首次提出医疗器械质量可控的要求，用于保证医疗器械的质量可控性。

经过多年的投入与发展，我国有源医疗器械的生产水平基本与发达国家持平，但国产有源医疗器械在产品的创新性、工艺稳定性等方面与发达国家存在明显差距，在质量可靠性方面与发达国家的差距尤为突出，导致我国有源医疗器械产业总体水平与国际先进水平还相差10~15年，严重影响国产有源医疗器械的市场竞争力。以医用超声产品为例，2019年我国医用超声诊断设备市场规模为95亿元，但国产医用超声设备的质量可靠性不足，导致国产品牌仅有25%的市场份额且主要为中低端产品。据统计分析，超声换能器作为医用超声设备的核心部件，故障率占医用超声设备总故障率20%以上，经常出现探头图像暗道、开裂等问题。其他高端医疗器械的国产品牌如CT、MRI和核医学影像设备等由于同样的原因占有率均低于12%。因此，解决国产有源医疗器械的质量可靠性问题，如质量可靠性的评价及监管方法，技术及标准体系的建立和成立专门的技术研究机构，对于提升国产有源医疗器械的市场竞争力，对推动我医疗器械产业的高质量发展有十分重要的意义。

二、有源医疗器械使用期限评价及可靠性工作现状调研和分析

通过实地拜访、问卷调查等方式对22个国内外有源医疗器械企业的使用期限评价及可靠性工作现状进行了调研，其中包括西门子医疗器械有限公司、

飞利浦医疗科技有限公司等 3 个外资企业，深圳迈瑞生物医疗电子股份有限公司、东软医疗系统股份有限公司等 19 个国内企业。

（一）有源医疗器械企业调研内容及结果分析

为了解企业在产品上市前后的使用期限评价与可靠性工作情况，从可靠性工程管理、设计分析和试验评价 3 个维度对 22 个有源医疗器械企业进行调研。以使用期限评价及可靠性工作现状为主题开展了 13 项调研，可靠性的调研包括企业对可靠性定义的理解以及可靠性工程的管理方式（如是否建立可靠性工作流程体系、对供应商提出可靠性相关要求、产品可靠性指标考核工作和有专门的可靠性工程师等），针对使用期限的调研包括表征指标、开展使用期限的工作方式以及开展使用期限评估的数据收集等。

通过调研，得到可靠性工程管理、可靠性设计分析和可靠性指标验证三个方面的结果。

1. 可靠性工程管理

工程管理是仪器设备实现可靠性指标和要求的主要保证，调研从全寿命周期可靠性工作流程体系建立、专门的可靠性人员 / 部门设置、可靠性及使用期限指标要求确定、供应商管理和上市后可靠性监控五个方面去了解企业在可靠性工程管理的开展情况，具体统计情况如图 1 所示。

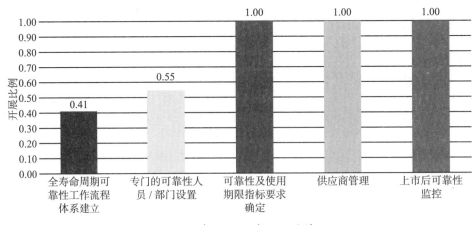

图 1　可靠性工程管理开展情况

（1）全寿命周期可靠性工作流程体系建立　在被调研的企业中，41% 的企业针对产品全寿命周期可靠性工作建立有完善的工作流程体系，主要集中在针对产品开展了多年可靠性研究，在产品可靠性技术上积累了丰富经验且有完善的工作流程体系，主要为外资企业和几个规模较大的国内企业。其他大部分企业虽然有针对可靠性试验、可靠性数据分析等开展了一些零散工作，但没有针对产品可靠性专门建立系统的工作流程去开展项目工作。可能是这些企业没有针对产品可靠性开展多年的研究，在产品可靠性技术上缺乏成熟的经验。

（2）专门的可靠性人员/部门设置　在被调研的企业中，55%的企业设置专业的可靠性技术人员或专门部门来开展产品的可靠性工作，以保证产品的可靠性工作在整个开发周期中能够顺利开展。剩下45%的企业中，有些企业以兼职的形式让产品开发工程师承担产品开发过程中的相关可靠性设计、分析与验证等工作，有部分企业仅在最后产品验证测试阶段让质量检测工程师兼任相关可靠性测试的工作，可能是专门的可靠性技术人员数量有限造成企业设置不合理。

（3）可靠性及使用期限指标要求确定　由于《有源医疗器械使用期限注册技术审查指导原则》的颁布，企业针对可靠性及使用期限制定了明确的指标。其中70%以上的企业直接以使用期限作为产品研发过程中量化考核的可靠性指标，只有少部分的企业会针对不同的应用需求使用其他可靠性指标（如MTBF、失效率等）作为产品的可靠性要求。

（4）供应商管理　在供应商管理方面，被调研的企业都针对关键部件或者易损件对供应商提出了具体的可靠性指标要求，如要求供应商针对指标提供测试报告或者统计数据分析等证明材料。有些要求比较高的企业还会要求供应商必须获得YY/T0287的体系认证及产品注册批准。规模较大的外资企业还会在产品上市后暴露出来的部件可靠性问题退回供应商，并要求供应商提供故障研究分析并加以改进。

（5）上市后可靠性监控　为了解产品上市后的可靠性情况，被调研的企业基本都对产品的可靠性情况进行维修/维护记录、运行日志、不良事件、客户反馈等故障信息收集以统计分析产品上市后的可靠性水平，但除了外资企业在故障信息收集与统计分析上做得比较充分外，绝大部分的企业未能按照系统的数学统计方法对产品进行相关可靠性分析。可能是大部分企业的产品在用数量不多或使用时间不长，所以企业所获得的故障数据并不充分。

2. 可靠性设计分析

产品可靠性分析结果是进行可靠性设计的重要依据，故在可靠性设计分析方面，主要从系统的产品可靠性设计、维修性设计、故障模式、影响及危害分析（FMECA）和仿真分析四个方面去调研企业对产品可靠性设计分析的开展情况，图 2 给出了可靠性设计分析四项工作开展的情况。

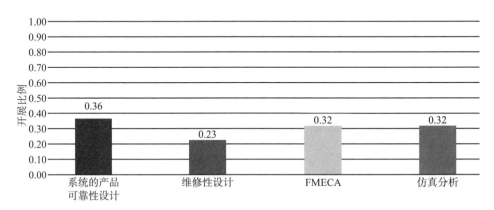

图 2　可靠性设计分析开展情况

（1）系统的产品可靠性设计　有效的可靠性设计工作需要系统地分析所开发产品的特点以及使用环境条件等，一般包含可靠性预计、分配、热设计、振动设计、降额设计等。从图 2 的可靠性设计分析开展情况的统计结果可得知，在被调研企业中，只有 36% 的受访企业（基本为外资企业和规模较大的国内企业）针对产品开展了系统的可靠性设计工作，如可靠性指标的具体分配、可靠性建模预计的负责工作安排，设计可靠性准则制定与检查等。剩余 64% 的受访企业在研发过程中，大部分只蜻蜓点水地开展了部分可靠性设计工作，且在开展时也未对产品具体的设计和使用环境特点进行分析。可能是因为大多数企业不重视产品可靠性设计，对产品可靠性设计的重要性理解不够深入。

（2）维修性设计　维修性设计是为了达到产品的维修性要求所进行的一系列设计、研制、生产和试验工作，针对产品开展维修性设计能减少产品维修配置，降低维修人员技术水平要求，缩短产品维修时间，大幅度地减少产品在使用过程中的维修费用。从图 2 可以看出，在受访企业中，仅有 23% 的企业（基本为外资企业）能够针对有源医疗器械产品开展维修性设计工作。分析调研结果，可能是国内有源医疗器械维修性设计还处于起步阶段，绝大部分的企业尚未开展产品维修性设计方面的工作，这导致国产有源医疗器械产品维修性水平较低，进而降低产品维修效率，最终会直接影响产品的可用度水平。

（3）故障模式、影响及危害分析（FMECA）　调研的 FMECA 从图 2 可以看出，有 32% 的企业（基本为外资企业）针对产品开展了 FMECA 工作，分析原因，可能是 FMECA 工作在国内有源医疗器械企业中尚属于起步阶段，故国内企业开展 FMECA 分析工作的占比较少。

（4）仿真分析　仿真分析是利用软件等虚拟模拟产品的使用环境，验证产品相关特性的手段。从图 2 可以看出，被调研的企业中利用仿真手段对产品开展可靠性分析的比例为 32%，利用仿真开展可靠性设计分析和指标验证的被调研企业中大多数为国内企业，他们一般针对机械运动分析、热分析、寿命或使用期限评价等方面开展仿真工作，而外资企业利用仿真手段对使用期限、寿命和可靠性指标进行验证的比较少，仅用于设计分析工作。

3. 可靠性指标验证

针对产品可靠性指标验证上，由于法规要求企业必须在有源医疗器械产品注册时提供使用期限的分析验证报告，且出台了《有源医疗器械使用期限注册技术审查指导原则》指导企业开展产品使用期限评价，故全部受访企业均以使用期限为对象针对产品开展了可靠性指标验证工作，主要利用仿真 / 模型计算、上市数据 / 同类过往产品分析、耐久 / 寿命试验、可靠性鉴定试验、加速试验五种方法对可靠性指标开展验证，图 3 给出了以上五种可靠性指标验证开展方式情况统计。

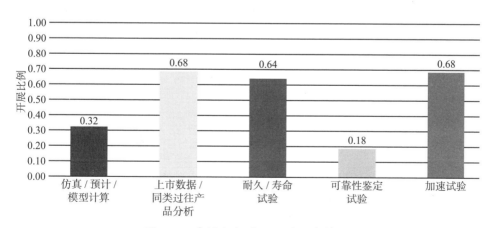

图 3　可靠性指标验证开展方式情况

（1）仿真 / 预计 / 模型计算　从图 3 看出，32% 的受访企业采用仿真 / 预

计 / 模型计算的方式去验证产品或产品关键部件的可靠性指标，了解到一般企业会针对无法通过试验验证或缺乏过往使用数据的产品或部件使用仿真 / 预计 / 模型计算的方式去验证可靠性指标，但要有具体的仿真或计算模型的条件下企业才会使用此方式，且模型或者预计数据的准确性与真实产品的差距如何一般比较难确认，故企业一般比较少采用此种方式去开展可靠性指标验证工作。

（2）上市数据 / 同类过往产品分析　图 3 中有 68% 的受访企业采用上市数据 / 同类过往产品分析的方式去验证可靠性指标，但不同企业之间也存在着可用于评估分析的数据量差别，如产品上市数量较少的企业会存在着数据量较少的情况，导致分析出来的可靠性指标意义不大，大公司由于上市产品数量较大，分析出来的可靠性指标结果统计意义会较高，故不同规模的企业通过上市数据 / 同类过往产品分析的方式获得的可靠性指标结果的真实性存在着比较大的差异。

（3）耐久 / 寿命试验　图 3 中 64% 的受访企业利用耐久 / 寿命试验的方式进行产品可靠性指标验证，一般会针对整机、运动部件（如滑环、扫描架等）、关键部件（如 CT 球管、探测器、连接器等）等产品开展耐久 / 寿命试验，植入类的有源医疗器械一般都会采取此方式开展可靠性指标验证，一般结果的真实性和可靠性都比较高，但需要耗费一定的试验和样品成本，可能企业会将产品的研发成本与是否会采用取此方式开展可靠性指标验证进行一定的考量。

（4）可靠性鉴定试验　图 3 中仅 18% 的受访企业利用可靠性鉴定试验进行指标验证，分析主要原因是大多数受访企业是用使用寿命来作为产品的可靠性指标，较少使用如 MTBF、失效率等传统的可靠性指标，且大多数受访企业对传统的可靠性指标理解不深入，一般外资企业对传统可靠性指标的理解要更清楚，会从寿命和 MTBF 两个维度来制定产品的可靠性指标。

（5）加速试验　从图 3 可以看出，68% 的受访企业采用此方式开展指标验证。但目前有源医疗器械在注册时的使用期限一般都是以年计算，因此加速试验是受访企业中采用相对较多而且比较受欢迎的可靠性指标验证技术手段，影响加速试验结果准确性的主要是产品加速试验模型，但绝大部分的受访企业均未对加速模型开展过研究，基本都直接套用别的产品的加速模型和参数直接使用，加速模型和模型参数的适用性大多都未利用企业自己的产品开展研究验证，导致加速试验结果的真实性与准确性大打折扣。

（二）国内外有源医疗器械企业的差异分析

《有源医疗器械使用期限注册技术审查指导原则》的出台推动了有源医疗器械行业对使用期限和可靠性工作的关注，但从调研结果分析得知，国内大部分的有源医疗器械企业在使用期限及可靠性工作上尚处于起步阶段，对可靠性的理解不够深入，针对产品所开展的可靠性工作还只是在取证时要求所以才去开展相关工作，与国外有源医疗器械企业在可靠性工作的开展广度和深度上均存在较大的差距。

1. 国外有源医疗器械企业情况

国外有源医疗器械企业工作现状与我国相比，具有以下优势。

（1）有较完善的可靠性理论及管理体系，产品设计人员具备良好的可靠性专业知识和技能，确保产品研发过程各项可靠性工作的顺利开展。

（2）建立了完整的产品可靠性数据体系，强有力地支撑企业设计人员在产品开发的各个阶段开展各项可靠性工作，从产品源头就开始保障各项可靠性指标，使得所设计的有源医疗器械产品不仅功能满足设计要求，且具有良好的可靠性水平。

（3）建立了完善的可靠性标准及工作体系，有利于全方位地指导开展有源医疗器械产品各项可靠性工作。

（4）重视可靠性试验、故障诊断和寿命预测技术的研究与应用，重视产品失效分析、现场使用数据的收集和反馈，对产品发生的故障形成了完善的闭环控制体系，从而使企业最大限度地发现产品的潜在故障并进行改进，从而提高产品的可靠性水平。

（5）极为重视产品故障分析与数据积累，建立了完整的故障分析与记录体系，为产品设计开发提供了丰富的参考资源。

（6）建立专门的部门进行产品的可靠性水平把关，能更有效地通过产品故障现象找出产品的可靠性设计薄弱环节。

由于具备了以上完备的可靠性管理及工程技术体系，国外有源医疗器械产品不仅性能优越，且具备高可靠性和高稳定性的特点，故国外有源医疗器械产品比国产的市场占有率高。

2. 国内有源医疗器械企业情况

虽然在相关法规要求的推动下，国内有源医疗器械企业形成了产品可靠性意识，绝大部分的国内有源医疗器械企业也都针对产品开展了部分的可靠性工作，但基本开展的可靠性工作都是不成体系的，目前国内有源医疗器械企业在相关可靠性工作开展上面主要存在着以下问题。

（1）缺乏系统的可靠性管理体系　要做好可靠性工作，提高产品的可靠性水平，其中可靠性工程管理是重中之重，对有效开展可靠性工作具有十分重要的意义。目前虽然大部分的国内有源医疗器械企业都针对产品开展了可靠性工程管理工作，但绝大多数的国内有源医疗器械企业尚未形成一个系统的可靠性管理体系，且行业专门的可靠性技术人员也相对比较缺乏，故导致相关的可靠性工作效果不太理想。

（2）可靠性设计分析工作没有得到重视　产品的可靠性首先是设计出来的，设计分析工作是提高产品可靠性的关键，认真做好产品的可靠性设计与分析工作，是提高和保证有源医疗器械产品可靠性的根本措施。但从调研统计数据上看各项可靠性设计分析工作开展比例普遍不高，若这种情况不改变，势必影响国产有源医疗器械产品可靠性的提升空间。

（3）可靠性试验不充分、方法不规范　由于《有源医疗器械使用期限注册技术审查指导原则》的要求，目前企业基本都在产品开发后端针对使用期限或可靠性指标开展了验证工作，但是据调研交流得知，绝大多数的企业都是从一些文献和书本获得可靠性试验的认识，对具体的方法及理论、标注规范等理解不全面，导致采用的可靠性指标验证试验方法不规范，在加速试验的使用上问题尤为突出，因为绝大部分的国内有源医疗器械企业基本未对加速模型的适用性开展研究，都是直接套用其他产品的加速模型和参数，故利用加速试验所获得的使用期限或可靠性指标的结论可信性不高。另外，目前针对国内企业在产品前期开发阶段的可靠性试验开展也较少，这也会影响国产有源医疗器械固有可靠性水平的提升。

三、监管审评部门使用期限及可靠性评价注册审评现状调研和分析

针对审评的有源医疗器械种类、使用期限的相关评价标准（表征指标，时长和验证方式）、评价方式等 9 项调研内容，对国家药监局医疗器械技术审

评中心以及广东、辽宁、海南、吉林、上海、江苏、浙江、四川、北京地方审评中心通过问卷调查和线上交流等方式进行了有源医疗器械使用期限及可靠性审评工作进行调研，得到了企业使用期限及可靠性证明材料和审评中心使用期限及可靠性材料审查的情况两个结果。

（一）监管审评部门调研内容及结果分析

1. 企业使用期限及可靠性证明材料情况

通过审评中心调研得知，企业在开展使用期限评价时，基本会采用寿命或平均无故障工作时间（MTBF）作为产品的使用期限指标，一般按照《有源医疗器械使用期限注册技术审查指导原则》所提出的通过整机或拆分关键部件的方式来开展使用期限评价，具体情况如下。

（1）使用期限及可靠性指标　在受访的 10 个审评中心中，全部的审评中心反馈企业基本都采用寿命来表征产品的使用期限，但仅有 3 个审评中心反馈有企业还会采用平均无故障工作时间（MTBF）来表征产品的使用期限。采用平均无故障工作时间（MTBF）作为使用期限指标的企业基本都是通过可靠性鉴定试验、可靠性预计和可靠性评估试验来开展相关验证工作。采用最多的寿命验证方式为加速试验（100%），占比排名 2 至 5 的验证方式分别为理论计算评估（60%）、耐久性试验（50%）、仿真试验（30%）和使用数据（30%）。

根据和各地审评中心交流调研得知，企业在利用加速试验开展寿命验证时，经常使用阿累尼乌斯模型、PECK 温湿度加速模型和逆幂加速模型三类加速模型，但大多数企业都是直接使用别的产品的加速模型和模型参数，基本没有提供加速模型的适用性研究材料和数据。

（2）引用标准规范情况　根据对受访审评中心的调研得到企业在开展产品使用期限评价时，经常会使用到的标准情况统计如图 4 所示。其中《有源医疗器械使用期限注册技术审查指导原则》的使用率达到 100%，《产品加速试验方法》（GB/T 34986）在使用期限研究过程中企业使用率达到了 60%，而《电子设备可靠性预计手册》（GJB 299C）和《可靠性试验》（GB/T 5080）的使用率相对较低，均不超过 20%。除了指导原则外，其他使用较多的基本为电工电子的行业标准。

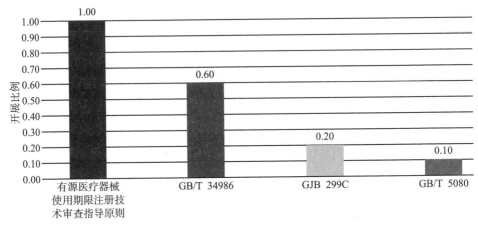

图 4　使用期限评价常用标准使用情况

2. 审评中心使用期限及可靠性材料审查情况

根据调研交流情况得知，审评员基本依据《有源医疗器械使用期限注册技术审查指导原则》的要求对企业所提交的使用期限材料进行审评，一般主要审查企业申报材料只要满足有理有据、逻辑合理、结论明确这三个条件的基本都能通过，如果出现使用期限资料过于简单、选取评价路径和评价方法不清晰、数据前后矛盾或来源不明、原始记录缺失等情况，审评中心会要求发补，但目前尚未出现因为使用期限评价退审的情况。

对此受访的审评中心希望有源医疗器械使用期限评价继续深入开展以下的工作，使得使用期限评价更加真实、严谨且合理，具体如下。

（1）按照指导原则的要求分别建立不同使用期限评价方法的标准。

（2）建立加速评价试验方法及其推荐模型库。

（3）根据不同种类产品建立相适应的评价标准。

（4）现场审查中关注申报产品使用期限研究和验证过程的真实性。

（5）研究制定不同类别产品的使用期限指导原则。

四、结论及优化建议

综合企业和地方审评中心调研情况以及面临的问题，以指导原则为基础，进而结合标准体系去构建有源医疗器械使用期限及可靠性监管及技术体系。

1. 指导原则

可靠性工程是一项系统工程，以有源医疗器械行业特点以及目前法规提出的要求为前提，从可靠性工程管理、设计分析、试验评价3个维度方向设计指导有源医疗器械开发过程中可靠性工作开展的指导原则，其中工程管理和设计分析主要是保证仪器设备实现可靠性指标和要求，试验评价主要是保证和验证仪器设备是否达到可靠性指标和要求。根据一般可靠性工程管理、设计分析、试验评价的具体工作要点，细分出图5所示的15个可靠性工作项目，并从企业的能力、产品可靠性水平的实现和目前有源医疗器械行业监管要求考虑，可把15个工作项目分为必选、推荐和备选三个等级，其中必选项目要求各单位必须开展，推荐项目推荐各单位开展，而备选项目企业可按照自己的情况选择开展对应的可靠性工作。

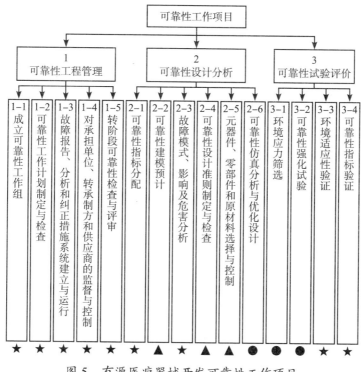

图5　有源医疗器械开发可靠性工作项目
注：符号说明：★——必选项目；▲——推荐项目；●——备选项目

围绕以上三个维度的15个工作项目，从开展时机、工作目的、开展时机、实施流程、工作要求、输出成果等方面给出每一项可靠性工作的具体内容，形成完整的有源医疗器械可靠性指导原则。结合有源医疗器械可靠性工作需要和现状，将 15 个项目分为原则性、推荐性和备选性三类，企业可根据自身特点进行选取，各类选取原则如表 1 所示。

表 1 可靠性工作项目选取原则

类别	选取原则
原则性（标★）	原则上应开展的可靠性工作的最小集合，包括可靠性管理、可靠性验证和可靠性分配在内共 9 个可靠性工作项目
	对于没有可靠性工作基础的企业，可以通过此类可靠性工作的开展建立基本可靠性工作保障体系和实现基本可靠性指标要求
推荐性（标▲）	在原则性可靠性工作项目开展的基础上，有能力的企业推荐开展的通用可靠性工作项目，包括可靠性设计、预计和元器件的选控在内共 3 个可靠性工作项目
	对于有一定可靠性工作基础的单位，可以通过此类可靠性工作的开展进一步完善可靠性设计，提高可靠性水平
备选性（标●）	在原则性可靠性工作项目开展的基础上，有能力的企业推荐开展结合自身产品特点的可靠性工作项目，包括仿真、可靠性强化和可靠性筛选在内共 3 个可靠性工作项目
	对于有一定可靠性工作基础的单位，可以结合产品特点通过此类可靠性工作的开展完善可靠性设计，提高可靠性水平

2. 标准体系

以上述有源医疗器械指导原则为基础，从有源医疗器械可靠性角度出发，以有源医疗器械可靠性实现的技术特点为前提，构建有源医疗器械可靠性标准体系，范围侧重在基础标准和方法标准的前端标准体系构建，贯穿有源医疗器械全生命周期，基础标准将依据基础通用的原则，考虑共性作用的特点，范围主要分为术语定义与通用要求两个部分。方法标准从设计、分析和验证评价 3 个方向进行展开，主要以有源医疗器械可靠性控制为导向、以可靠性设计分析与验证评价为核心内容建立的相关通用方法标准，有源医疗器械可靠性标准体系框图见图 6。

从图 6 的有源医疗器械可靠性标准体系框图可以得知，方法标准的体系更为复杂，它依靠一些准则（如可靠性设计、维修性设计等）作为设计支撑；主要通过一些方法（如维修性建模、预计与分配，可故障模式、影响及危害性分析等）去进行详细分析，最后基于多种验证方法（如可靠性指标、可靠性强化等）去进行验证评价，以保证有源医疗器械可靠性标准体系的系统性与规范性。

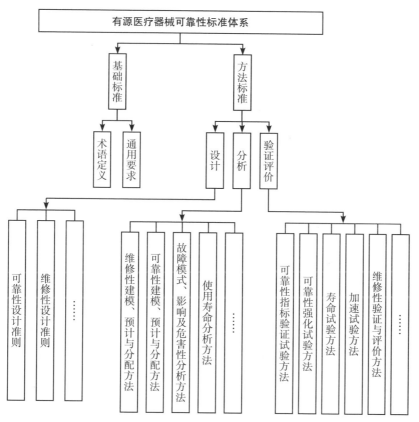

图 6　有源医疗器械可靠性标准体系框图

有源医疗器械可靠性标准体系将基础标准和方法标准相结合，从有源医疗器械全生命周期的角度控制医疗器械的可靠性水平，指导有源医疗器械行业可靠性技术工作的开展，从而解决目前有源医疗器械行业使用期限评价及可靠性工作标准缺失的问题。从指导原则和标准体系两个维度构建有源医疗器械行业监管和技术两个方向的标准规范，指导行业使用期限评价和可靠性工作的系统开展，为有源医疗器械行业监管审评部门以及企业开展可靠性监管审查以及技术工作提供支撑。

中国药品监督管理研究会 2021 年度研究课题

化妆品植物原料安全性监管现状与监管前沿思考

肖树雄[1]，周智明[1]，陈张好[1]、梁柱业[1]，曾子君[1]，余悦[1]，孙磊[2]

1.广东省药品检验所，国家药品监督管理局化妆品风险评估重点实验室；2.中国食品药品检定研究院

摘要：针对目前已广泛使用的化妆品植物原料，如防腐剂、香精香料、美白剂，总结并列出其安全性问题，分析和归纳出含这些原料的产品在监管方面的特点，提出可将方法标准、管理清单、技术通则等技术监管工具作为化妆品监管科学研究中解决化妆品植物原料安全问题的对策。同时，也借鉴国内外毒性评价和预测研究的方法，分析植物原料特点，对产业高质量发展作一些监管前沿思考。

关键词：化妆品植物原料；安全性；监管科学；风险物质

随着人们对化妆品的健康性和安全性要求越来越高，绿色天然的消费理念日益深入人心。由于植物活性成分不仅不良反应小，而且功效温和，以植物资源为原料开发的化妆品越来越受到消费者追捧。2020年6月16日颁布的《化妆品监督管理条例》（国务院令　第727号）提到要支持结合特色植物资源研究开发化妆品。可以预料，以优质植物资源为原料开发和生产化妆品是今后化妆品产业发展的新趋势。然而，在绿色、天然产品概念热炒的背后，监管部门必须清楚认识和应对其安全性问题。基于产业现状，以药品监管科学理念为指导，围绕化妆品安全风险问题，研究和建立适用于化妆品植物原料的监管技术工具，是在监管工作中落实"放管服"科学监管的需要。本文将按照监管科学的研究思路，从化妆品植物原料的安全性问题入手，分析其技术监管特点，总结技术监管工具。同时，借鉴国内外毒性评价和预测研究的方法，分析植物原料特点，紧盯风险物质，对产业高质量发展作一些监管前沿思考。

一、化妆品植物原料概述

我国使用植物用于美容健康有悠久的历史，《本草纲目》归纳了历代本草中用于祛斑除皱、养颜驻容、延缓肌肤老化的中草药共 168 味。经过一千多年的发展，以植物资源开发化妆品已成为中国特色化妆品的一大亮点。经统计分析，国家药监局发布的《已使用化妆品原料目录》（2021 年版）有近 1/3 是植物提取物。

化妆品植物原料系指用于化妆品生产的植物（包括藻类）来源的天然原料，如植物提取物（植物精油）。常用于化妆品的植物提取物包括薄荷油、石榴果提取物、红景天提取物、光果甘草根提取物、高山火绒草提取物等。为方便描述，将使用植物原料生产的化妆品称为植物化妆品。植物化妆品广受消费者喜爱，YOKA 时尚网化妆品用户美容习惯调查显示，53.67% 的消费者在选择美容产品时会考虑成分是否来源于天然植物[1]。

使用植物原料生产的化妆品与同样受到市场热炒的"绿色化妆品"概念有所不同，后者是英国化妆品专家布瑞恩提出的，从原料、生产、包装和气溶喷射剂 4 个方面加以界定。绿色化妆品选用纯天然的植物作原料，采用对环境和人体无害的技术加工生产，使用生物可降解和可再生的环保材料包装，用安全的液化石油和二甲醚取代气溶喷射剂。

此外，植物原料也不等同于"天然原料"，按照 ISO 16128-1/2 确定的定义和基本原则，天然原料包括从植物、动物、微生物和矿物中获得的成分。

与化学原料化妆品比较，植物化妆品的安全性有其特点，反映在检测上也有其特殊性，在建立检测方法时必须考虑这些特点，具体如下。

1. 未全成分标注

绿色、天然、低毒是眼下很多产品追求的目标，也是时尚宣传的卖点。与单一明确成分的化学物质相比，化妆品植物原料要达到一定的效果可能仍需借助相关化学物质才能起效，但很多产品为了强调原料的植物源性，不愿标注化学物质，违反全成分标注的规定，出现"概念性添加"现象，真实性存疑。监管上，往往需要对其宣称功效的相关成分同时进行检测，确认其宣称标注的真实性。

2. 杂质影响

不同于化学物质单一成分起作用，植物提取物往往是多成分协同作用，活性成分难以明确，因而用量大，工艺处理比较复杂，可能还需加入增溶剂、表面活性剂、矫味剂等物质，增加带入杂质的可能性。另外，植物在生长过程吸收农药、重金属等物质，在加工过程中可能残留有机溶剂，构成了原料的外源性杂质。因此，在制订方法标准时，提取方法必须考虑这些影响因素。在应用已有标准检测时，若出现测定困难，也需考虑这些因素是否影响测定。

3. 检测难度大

化妆品植物原料成分复杂，指标成分含量低，给检测带来困难，要求开发出更多的检测方法。与传统理化检测方法不同，化妆品植物原料指标成分比较难规范，生物学整体表征评价的检测思路具有广阔的研究前景，如测定酪氨酸酶活性的抑制率可以间接评价美白效果。

二、植物原料安全性问题

化妆品植物原料在产品中所发挥的作用既有基础性的，如防腐剂、芳香剂（香精香料）；又有功效性的，如美白剂、染发剂等。这些原料在产生作用的同时也存在一定的安全性问题，对人体，尤其是皮肤产生的不良反应不可忽视。风险产生存在一定的物质基础，其中风险物质将在后面详细讨论。

（一）防腐剂

一种植物可能既含有多种不同的抗菌成分（抗菌广谱性），又具有多种功能（如美白和抗衰老），兼具防腐作用的化妆品植物原料被广泛应用。具有抗菌作用的植物主要集中分布在菊科、唇形科、木兰科中，存在于叶子的香精油（迷迭香和鼠曲草）、花（丁香）、球茎根（大蒜和洋葱）和果实（胡椒）中。金盏花提取液、薰衣草精油等为比较成熟的植物防腐剂[2]；胡萝卜、茶树（茶多酚）、柑橘植物、玫瑰、迷迭香和金缕梅等为使用较多的植物原料，用这些原料生产的产品有胡萝卜汁柔顺洗发香波等。很多大牌产品宣称采用天然植物精华作为防腐剂，如茶树精油。

　　化学防腐剂常常会引起皮肤过敏反应，对此配方师的常用方法是通过复配减少防腐剂使用量，如从茵陈蒿等植物提取出来的对羟基苯乙酮（现已多由人工合成），与苯氧乙醇、对羟基苯甲酸酯类等常规化学防腐剂进行复配，可以减少后者的使用量，降低过敏反应的发生率。某品牌护肤水和乳液产品，在加入防腐剂的基础上加入了天竺葵和佛手柑提取物。

　　作为防腐剂的植物精油，其成分也可能容易引起过敏。茶树精油皮肤变态反应（致敏）试验结果显示，对豚鼠的致敏率达 66.67%，可能是 4- 松油醇等烯萜物质渗入皮肤所致[3]。另外，相对于化学防腐剂，植物防腐剂成本高，加之因杀菌效率低而需增加用量，毒性和成本不言而喻。此外，很多植物防腐剂通过化学方法提取而得，已偏离"纯天然"的概念。再者，添加了植物防腐剂的产品存在异味和杂色，还需要加入其他物质进行调节，无形中也会增加了引入杂质的风险。

（二）香精香料

　　植物香料具有使产品清新自然、气味芬芳和杀菌等多种功能，在膏霜类、乳化体类、油蜡类、粉类、香水类和液体洗涤剂类等系列化妆品中被广泛应用。植物香料是采用植物的花、果、叶、茎、根、籽、皮或者树木的木质茎、叶、树根和树皮，通过物理方法分离、提取而得到的易挥发芳香组分的混合物。一般多呈膏状或油状，少数呈半固态或树脂状。植物香料的形态可分为以下类型：浸膏、油树脂、辛香料、精油、净油、酊剂、香膏，如茉莉浸膏、玫瑰油、水仙净油等。其所含芳香成分种类繁多，含量较大的有芳香醇、桉叶醇、柠檬醛、乙酸香叶酯、肉豆蔻醛、紫罗兰叶醛。

　　香精香料所含成分很多具有毒性，主要是过敏性和光毒性，如柑橘类精油和当归根油具有光毒性。香精香料引起的过敏反应尤为多见，占全部化妆品过敏案例的 1/3 以上。香料所含成分（过敏原）可能在与皮肤直接接触时或通过光敏作用导致皮肤过敏，也可能通过吸入引起人体过敏[4]。

　　多数香料可通过控制其用量防止过敏反应发生。欧盟将新铃兰醛、苯甲醇、甲位戊基桂醛、肉桂醇、柠檬醛等 24 种成分以及橡苔提取物等两种提取物列入过敏原清单进行管理，要求配方达到一定含量时必须标注。《日用香精》（GB/T 22731—2017）列出了对 11 类加香日用产品含香料限量以及日用香精禁用物质。

另外，根据临床反馈信息，很多发生接触性皮炎的化妆品标签上显示含植物提取物，但标识不含"香精"，我们正在深入分析其所含物质。

（三）美白剂

酪氨酸酶是黑色素合成的关键酶，目前使用的很多美白剂都是酪氨酸酶抑制剂，多数是植物性来源，包括黄酮及其衍生物（如甘草定）、有机酸、苷类等物质。具有美白作用的植物常见的有甘草、茯苓、柿叶、当归、黄芪、葛根、红景天、桑叶、风毛菊、桑白皮、银杏叶、西洋参、杏仁、丝瓜、柑橘、姜黄、益母草、红花、续随子、地榆、乌梅、赤芍、白花蛇舌草、虎杖、人参、白芍、牡丹（皮）、防风等，这些植物往往以提取物的形式作为原料。张凤兰等[5]调查了 2012~2016 年审批的 687 件特殊用途祛斑类产品中美白功效成分的添加情况，经统计得出使用频率较高的美白功效植物提取物为光果甘草根提取物、牡丹根提取物、茶提取物和黄芩提取物，其累计使用频率为 13.3%。

白芷是一种美容佳品，在美容古方中应用最多，具有美白、防紫外线和防晒的作用。研究表明，白芷可以改善人体微循环，促进皮肤新陈代谢，延缓皮肤衰老，消除在组织中过度堆积的色素，达到美白祛斑的效果[6]。但白芷中含有禁用组分欧前胡内酯，是一种光敏性物质，在阳光中紫外线的照射下会引起皮肤产生光毒性或光敏性皮炎，因此，白芷、补骨脂等含呋喃香豆素类的植物不能作为美白剂。

白桦和日光槭等植物含杜鹃醇。杜鹃醇有类似氢醌的结构，会无差别地"杀死"黑素细胞，皮肤某一区域黑素细胞被杀死后就会产生永久性的白斑。2013 年，杜鹃醇导致使用者皮肤出现白斑的事件轰动了日本化妆品界。杜鹃醇是由日本佳丽宝公司研究人员发现的可有效抑制黑色素形成的化合物，但该公司生产销售的美白化妆品在消费者使用过程中出现了"皮肤变成不均匀的白色"的不良反应，于是公司决定自主召回包括化妆水及乳液等 8 个品牌的 54 种产品，召回范围除日本外还包括我国的台湾地区和香港特别行政区，但不包括在我国大陆销售的产品，因产品许可申请未被批准。

植物中广泛存在的香豆素类化合物大多具有一定的生物活性，部分可预防和治疗疾病。香豆素类化合物一般分为呋喃香豆素、吡喃香豆素等 4 类，在化妆品中可作为香料，如香豆素、二氢香豆素，但很多香豆素类化合物存在光敏毒性和肝毒性。呋喃香豆素类化合物能够增强皮肤对紫外线的敏感性，加速黑色素的生成，较容易引起皮炎甚至致光突变和致癌，如 8- 甲氧基补骨脂素（花椒毒素）[7]。因此，《化妆品安全技术规范》规定 13 种香豆素类化合物［3-（1- 萘基）-4- 羟基香豆素、环香豆素、双香豆素、4,6- 二甲基 -8- 特丁基香豆素、7- 乙氧基 -4- 甲基香豆素、7- 甲氧基香豆素、7- 甲基香豆素、醋硝香豆素、库美香豆素、二氢香豆素、呋喃香豆素类、六氢化香豆素、苯丙香豆素］为化妆品禁用组分，6- 甲基香豆素为化妆品限用组分。

三、植物原料监管工具

基于上述对化妆品植物原料监管特点和安全性状况的分析，若要加强对此类原料的有效监管，必须做好以下几项工作，形成系统和科学的技术监管工具。

（一）方法标准

1. 检测方法

准用表内成分还有很多没有检测方法，如香精香料是常见的过敏原，欧盟制订了 26 种化妆品香料的标注规定，驻留类化妆品中含量大于等于0.001%、非驻留类化妆品中含量大于等于 0.01% 时必须在标签上标注。我国若要实施这个制度，必须建立检测方法。《化妆品安全技术规范》规定禁用 13种香豆素类化合物，其中很多成分尚缺检测方法。美白剂若要实施准用清单管理，也必须建立针对多种原料的检测方法。

2. 筛查方法

很多产品宣称添加了植物性防腐剂、美白剂、染发剂，而且都会以该原料的功效进行宣传，但往往这些原料的指标成分含量低，存在"概念性添加"，因此有必要建立相应指标性成分的质谱检测（定性或筛查）方法，以确认其真实性（实际结果与注册或备案的标注是否一致）。

3. 评价方法

美白剂很多来源于植物，而且抑制酪氨酸酶活性的产品居多，必须建立测定诸如酪氨酸酶抑制率的评价方法。很多植物防腐剂通过复配使用，防腐效果的评价——微生物挑战试验也有必要收载入法定检测方法，并给予相应规定。

（二）管理清单

1. 防腐剂

为贴合绿色环保的概念，目前一些产品宣称无防腐剂或植物防腐，实际上是添加了防腐剂准用表外的物质，如辛酰羟肟酸、对羟基苯乙酮等物质[8]，是否应该研究其抑菌机制和通过评价将之纳入到准用表内，值得商榷。

2. 香精香料

欧盟标准对香精过敏原设置标注规定，国标《日用香精》（GB/T 22731—2017）也对香料设立了禁限用清单，建议国家也应该对植物来源比较多的香料设立禁限用物质清单并设置标注规定。可喜的是《化妆品禁用原料目录（征求意见稿）》已将欧盟禁用组分新铃兰醛（HICC）也列入其中。

3. 美白剂

《化妆品安全技术规范》已对防晒剂、染发剂、防腐剂等实行准用清单管理，但对植物来源较多的美白剂尚未建立准用清单，同时规定限值。目前祛斑美白产品列为注册管理，建议及早出台美白剂准用表。

（三）技术通则

要实施有效技术监管，必须针对植物性原料的特点，建立植物原料技术通则，包括植物来源、生产工艺、风险物质、指标成分等指标设定的指导原则。加入植物源原料，与辅料形成新体系，不同于传统化合物配制形成的体系，对质量安全性有影响，也有必要制订植物化妆品的通则。

1. 植物原料通则

植物原料要标准化，一般应包括以下五方面。

（1）植物来源　不同来源和植株部分所含的成分不同，所带入的杂质（如不同种植土壤的元素不同，不同植株部位残留的农药可能不同）也不同，必须对植物性原料的植物来源进行规定。

（2）生产工艺　提取物、精油的生产工艺对植物原料品质（如含量、气味、色泽）影响很大，带入杂质（如溶剂残留）也不同，必须规范提取工艺。

（3）风险物质　风险物质及限值对化妆品的安全性影响很大，后面我们还将详细探讨。

（4）指标成分　设定合理的植物原料指标成分，一方面可反映原料的质量，有些植物原料的功效也以指标成分体现。另一方面也可作为产品是否真实添加原料的指标。

（5）其他杂质　上面提到的农药、重金属、溶剂等残留杂质。

上述植物来源、生产工艺、风险物质和指标成分作为植物原料标准的必选项，其他杂质作为可选项。

2. 植物化妆品通则

植物化妆品生产工艺与传统产品不同，其表面活性剂、增溶剂、增稠剂、矫味剂等辅料的加入量和加入方式的特殊性对质量安全性有所影响，检测指标选择和控制也存在差异，因此建议制定相应植物化妆品通则。

四、加强风险物质控制

重视以植物为原料发展我国化妆品，是高质量发展的必然要求，是建设制妆强国的历史使命。但植物原料使用历史悠久、成分复杂，在利用功效作用的同时必须关注安全性，这对化妆品研发和监管带来挑战，以风险物质控制为质量研发和监管重点逐渐形成共识。

（一）风险物质概述

与发达国家相比，我国化妆品植物原料很多还很粗犷，标准化程度不高。但为了守住安全底线，必须加强风险物质的控制。《化妆品安全技术规范》对风险物质的定义是，由化妆品原料、包装材料、生产、运输和存储过程中产生或带入的，可能对人体健康造成潜在危害的物质。风险物质一直困扰着化妆品研发、生产和监管等环节，必须认真进行研究。

1. 风险物质来源

根据我们这几年的研究，风险物质来源一般有以下 3 个。

一是原料自身带来的，如某些依兰油、玫瑰精油、香叶天竺葵油检出致敏成分水杨酸苄酯、香茅醇、柠檬醛，防风、葛根、北沙参和甘草检出香豆素类成分，川芎、羌活检出黄体酮。

二是植物原料的杂质或转化产物，如熊果苷提取物带入微量氢醌，含视黄醇类物质的植物原料带入微量视黄酸（维甲酸，禁用）。

三是带入一些功效成分，这些功效成分超过一定限量也能产生风险，而且检出结果与配方比对不符，常被判为违法添加。如在某些柳树提取物中可能检出水杨酸；部分含某些香精、美白剂、防晒剂（水杨酸酯）的产品，在放置一段时间后也可检出微量水杨酸。

2. 风险物质转化规律

研究风险物质转化条件和转化规律，必要时将风险物质限值作为原料标准的控制指标，如视黄醇类转化为视黄酸（维甲酸）、间苯二酚类转化为苯酚、对羟基苯乙酮转化为氢醌等，可研究其转化规律，在制定含视黄醇类物质提取物的质量标准时，可将维甲酸列入指标。

3. 风险物质限值

风险物质限值必须建立在大量的研究基础上才能制定。下列四方面是必不可少的：一是研究风险物质来源；二是参考国外及相关领域类似情况；三是对一定范围和数量相关产品监测含风险物质情况，初步取得预设限值；四是评估预设限值的安全风险，设定风险物质合理限值。

（二）风险表现复杂性的监管

风险一般都能找到物质基础，但很多成分表现出来的风险情况是很复杂的，控制风险因素必须全面考虑。例如，两个不同产品含有同样浓度但不同厂家的烟酰胺，其刺激性差异明显。对产品中的烟酸含量进行测定会发现，其游离烟酸浓度差异显著，而刺激性正是由烟酸引起的。再如，视黄醇本身就是非常刺激的成分，但对视黄醇按药剂学进行适当包裹后，往往能够通过缓释的作用来降低刺激性，提高使用感受。由于成分的风险表现复杂性存在，科学设定风险物质限值时应该考虑其游离状态的实时浓度。

（三）植物原料复合、复配趋势下的监管

本文所设定的研究对象基本上都是单一植物原料。比较国内外大的化学品公司，其产品基本上都是多个植物复合品或植物与其他物质复配形成的原料产品，这种具有知识产权的深加工产品能够提高原料的产品附加值，是今后植物原料的发展方向，也对植物原料监管形成挑战。表1收集了国内外主流网站有关燕麦的16种原料。对这些复杂原料的监管，更显得风险物质控制的重要性。

表 1　国内外有关燕麦的原料

序号	名称	厂家名称	功能	说明
1	Oat Milk M.S.	宝芸达 Provital	皮肤调理剂	一种乳液形态的燕麦籽萃取物，含有脂质、蛋白质和燕麦糖成分
2	Hydrolyzed Oat	宝芸达 Provital	调理剂	该成分由控制酶法水解燕麦蛋白制得，在头发护理产品中有着调理、修复、滋养、保湿和增亮等作用；在护肤产品中能够增加肌肤弹性、延缓衰老、提高肌肤紧致。同时，它也是一种成膜剂，还可以稳定泡沫
3	Oatmeal Lotion（Formulation #586）	Vanderbilt Minerals，LLC	头发–洗发	燕麦护肤乳液配方
4	Aloe & Oatmeal Soothing Poultice（Formulation #598）	Vanderbilt Minerals，LLC	保湿、乳液	婴儿用含芦荟和燕麦舒缓护理膏
5	Oat Instant Clay Mask（Formulation #627）	Vanderbilt Minerals，LLC	保湿、眼睛/面部、面膜	此配方生产了一种内含燕麦粉的速效黏土面膜
6	PhytoAct Reliefer	上海赛福化工发展有限公司	抗衰	绿豆和燕麦复合的油溶性植物抗敏剂，能有效缓解皮肤刺激以及降低配方体系的刺激性，并能促进成纤维细胞增殖，抗击老化
7	PROTEOL™ O.A.T.	上海赛福化工发展有限公司	氨基酸	来源于燕麦的氨基酸表活，柔和的清洁剂以及良好的发泡性能，即使在油脂存在的情况下也能很好的发泡，相对于其他氨基酸表活没有不易增稠的情况
8	LIFTONIN	瑞士 Rahn	皮肤调理剂	是对抗肌肤衰老的活性成分复合物。专门设计用来改善皮肤结构。活性成分为来之小米的植物硅以及来之燕麦的紧致肌肤的单宁酸。体内实验表明，可通过减少皱纹和细纹改善肌肤质地，同时带来年轻的外表。该水溶产品可用于抗衰老产品，减少皱纹和细纹，适合 O/W 型和 W/O 型乳剂以及凝胶

续表

序号	名称	厂家名称	功能	说明
9	AQUARICH	瑞士 Rahn	皮肤调理剂	是用于肌肤和头发的独特保湿剂。该黑燕麦提取物具有很高的天然水分含量，可在肌肤上形成水分膜，加强皮肤自身的天然保湿因子。在护发应用中，黑燕麦中的多糖以及氨基酸可改善头发表面的结构，使其易于梳理，改善光泽，回复活力，防止发梢分叉，通过给头发涂上卵磷脂，来封闭凸出的鳞屑，来光滑头发。开发时考虑到其稳定性，对肌肤以及头发的触觉和渗透力
10	PROTEOL™ OAT PF	赛比克 Seppic	表面活性剂、清洁剂	是阴离子表面活性剂发泡剂，通过酰化燕麦的特征氨基酸得到
11	SynCalm® HPC	南京先之达医药科技有限公司	抗刺激、皮肤调理剂	羟苯基丙基酰胺苯甲酸俗称二氢燕麦生物碱，具有抗组胺、抗刺激、止痒的功效。可以有效抑制组胺引起的皮肤红斑、水肿、瘙痒。用于缓解皮肤干燥、瘙痒产品以及去头屑香波
12	Avena Sativa（Oat）Peptide	赣州佰珍堂生物科技有限公司	皮肤调理剂	这是一款燕麦多肽液，具有保湿和软化的功效：小分子肽进入皮肤内部，起到保湿因子的作用，能够软化肌肤，锁住皮肤水分，赋予肌肤滋润。同时具有抗衰、嫩肤、抗氧化作用
13	Oat Extract EC	禾大 Croda	抗刺激、皮肤调理剂、润肤剂	燕麦是一种广为人知的谷物，能够作为药用植物用于舒缓的本草疗法。在化妆品中，它特别适合用于针对敏感性肌肤的舒缓镇静乳液、眼部凝胶、日用调理香波，以及天然化妆品的概念

序号	名称	厂家名称	功能	说明
14	CM–Glucan Granulate	米百乐 Mibelle AG Biochemistry	皮肤调理剂	一种来源于 β– 葡聚糖天然多糖，不同来源（酵母、燕麦、小麦及真菌）的产品，其分子结构不同，因此其生物特性也不尽相同
16	DRAGOCALM	德之馨 Symrise	抗刺激	是一款 ECOCERT 认证的抗刺激、抗组胺成分。能够有效对抗红疹、瘙痒、风疹等皮肤病相关的组胺；燕麦蒽酰胺展现出优异的抗氧化活性；含有燕麦中的其他天然抗氧化成分；减少果酸等潜在刺激物的副作用；低 pH 值下稳定；具有悠长历史的天然安全产品；可用于天然与有机化妆品的天然原料。呈淡黄色透明液体，带有轻微气味

（四）功效原料的安全监管

使用植物原料往往是借用植物的功效宣称及研究成果，但其安全性常被忽略，从这个角度说风险研究尚有很大空间，不超量使用功效成分和风险物质控制并举而不偏废。表 2 显示 2021 年第二季度国家药监局备案植物提取物增长量排行。

表 2　2021 年第二季度植物提取物备案高增长活性成分 Top 榜单

标准成分名	同比速度	备案数	使用目的
桃（*Prunus persica*）树脂提取物	176%	383	抗衰老、保湿剂
卡瓦胡椒（*Piper methyticum*）根提取物	155%	321	舒缓、镇静
栀子（*Gardenia jasminoides*）果提取物	147%	272	抗敏舒缓、抗氧化
栀子（*Gardenia jasminoides*）花提取物	117%	241	抗敏舒缓、抗氧化
杂交玫瑰（*Rose hybrid*）花提取物	117%	377	皮肤调理剂

标准成分名	同比速度	备案数	使用目的
膜荚黄芪（*Astragalus membranaceus*）提取物	115%	331	抗氧化、抗衰老、抗敏
栀子（*Gardenia jasminoides*）果提取物	110%	298	抗敏舒缓、抗氧化
燕麦（*Avena sativa*）仁油	109%	242	抗氧化、抗敏、保湿剂
北非雪松（*Cedrus atlantica*）树皮油	106%	268	润肤剂、抗敏舒缓
药鼠尾草（*Salvia officinalis*）叶提取物	100%	244	紧致、晒后修复

（数据说明：品类范围涵盖护肤、洗护和彩妆三大品类，统计时间为 2021 年第二季度，活性成分筛选标准是去年同期含有该成分的产品备案数大于或等于 100）

五、安全评价技术探索

植物原料的安全监管，除了上述采用理化方法进行检测外，通过临床（人体）、毒理方法评价，再结合检测、计算机模型等技术手段，在拓宽安全评价路径上不断进行探索。

（一）斑贴测试新方法

开发斑贴新方法，寻找适合我国人群的香料接触过敏的指示剂以及香料具体成分变应原组合，监测植物原料新的过敏原，尤其是发生接触性皮炎、标签上显示含植物提取物但标识不含"香精"的化妆品。与高通量筛查平台结合，深入分析其所含物质，提出针对这类化妆品的监管建议，包括检测、限值、标注等建议。

（二）用替代方法进行原料筛查

大规模的动物实验成本高、周期长、检测结果主观性强、伦理争论等，各国都加快了非动物实验的开发和应用。替代方法主要以代替动物实验为目的，其预测模型、验证指标和判定依据多以动物实验数据为金标准。因此，替代方法用于预测人类健康风险的准确性等于或优于动物实验。这些标准化的测试方法可用于化学品的分类/标识、产品安全性测试和上市监管。

截至目前，经济合作组织（OECD）先后发布的替代方法已覆盖皮肤吸收、光毒性、眼刺激、皮肤刺激、皮肤致敏、遗传毒性、内分泌干扰等毒性终点，部分方法目前已转化为国内标准，如牛角膜混浊和通透性试验（BCOP，OECD 437）有 SN/T 4153，体外皮肤腐蚀和膜屏障试验（CORRTOX，OECD 435）有 GB/T 27829 等。

体外方法使传统以形态学观察为主的半定量动物实验走向以量化参数为主的生物学测试，不仅提高了测试通量，而且测试结果更为客观和具有可比性。利用替代方法比较精确和可以定量的优点，可将其用于化妆品原料筛查。对于同一原料的不同供应商或不同批次原料，可能由于杂质、工艺或其他未知因素的影响造成某些毒性不一致，利用替代方法的测试结果可为优先选择原料提供帮助。

（三）植物原料毒性预测

原料的毒理数据是化妆品风险评估的基础资料，其中，眼刺激性、皮肤刺激性、皮肤致敏性等化妆品中关键的毒理学终点以整体动物实验为主。致敏性是化妆品研发和监管中重点考察的毒性试验项目，传统皮肤过敏试验是根据动物皮肤重复接触受试品后对受试品的致敏性进行评价，也存在动物用量大、检测结果主观性强等问题。近年来，皮肤过敏试验开始采用细胞培养、重组皮肤、计算机专家系统等替代模型，动物应用减少，科学性和人道性得到提升。

定量结构活性关系模型（QSAR）基于致敏物质的致敏效力与其化学结构密切相关，采用 QSAR 模型可以初步对受试品进行致敏性筛查。现在常用的 QSAR 模型包括 DEREK、TOPKAT、TIMES-SS 等计算机专家系统。DEREK 系统主要考察化学物与体内受体蛋白的结合能力，采用人机对话方式检测受试品与受体蛋白的反应能力，如触发结构警示，再检验其皮肤渗透系数预测受试品穿透皮肤的能力。如两次结果均为阳性，则认为受试品为潜在致敏原。TOPKAT 系统通过一组已知的化合物结构和致敏性的相关数据，建立结构碎片、结构参数与致敏性之间的数学关系式，用于评价已知结构的化合物的致敏性。TIMES-SS 系统模拟不同结构化合物在皮肤的代谢转化及其与皮肤内蛋白的相互作用。随着数据库的丰富和完善，TIMES-SS 系统被欧洲化学品联盟和 OECD 所采纳。

实际上，采用 QSAR 方法对有机化合物、农业污染化合物毒性评估在很早前已经开展了[9，10]。在中草药毒性预测方面，高雅研究团队也做了大量系统性的工作[11-13]。这些工作对我们系统性进行植物原料毒性预测研究具有较好借鉴作用。

植物原料的成分复杂多样，难以得到单一物质，大量毒性数据缺失。一些植物原料存在激素（如黄体酮及其异构体）、香豆素（呋喃香豆素类化合物）等禁用组分。作为非主观添加的风险物质，由于缺乏安全型评价数据，目前尚没有对植物原料中准许带入这些禁用成分的限值规定，使得添加植物原料而引入禁用成分的化妆品被定为不合格产品的现象时有发生。因此，有必要引进新型评估手段，探索研究化妆品植物原料的安全评价方法。

将毒理查询资料、有害结局通路（AOP）引导的不同层次的替代实验数据、多种 QSAR 模型的预测结果等不同类型的数据进行合理整合，克服单一替代方法独立预测在灵敏度和准确性等方面的缺陷，研究化妆品植物原料的整合测试和评估方法，科学评估植物原料多种成分的安全范围，提出科学监管中风险含量建议，为植物原料在化妆品领域的进一步开发和应用奠定基础并提供评估思路。

六、结语

本文对化妆品植物原料进行了整理和分类，这些原料具有一定的功能，迎合了绿色天然概念，被越来越多地应用于化妆品中。但是，化妆品植物原料存在安全性问题，使用中要趋利避害，确保安全。同时，应借鉴国内外毒性评价和预测研究的方式，针对化妆品植物原料的特点，紧盯风险物质，研究制定与化学原料不同的管理方式，其监管科学研究还有很大的发展空间。

参考文献

[1] 江晖. 绿色环保成为日化行业产品升级新方向［N/OL］. 中国工业新闻网，2019-08-08［2020-07-01］. http://www.cinn.cn/headline/201908/t20190808_216750.html.

［2］蒋勇，何聪芬，祝钧. 植物源防腐剂及其在化妆品中的应用［J］. 日用化学品科学，2011，34，（5）：34-36.

［3］廖敏，潘凡，马骥，等. 茶树精油对高等动物的急性毒性评价［J］. 安徽农业大学学报，2018，45（4）：730-734.

［4］程艳，董益阳，王超，等. 化妆品过敏的检测和评价［J］. 卫生研究，2006，35（6）：811-813.

［5］张凤兰，吴景，王钢力，等. 祛斑美白类化妆品中美白功效成分使用现状调查［J］. 中国卫生检验杂志，2017，27（20）：3012-3015.

［6］任洁，田航周. 白芷在美容中的应用研究［J］. 中国医疗美容，2014，4（1）：105-106.

［7］汪洋，雷艳华，成秉辰. 化妆品香豆素类化合物的概述［J］. 黑龙江医药，2013，26（6）：981-983.

［8］肖树雄，曾子君，梁柱业，等. 化妆品表外防腐剂使用现状及监管建议［J］. 香料香精化妆品，2020（3）：77-81.

［9］崔晓东，王秀军. QSAR 方法在有机化合物毒性评估中的应用［D］. 广州：华南理工大学，2012.

［10］唐睿，张松林，梁云明. 毒性评估软件 TEST 及其在农业污染化合物 QSAR 研究中的应用［J］. 安徽农业科学，2010（36）：20878-20879，20882.

［11］高雅，姚碧云，周宗灿. 中草药重要成分的 QSAR 预测毒性数据库的建立［J］. 毒理学杂志，2015，29（6）：399-401.

［12］高雅，姚碧云，周宗灿. 利用 Toxtree 平台预测中草药重要成分的毒理学关注阈值［J］. 毒理学杂志，2015，29（6）：402-405.

［13］高雅，姚碧云，周宗灿. 应用 Toxtree 平台预测中草药重要成分的致癌性和遗传毒性［J］. 毒理学杂志，2016，30（5）：329-333.

本文首发于《中国食品药品监管》，2021 年第 1 期，有删改

我国化妆品广告宣称热点的合规性研究

化妆品广告合规研究 课题组

摘要： 化妆品产业的高速发展与消费的不断升级带动了化妆品广告宣称的推陈出新。化妆品广告的合规宣称不仅是广告监管的直接目标，也是化妆品行业高质量发展的展示平台和有力推动。本文重点探讨了在化妆品系列新规下化妆品广告宣称中热点，包括直接功效宣称、间接功效宣称、数字功效宣称以及艺术渲染类宣称，以已发布广告宣称用语为例，解析了化妆品广告宣称的尺度与延伸，进一步给出优化化妆品广告环境的建议，从建立功效评价的科学公正环境，到面对未来新兴科技和行业创新用语的审慎包容，供行业思考和探讨，同时也供广告监管部门借鉴。期待加强企业研发投入、合规自律及优化政府监督，让化妆品广告宣传成为一幅引领全民新时尚和向心、向上、向善的美丽画卷。

关键词： 化妆品广告；功效宣称；数字宣称；艺术渲染；合规环境优化

化妆品是供大众使用的一类快消品，功效是其基本属性，即化妆品是指以涂擦、喷洒或者其他类似方法，施用于皮肤、毛发、指甲、口唇等人体表面，以清洁、保护、美化、修饰为目的的日用化学工业产品。依据其清洁、保护、美化、修饰目的，化妆品具有其独特的皮肤生物学效应和理化特性，同时满足广大消费者追求美丽形象与美好感受的心理需求，兼具消费时尚、文化、个性等特征的表达。近年来，化妆品行业一直呈现稳健增长的发展趋势，2020 年我国化妆品市场规模达到 5000 亿元，预计到 2025 年将达到10 000 亿元[1]。随着我国经济的发展，消费不断升级，越来越多的消费群体使用化妆品、注重化妆品品质和购买、使用体验，化妆品广告作为连接产品与消费者的媒介，越来越流行，越来越成为商家十分倚重的市场手段，是化妆品品牌与消费者建立沟通和吸引购买力的重要途径。化妆品广告宣称的合规不仅是广告监管的直接目标，也将成为整个行业高质量发展的展示平台。

一、化妆品广告法规与现状

化妆品广告宣称内容具有普遍性和独特性。中华人民共和国境内发布的商业广告受《中华人民共和国广告法》(以下简称《广告法》)、《中华人民共和国反不正当竞争法》(以下简称《反不正当竞争法》)、《中华人民共和国消费者权益保护法》《电子商务法》《中华人民共和国网络安全法》等一系列法规规章的规制，依据真实性和合法性的原则，受到广告监管部门的监管。化妆品广告的独特性体现在化妆品不同的产品属性上，即其生物学特性相关功效性宣传、其理化特性相关的感官类宣传、其美学心理学特性相关的包装与艺术设计宣传、其科学研究相关的配方与原料类宣传以及品牌历史与品牌形象类宣传等。随着化妆品品牌和品类日趋丰富多元化，在化妆品产业高速发展的时代背景下，我国出台了《化妆品监督管理条例》以及《化妆品注册备案管理办法》《化妆品生产经营监督管理办法》等一系列法规规章，加强化妆品监督管理，规范化妆品生产经营活动，保障化妆品质量安全，对化妆品安全性和功效性等方面提出了更高的要求。依据化妆品广告普遍性和特殊性规制的相关法律法规，我国对化妆品广告的监管力度也不断加大，尤其在化妆品系列新规出台后，对广告中的虚假、违法功效宣称的判定也更加具体和严厉。自2021年新法规实施后，市场监督管理部门就已发布曝光多起因广告宣称夸大、虚假、无法提供相应证据的化妆品违法广告案例，其中不乏消费者熟知的国内外知名品牌，单个违法广告处罚金额多至数百万元。本文针对目前化妆品广告中高度关注的功效宣称、数字宣称及艺术渲染的合规性判断存在的热点问题和突出矛盾进行剖析，以期探讨化妆品广告创意与合规把握的尺度，为化妆品行业广告创意和化妆品广告监管提供参考，为完善公平公正的市场竞争环境提供借鉴。

二、化妆品广告宣称热点探讨

化妆品产业的高速发展与消费的不断升级带动了化妆品广告宣称的推陈

出新，各类间接功效的表达、品牌自定义的名词、丰富多彩的数字类、极致夸张的创意等，同时面对品牌各自的举证理由，同类产品对标的处罚案例，监管部门相关的判定依据等，化妆品广告宣称争议的热点不断，尤其对于具有相关依据的广告宣称，监管部门和行业时有"一刀切不合理，切一刀如何切"的争议与困惑。

（一）化妆品广告的功效宣称

化妆品广告宣称中最重要的就是展示产品的功效性，在不同化妆品品类尤其是护肤品品类中，产品功效是消费者购买的主要动因之一。根据国家药监局发布《化妆品分类规则和分类目录》（以下简称《分类目录》）和《化妆品功效宣称评价规范》（以下简称《规范》），针对化妆品注册备案的功效宣称给出了主要分类规则以及评价规范。化妆品功效是产品研发重要的技术指标，应遵循分类规则和评价方法来如实呈现产品最终功效。各个品牌化妆品在市场推广时，化妆品广告中的功效宣称往往出现纷繁复杂的阐述用语和表达形式。结合目前市场上众多品牌和产品的广告功效宣称情况，做以下解析和探讨。

1. 直接功效宣称

《分类目录》规定了 26 类功效以及新功效，所谓直接功效宣称是根据已有 26 类功效，采用其近义词或释义范畴相同的宣称用语及扩展，例如针对"保湿"功效，可以采用水润、润泽、滋润等用语，都可以作为相同类功效宣称用语，直接让消费者理解并关联到"保湿"功效[2]。这一类功效宣称最为常见，并且依据《规范》，通过功效评价试验、研究数据分析或文献资料调研等手段，对化妆品在正常使用前提下功效宣称的内容进行科学测试和合理评价，并作出相应评价结论[3]。直接功效宣称比较容易让消费者理解产品效用，不易引起误导，在业界及监管中也较少存在争议。

2. 间接功效宣称

相对于直接功效，化妆品广告宣称更多且较易存在争议的是间接功效宣称。借助广告宣传，每个产品都致力于赋予产品独特的、完整的广告故事来吸引消费者，同时展示品牌的科研能力和行业的引领力。化妆品功效是通过配方中的有效成分达到一定皮肤生物学效应，为达到某一直接功效，可能涉及间接的多途径、多机制和不同活性成分的效用。例如，当我们提到"抗皱"

功效，不同的产品配方可能通过不同的作用机制达到这一功效，如配方中的有效成分可能通过促进胶原蛋白的合成达到抗皱功效，或可通过抑制胶原蛋白降解来延缓皱纹生成，也可能通过经典的抗氧化或抗糖化机制对抗纹路生成等。同时，对于某一特定的功效宣称，可能对应的不同的皮肤表型或问题也会存在间接关联性。例如，"紧致"功效，其靶向的皮肤问题可能有所不同，如"皮肤弹性降低""皮肤松弛松垮""毛孔粗大"等，也潜在地存在多样化的机制相关的间接功效宣称。由此可见，间接功效宣称一方面是直接功效宣称的某些支持类宣称，另一方面也是不同产品研发独特性和具有竞争力的展示，对于品牌研发投入和行业技术进步都具有重要的驱动作用。

由于间接功效宣称具有品牌的差异性，需要通过广告宣传来"广而告之"和引导消费者认可，尤其对于某些前沿科技方面的间接性支持宣称，可能存在一定的争议性和潜在的误导性。如何把握间接功效宣称的范围和界限，并给予正确引导和规范是化妆品广告自律和监管都值得探讨的热点。首先，品牌方需要严格遵守《广告法》等法规的公平、公正、真实和可证明性原则，针对终产品注册功效宣称开展相关研究和拓展，并需要与终产品的注册备案功效宣称保持一致。其次，间接功效宣称可能涉及原材料功效宣称、涉及特定功效宣称（如温和等）以及涉及新功效宣称等，其支持验证的方法学可能涉及人体功效评价试验、消费者使用测试或实验室方法等，存在较大的应用空间和相对自由度，也是广告合规尺度把握的重点和难点之一。因此，针对间接功效宣称，品牌方需要具有真实的可供证明的支持性文件，依据《广告法》规范用词，做到宣称清晰明了，能被消费者所理解，让消费者做出自主与合理的购买选择。

（二）化妆品广告的数字宣称

广告宣传作为一种营销手段，通常需要用简单而且有说服力的表达来吸引消费者的眼球。数字，简单易于理解，且含有级别、迭代、量化和比较等含义，因此，数字被广泛应用于广告宣称中。化妆品广告中也越来越多应用数字来"精准"表达品牌的主张。总体上，数字宣称须符合《广告法》和《化妆品监督管理条例》等法规的原则要求，所有数字宣传需依据客观事实，避免法规禁止的绝对化用语和虚假宣传。按照是否与功效相关性可分为功效相关类数字宣称和非功效相关类数字宣称。

1. 功效相关数字宣称

采用数字方式表达功效强度和作用时间的长短等，用以吸引消费者关注。该类宣称需注明数据来源，如评估方法、受试者数量和样本情况，如人群、年龄、产品使用方法等，功效差异化比较时结果应具有统计学意义，同时提示消费者实际效果因人而异。常见的数字宣称形式包括：功效提升百分比或受试人群赞同百分比的数字宣称，如在 30 例受试者中，产品水润度平均提高 16.7%、98% 受试消费者认同具有保湿功效等；功效持续时长的数字宣称，如该产品 24 小时保湿；功效维度的数字宣称，如产品可提升 8 大年轻维度；达到功效的强度使用产品的量，如 1 滴 – 净化基底、1 瓶 – 细嫩毛孔等。针对功效相关的数字宣称，既是市场宣传竞争的亮点，也是监管的重点。回顾以往化妆品监管处罚案例中，一方面涉及数字宣称的违法案例较多，另一方面，市场上相关的数字宣称依然是许多品牌广告追逐的卖点。因此，有必要探讨如何在合规范围内开展功效相关的数字宣称，供行业广告创意及相关部门监管借鉴。

首先，现有 26 类功效宣称中已包含了量化宣称，即数字功效宣称。功效相关的数字宣称是针对某一功效开展的验证性结果的展示，对于数字宣称关键点在于数据的可靠性和可证实性。针对某个产品的人体功效验证试验、消费者使用测试或实验室试验存在不同的试验对象、不同的试验条件以及不同的监测指标和结果判定，因此数字具有一定的局限性，这是客观事实。同时，根据现行法规《化妆品安全技术规范》明确了部分功效宣称的国家标准，包括化妆品防晒功效、祛斑美白功效、防脱发功效测试，以及其他相关行业标准方法等，其检测入组人群也具有一定局限性。因此，针对特定群体或研究对象的功效验证结果，应具有合理的试验设计和可靠的统计学结果分析，其结果具备检测条件下的可靠性和可证实性。如果给出了明确的标示和备注，并表明"实际功效因人而异"，提醒消费者正确理解数字宣称的相对意义，由此尽可能避免部分消费者的理解歧义。

其次，需要对于消费者给予正确的引导和科普教育。选择化妆品应坚持"适合自己的才是最有好的"，并不是广告宣称的数字越高就一定越适合自己。有些消费者对于不同数字代表的功效意义其实并没有很好的认知，只是一味地根据数字大小做出对比和评价。例如，针对"美白"宣称人体功效评估，经过仪器评估检测后，使用产品前后也许仅有不到 5% 的统计学差异的改善，虽然百分比数字非常小，但其已经展示出显著的功效性。同样是"美白"功效相关的消费者使用测试，通过问卷对比使用产品前后可能会有 98% 的受试者认为使用产品后色斑有改善。因此，对于不同的功效产品或同一产品的不同评估方法得到的结果，都不能简单地依靠数字比较功效的强弱。当消费者能够理解并且被正确引导后，理性看待功效的数字宣称，产品的品牌也就不再刻意用数字宣称来迎合消费者，这样可以减少或避免数字功效宣称引发的不合规操作，减少给消费者和品牌带来的负面影响。

2. 非功效相关数字宣称

在化妆品广告宣称中，除了功效相关数字宣称外，产品品牌通过采用数字表达公司、品牌或产品的某些独特之处，或体现产品的口碑来吸引更多消费者。常见的非功效相关数字宣称包括：公司或品牌在某领域的研究历史，如美白专研 20 年历史；产品配方中某核心成分的纯度、百分比含量或配伍比例等，如某配方含有 2% 水杨酸，某配方中采用 99.8% 纯度烟酰胺，配方中核心成分黄金参数配比 3 : 5 : 1 等；产品升级代数或升级后核心成分含量提升，如全新升级，第七代小棕瓶，或升级后产品中提炼 5 倍高浓缩凝萃（较前一代产品）；某产品获得奖项排名或产品销量排名等，如某杂志评选为一等奖，某品类双十一销量第一等。该类数字宣传均应基于客观事实并有相应材料支持，宣称的数字不得夸大、杜撰或涉嫌不正当竞争。

以上举例了功效相关和非功效相关数字宣称用语的应用场景，可见数字传递着更为简单的可供参考比较的信息，更容易被消费者辨识和接受。通过案例分析可以看出，涉及数字宣称都需在广告页面给出明确备注该数据来源，或数字相关的支持依据信息或相关的限定条件、范围和基准等，正确引导消费者理解相关广告信息。随着当下品牌竞争日益借助广告宣称且更加激烈，数字宣称已成为广告宣传中非常重要的一个部分，遵循客观、准确、有据可依的基本原则，符合新法规下相应宣称以及功效评价的相关要求，需要规范和引导，逐渐在行业内达成共识并审慎使用。

（三）化妆品广告的艺术渲染

广告是一种以大众传媒为中介的说服企图，传达说服内容的方式即诉求方式，理性诉求和感性诉求[4]。前面提到的功效宣称和数字宣称体现为广告的理性诉求，而广告的创意与艺术渲染则为感性诉求。广告不仅仅是广而告之，运用各种方式抓住和强调产品或主题本身与众不同的特征，并把它鲜明地表现出来，这需要广告创意与艺术渲染。艺术渲染是指使用比喻、夸张、拟人等修辞手法来烘托品牌或产品，以契合消费者的"感性诉求"。化妆品是一类以清洁、保护、美化、修饰为目的的日用化学工业产品，同时它也承载了人们的审美判断和追求。人们在购买化妆品时，不仅仅是选择了它的功能，同时也是选择了产品带给人们的美好感受和购物体验。为此，如何衡量化妆品广告中的艺术渲染与虚假宣传也是需要探讨的热点。

对于艺术渲染，应分析其与虚假广告的区别。从《广告法》《反不正当竞争法》等法律条款中可见，虚假宣传是指在商业活动中经营者利用广告或其他方法对商品或者服务做出与实际内容不相符的虚假信息，导致客户或消费者误解的行为。虚假信息与艺术渲染存在本质区别，一是虚假信息属于有悖于事实，艺术渲染源于创意；二是虚假信息对消费者构成误导，而艺术渲染是使用夸张或者极端虚拟让消费者理解并体现其感性诉求；三是虚假信息尚需要举证推翻，艺术渲染则无需举证，仅为一种字面意义的夸张表达。在化妆品广告宣传中，通常用艺术渲染表达产品的别名或者描述产品独特性。例如，SKⅡ神仙水，这是一个极端艺术渲染的广告宣称，不会被认为是虚假广告，因为消费者都知道即使用了这个水也不会成为"神仙"；又如，"周"而复始，释放与生俱来的肌肤之美，这里也涉及艺术渲染，每个人都渴望拥有"与生俱来"的完美肌肤，但不可能回到过去；再如"今年二十明年十八"，极端的虚拟，但正常人都明白时光不可倒流，不会构成误导；而"使用一次就能白"无论是美白护肤产品还是牙膏，都可能对大部分人产生误导，属于虚假宣传。鉴于艺术渲染为一种感性诉求，可能对于不同的人群具有不同的理解和诠释，会产生不同的判断，尤其是因为有了艺术渲染，让化妆品广告更具有观赏性和代入感，很容易引起消费者的共鸣和盲目消费，因此，艺术渲染的尺度需要准确把握，应该对正常消费者的购买行为不产生影响或误导。同时，我们期待更多艺术渲染类创意更多蕴含品牌"向心、向上、向善"的价值引领，期待不断出新的广告用语在化妆品宣传中得到挖掘和探索，在广告宣传合规前提下，焕发更多艺术魅力及美好追求。

三、优化化妆品广告合规环境的建议

化妆品广告的繁荣与化妆品产业的发展相辅相成、不可或缺，同时广告还具有其他一些值得重视的独特功能与作用。化妆品广告的功效宣称与数字宣称一直是行业内产品研发到市场宣传的重中之重，企业期望通过相应的高投入换来市场竞争力，同时通过艺术渲染获得更多消费者的青睐，更全面的满足消费者的理性与感性诉求。当下，化妆品系列新规中，化妆品功效及广告相关条款旨在规制广告宣传行为，确保消费者用妆效果及安全的同时，保障广告宣传相关的公平公正的业态环境。因广告创意的天马行空及广告对品牌的重要性，化妆品广告宣称的合规性以及广告环境的公平公正性一直是行业与广告监管部门关注的热点。

（一）对功效评价科学性与公正性加强督查

化妆品广告宣传中的功效宣称一方面事关消费者用妆的效果及安全，另一方面事关化妆品企业的生存与发展。针对不同的功效宣称和不同评估方法学，目前也是百花齐放、百家争鸣。这当中有两个层面的问题值得思考。

第一关于功效评价和验证方法的相应准则。按照《规范》第十五条功效评价试验方法应当按照下列优先顺序选择试验方法：①我国强制性国家标准、规范规定的方法；②我国其他相关法规、国家标准、行业标准载明的方法；③国外相关法规或技术标准规定的方法；④国内外权威组织、技术机构以及行业协会技术指南发布的方法；⑤专业学术杂志或期刊公开发表的方法；⑥自行拟定或建立的方法，应当具有科学性、可靠性，并经过两家及以上检验检测机构验证。近年来，除了祛斑美白、防晒和防脱发已出台国家规范方法外，各行业标准与团体标准的起草和制定在行业内层出不穷，这些相对标准或可成为功效评价重要和必要的参考准则。因此，期待这些标准无论是在科学性还是方法学上可以代表我国化妆品行业规范的先进水平。

第二关于第三方检测机构的实际能力与检测数据的可靠性。针对同一个功效宣称，不同机构存在不同的检测设备与测试流程，甚至不同的合规自律。目前，监管部门对第三方检测机构的规范和核查都有待加强，对最终功效报告的质量把控也需要加强。例如，新法规界定了"修护"等功效必须采用人体功效评价试验方法，理论上提高了检测要求和验证难度，一定程度上限制了该类宣称的泛用。设想如果因为第三方机构检测过程的不科学不严谨甚至违规操作，导致许多产品拿到"修护"功效宣称的合法依据，并盛行于产品推广的广告功效宣称，消费者的权益与高投入于产品研发的企业权益将受到严重侵害，这对公平公正环境将会产生极大的破坏。化妆品系列新规对化妆品产业系统性治理，当强调化妆品广告宣传真实、合法、公平公正时，不仅需要监管化妆品企业，对第三方检测机构给出的"功效宣称"评价依据的督察和管理也应是重要的一环。

（二）对化妆品广告宣传新用语审慎包容

化妆品有其独特的生物学功能属性，化妆品相关领域新原料、新材料、新技术、新机理的发展与进步，给行业带来了发展机遇与挑战，更是化妆品产业高质量发展的原动力，化妆品广告创意和用语随之快速变化也是不可避免。面对未来新兴科技和行业创新，以及迭代消费者不同感受和追求的表达，编者认为，一方面有必要将对产品注册备案的功效宣称规制与广告宣称规制区别开来，允许化妆品广告在符合产品注册备案要求的基础上，创意和用语适度扩展，例如"纯净美妆"（客观配方不含酒精和防腐剂等）、"抗氧化""抗糖化"（多功效相关机理功效宣称）等间接功效宣称；另一方面，对于某些广告中涉及新原料、新技术、新机理等的功效宣称的合规性判断，有必要采用"专家论证"方式，听取皮肤科学研究、功效审评、检验检测、广告监管等专家意见后科学判定。例如，较为前沿皮肤屏障研究相关的"皮肤微生态改善"，是否可以作为间接功效宣称支持终产品的"保湿""修护"以及"舒缓"等直接功效宣称。另外，也期待化妆品监管部门对于新功效依据的举证要求给出更明确和具有可操作性的指导。

综上所述，化妆品广告宣传不仅是企业与消费者沟通的桥梁，也是重要的艺术与科技、文化与价值观的传播。关注行业的动态发展，构建和谐健康的行业竞争与生存环境，积极引导消费者理性客观的消费，应该是化妆品行业和监管部门不断努力和进步的探索。在化妆品系列新规保驾护航的基础上，完善行业指导、加强企业自律及优化政府监督，让化妆品广告宣传成为一幅引领全民新时尚和向心、向上、向善的美丽画卷。

参考文献

［1］方维亚. 新法规下功效化妆品的机遇与挑战［J］. 管理法规，2022，45（1）：14–17.

［2］翁悦梅，孙佳彬，刘恕. 对保湿类化妆品功效宣称依据要求的探讨［J］. 中国食品药品监管，2020，9：44–53.

［3］张茜，曹力化，赵华，等. 新法规下化妆品安全与功效宣称评价［J］. 日用化妆品科学，2021，44（7）：1–4.

［4］陈芸. 化妆品广告设计策划的成功与缺失探析［J］. 美与时代，2017，4：60–61.

本文为上海市食品药品安全研究会2022年度研究课题。项目负责人黄琴（上海市食品药品安全研究会）；项目成员孙佳彬（欧莱雅（中国）有限公司）、翁悦梅（科蒂国际贸易（上海）有限公司）、李华（上海市市场监督管理局）、唐剑雄（上海市市场监督管理局）、胡骏（上海市药品和医疗器械不良反应监测中心）、冯晓（上海市药品监督管理局）、刘恕（上海市医疗器械化妆品审评核查中心）、谈益妹（上海市皮肤病医院）；主要执笔人黄琴、孙佳彬等

执法实践

国家药品抽检质量风险排查处置机制
分析与探讨

刘文 [1]，朱炯 [1]，王翀 [1]，胡增峣 [2]

1.中国食品药品检定研究院；2.国家药品监督管理局

摘要： 药品抽检是我国以及欧美等发达国家和地区重要的药品监管手段之一。我国药监部门颁布了一系列政策，建立了药品质量风险排查处置机制，对探索性研究中发现严重药品质量风险进行控制，取得了良好的成效。通过对国家药品抽检探索性研究概况、药品质量风险排查处置机制基本情况、政策法规、发挥的作用等方面的介绍，对国家药品抽检质量风险排查处置机制进行分析与探讨，建议在今后的工作进一步提高探索性研究的科学性，加强探索性研究方法的转化，提高现场检查的靶向性，提高该机制的法律效力。

关键词： 药品抽检；药品质量；风险排查；监管科学

一、问题的提出

据中检院发布的《国家药品抽检年报》显示，近年来我国药品质量处于较高水平，安全形势总体平稳可控[1, 2]。同时，药品质量风险具有客观性，因而决定了其不可消除性[3]。目前市场上仍存在一定的假劣药品，尤其是随着科学技术的发展，不法分子制售假劣药品的手段也在不断翻新，往往绕开质量标准控制的项目，在药品生产中擅自改变生产工艺，低限或使用掺伪、替代品投料，违反关键工艺制法，擅自改变或添加辅料、防腐剂和抑菌剂，甚至偷工减料、弄虚作假，牟取不当利益，使药品质量风险更为隐蔽[4, 5]。例如，2015 年 12 月，原国家食品药品监督管理总局网站报道了某 6 家药品生产企业的新复方大青叶片未按处方规定投料，减量投料咖啡因、异戊巴比妥两种有效成分，未按规定工艺组织生产，伪造批生产记录等严重违反药品管理法律法规问题[6]。

如何充分挖掘并有效处置上述风险是药品监管必须回答的问题，这就需要药监部门改革创新，开辟新的监管思路。

二、抽检模式比较

药品抽检是我国以及欧美等发达国家和地区重要的药品监管手段之一。我国药品抽检已有 70 年的发展历程，自 1952 年以来一直是药监部门加强生产和流通环节药品质量监督的重要措施，在打击假冒伪劣药品，保护公众用药安全等方面发挥着无可替代的作用[7]。我国国家药品抽检以问题为导向，以风险防控为目标，选择风险相对较高的品种进行抽检。承检机构对抽取的样品首先通过标准检验考察合规性，挖出不符合规定的药品[8]；然后通过现行法定质量标准以外的技术和方法对处方、原辅料、生产工艺、包装材料等方面对可能影响药品内在质量的相关因素开展进一步研究，进一步挖掘潜在药品质量风险因素，为加强药品监管和进一步提升药品质量水平提供技术支持[9]，此即国家药品抽检探索性研究。

相对于欧美国家的药品抽检，我国这种基于标准检验开展探索性研究的模式是一大优势。主要区别在于欧美国家的药品抽检更侧重于合规性考察，即以标准检验为主，也很少发现不符合规定的药品，更多地发挥对药品进行日常监督的作用。例如，美国 FDA 组织承检机构依据主要是《美国药典》《国家处方集》[United States Pharmacopoeia/National Formulary，（ USP/ NF ）、经美国 FDA 批准的生产企业注册标准以及美国 FDA 法规事务办公室（ Office of Regulatory Affairs，ORA ）发布的实验室手册（ Laboratory Manual ）中规定的其他标准和方法对抽取的样品开展抽检[10, 11]；欧洲药品质量管理局（ European Directorate for the Quality of Medicines，EDQM ）协调各成员国药品承检机构依据 EP 和生产企业的内控质量标准对欧盟全境流通的集中审批药品（ centrally authorized products，CAPs ）进行抽检[12, 13]。我国和欧盟、美国药品抽检关键政策对比见表 1。

我国国家药品抽检为进一步净化药品市场，充分利用探索性研究的优势，从影响药品质量的关键因素和风险点入手，着力排查和揭示潜在质量隐患并采取控制措施[7]，创立了药品质量风险排查处置机制，以此进一步加强药品上市后监管，促进药品质量安全水平的不断提升。

表 1　中国和欧盟、美国药品抽检的关键政策对比

比较项目	中国	欧盟	美国
法规政策	《药品管理法》《药品质量抽查检验管理办法》	《欧盟人用药品法》等	《联邦食品、药品与化妆品法案》等
抽检品种	既往抽查检验不符合规定的；日常监管发现问题的；不良反应报告较为集中的；投诉举报较多、舆情关注度高的；临床用量较大、使用范围较广的；质量标准发生重大变更的；储存要求高、效期短、有效成分易变化的等	基于风险控制模型，充分考虑临床用量、常见问题、GMP缺陷等方面确定抽检品种	基于风险控制模型，充分考虑市场情况确定抽检品种
药品检验	基于《中国药典》、部颁、局颁、注册等标准开展检验，对处方、原辅料、生产工艺、包装材料等方面开展探索性研究	EP、生产企业的内控质量标准	美国FDA法规事务办公室发布的实验室手册
结果处理	药监部门对标准检验不符合规定药品调查处理等；对探索性研究发现的药品质量风险采取核查处置、提示函等监管措施	欧洲药品质量管理局针对不符合规定药品要求企业做出解释说明，然后通过复验、GMP检查确认问题所在，根据结果调查处理	美国FDA对不符合规定药品协调分支机构与当地政府进行调查处理

三、采取的举措

2014 年，原国家食品药品监督管理总局印发的《国家药品计划抽验质量分析指导原则》，强调在充分调研的基础上结合当前药品监管中的突出矛盾和问题，扎实做好探索性研究，促进抽检与监管的有效衔接[14]。这一规定奠定了国家药品抽检药品质量风险排查的制度基础。此后历年的国家药品抽检均

将排查潜在的影响药品质量安全的风险和隐患作为探索性研究的重点，要求承检机构发现问题及时按要求报告。

另一方面，《药品管理法》规定药监部门应依法依规对药品生产活动进行监督检查，对高风险的药品实施重点监督检查；对有证据证明可能存在安全隐患的，根据监督检查情况，应当采取告诫、约谈、限期整改以及暂停生产、销售、使用、进口等措施并及时公布检查处理结果。这一规定为处置国家药品抽检探索性研究排查发现的药品质量风险提供了上位法依据，即国家药监局据此以上述排查结果作为线索对相关生产企业开展有因检查，根据检查结果采取处置措施。2019 年，国家药监局颁布的《药品质量抽查检验管理办法》中规定了承检机构发现涉嫌掺杂掺假等严重影响药品质量不得迟报漏报的 5 种情况，以及药监部门应开展技术分析和综合研判，并根据研判结果采取相应的风险控制和监管措施；2021 年，国家药监局颁布的《药品检查管理办法（试行）》中规定了药监部门经风险评估可以开展有因检查的情形之一，即为检验发现存在质量安全风险的情况。这些法规为创建和完善药品质量风险排查处置机制提供了有力的政策支持，有利于严防严控药品质量风险。

2015 年起，原国家食品药品监督管理总局（现为国家药监局）在进一步加强国家药品抽检的文件中多次要求承检机构和药监部门按药品质量风险排查处置机制深度挖掘潜在问题，一经查实要及时采取风险控制和监管措施。中检院等有关部门在国家药品抽检工作中研究建立了一项全新的药品监管策略并在实践中不断完善，逐步形成了目前较为成熟的药品质量风险排查处置机制，即按照风险分级管理的原则，国家药品抽检探索性研究中若发现药品生产过程中存在严重影响药品质量且需开展现场核查的风险时，承检机构应及时将基本情况、发现的问题、原因分析、风险研判和监管建议以及必要的检验方法和起草说明等材料以书面形式报告中检院。

为确保承检机构所报问题的科学性和准确性，中检院充分发挥技术优势，建立了质量风险综合分析研判程序，组织药品监管、检验、不良反应等领域的专家开展研判，根据研判意见必要时要求承检机构补充相关内容，然后进一步报告国家药监局。国家药监局据此部署相关药监部门对涉事生产企业开展有因检查，如确实存在问题，督促企业对问题产品采取有效的风险防控措施并监督企业排查原因、切实整改到位，对检查中发现存在违法违规行为依法查处。

药品质量风险排查处置机制参照闭环管理（closed loop management）的"规划－执行－验证－处理"（plan-do-check-act, PDCA）原则实现了闭环管理，即首先制定药品质量风险排查处置工作程序和计划，要求承检机构、中检院、国家药监局和相关药监部门各司其职，根据最终核查情况验证承检机构的排查风险的效果并将核查处理情况逐级反馈，对存的缺陷和不足则在今后的工作中修正和改进。基本流程如图 1 所示。

由于国家药品抽检探索性研究是承检机构基于调研情况对所抽样品通过药品检验技术方法开展的系统性研究和综合质量评价，因此得到的药品质量风险结果具有数据支持而更为准确可靠，在检查中更容

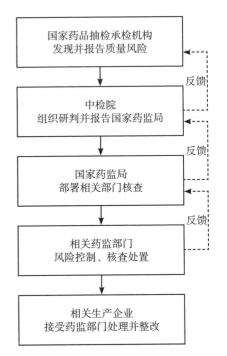

图 1　药品质量风险排查处置流程

易锁定生产企业存在的问题，进而采取针对性风险控制和整改措施，以提高药品监管成效。药品质量风险排查处置机制将国家药品抽检探索性研究与药品检查有机结合，既是对国家药品抽检探索性研究成果的开发利用又扩大和丰富了有因检查的线索来源。

四、发挥的成效

单就药品质量风险排查处置机制的成效而言，其从创建之初至今，对打击假冒伪劣药品，防控潜在药品质量风险发挥了重要作用。2014 年 10 月，原国家食品药品监督管理总局通过药品抽检风险排查处置机制查实 2 家企业生产冠心丹参胶囊时涉嫌存在未按处方投料、未按工艺规程组织生产等严重背离药品 GMP 基本要求的行为，药监部门已收回药品 GMP 证书，立案查处[15]。由此揭开了药监部门系统性应用药品质量风险核查处置机制的序幕，使检监结合逐步成为监管工作的新常态。

近年来，通过药品质量风险排查处置机制屡屡查实药品质量风险并及时处理，有效排除了安全隐患，查处了一大批典型案例，得到了《中国医药报》等官方媒体和一些制药行业自媒体的高度赞扬。例如，根据承检机构提供的探索性研究信息相继查实了个别生产企业在新复方大青叶片、胃康灵胶囊、沉香化气丸、复方枇杷止咳颗粒、硫酸庆大霉素片等生产过程中存在的药材原粉替代提取物投料、使用染色饮片、少投料、不投料、使用不合格原料药等问题，分别依法依规立案查处，并采取了风险控制和整改措施[16]。

2020 年国家药品抽检工作中，药监部门通过药品质量风险排查处置机制发现 9 家生产企业存在明显的违法违规行为，包括使用不合格药材生产中成药、原料药材掺伪、擅自改变生产工艺、低限投料、擅自改变处方和生产过程操作错误等行为，已采取风险控制措施并依法依规立案查处。

近年来得益于国家药品抽检创建的包括药品质量风险排查处置机制在内的一系列新策略，加强药品监管的力度，深挖潜在药品质量风险，促进生产企业落实主体责任，不断提高药品质量。国家药品抽检的药品合格率从 2016 年的 95.79% 稳步上升到 2020 年的 99.42%，因此我国当前的药品处于较高的质量水平，安全形势总体平稳可控。

五、评价与建议

药品质量风险排查处置机制借助国家药品抽检承检机构探索性研究结果对相关生产企业开展有因检查，打破了常规的假劣药品查处模式，既打击了违法违规的不法企业，又针对潜在药品质量安全问题采取风险控制和整改措施，使新建的检验方法即使尚未形成药品质量标准，也可以打击假冒伪劣药品、防控药品质量安全风险，解决了药品质量标准未能覆盖的问题和单纯现场检查无法发现的问题，有效提升药品质量整体水平，保护公众用药安全。这一机制是国家药品抽检成果转化和利用的典范，是我国药品科学监管举措的创新，也是对药品监管科学理论的进一步丰富和发展。为进一步提高其成效，建议如下。

（一）提高探索性研究的科学性

从目前的数据来看，仍有一部分承检机构报告的药品质量风险信息线索未能被药品监管部门在生产企业查实问题。部分原因可能缘于承检机构的探索性研究发现问题的科学性存在一定不足，未能准确把握药品质量风险。建议承检机构在今后的工作中认真研究中检院反馈的生产企业排查整改情况，在下一步的工作中总结经验、查漏补缺，充分调研，找到影响药品质量的关键因素，建立科学合理的方法并进行严格的方法学验证，加强检验工作的质量管理，排除误判的可能性，不断提高提示函的时效性和靶向性。

（二）加强探索性研究方法的成果转化

药品质量风险排查处置机制虽然对于打击潜在的制售假劣药品行为具有令人满意的效果，但也是针对具体问题的具体策略。防范胜于未然，将监管手段前移到药品生产过程，从源头上防止风险扩大，对于提高药品质量具有重要作用。建议承检机构加强成果转化利用，及时开展药品质量标准提高或报批补充检验方法，使之成为监督药品生产的法定技术规范，将药品质量风险堵截在药品出厂之前，从源头上保护公众健康。

（三）提高检查工作的靶向性

药品质量风险信息线索未能被药监部门在生产企业查实问题除了上述承检机构探索性研究靶向性存在一定的不足之外，药监部门检查的靶向性也需进一步加强和提高。对于未能切实发现药品质量风险的问题，建议药监部门提高政治站位，克服地方保护主义思想，在检查过程中综合运用现场核查、现场抽样送检等多种方式，以及以大数据、大系统和大平台为"抓手"的智慧监管手段，对生产企业及其物料、人员、设施、设备、工艺、处方等各方面进行深入检查，发现问题时本着实事求是的态度依法依规进行定性和处置，并举一反三，对辖区内可能存在相关药品质量风险的其他生产企业也加强监管，加强源头控制，消除安全隐患。

（四）提高药品质量风险排查处置机制的法律效力

为进一步加强药品质量风险排查处置机制的约束力和震慑力，建议从立法的角度提高其影响力。2019 年修订的《药品管理法》实施至今，《药品管理法实施条例》尚未修订后出台。因此，建议相关部门修订《药品管理法实施条例》时在药品抽检相关条款中增加国家药品抽检相关内容，要求承检机构根据监管需要加强探索性研究，药监部门必要时利用探索性研究结果对生产企业采取有因检查等监管措施，以此提高药品质量风险排查处置机制的法律地位。

参考文献

［1］中国食品药品检定研究院. 国家药品抽检年报（2019）［EB/OL］.（2020-03-23）［2021-07-10］. https://www.nifdc.org.cn/nifdc/fwzn/ypchytsxyj/index.html.

［2］中国食品药品检定研究院. 国家药品抽检年报（2020）［EB/OL］.（2021-03-19）［2021-07-12］. https://www.nifdc.org.cn/nifdc/bshff/gjchj/gjchjtzgg/202103231108143186.html.

［3］刘文，王翀，朱炯. 突发公共卫生事件中药品应急监管态势分析［J］. 中国药学杂志，2020，55（20）：1736-1740.

［4］刘文，王翀，朱炯，等. 药品抽检的监督管理和信息公开要求新旧对比研究［J］. 中国现代应用药学，2020，37（14）：1766-1770.

［5］张耀祺. 创新药品信息化监管打造"智慧药监"新格局［J］. 中国市场监管研究，2018，6：62-65.

［6］国家食品药品监督管理总局. 关于 6 家药品生产企业违规生产新复方大青叶片情况的通告（2015 年第 96 号）［EB/OL］.（2015-12-02）［2021-06-01］. http://www.nmpa.gov.cn/WS04/CL2138/300080.html.

［7］王巨才，贺军权，胡增峣. 再论构筑药品上市后监管"国防体系"防体系"［N］. 中国医药报，2019-05-27（003）.

［8］王婧怡，高洁，宋丽丽. 药品抽查检验中的问题与对策［J］. 中国药事，2010，10（24）：1941-1942.

［9］朱炯，刘文，王翀，等. 我国上市后药品抽查检验工作的现状分析［J］. 药物评价研究，2021（6）：1207-1214.

［10］FDA. Drug Chemistry Analysis［EB/OL］.（2020-05-05）［2021-03-05］. https://www.fda.gov/science-research/field-science-and-laboratories/field-science-laboratory-manual.

［11］FDA. Methods，Method Verification and Validation – ORA–LAB.5.4.5［EB/OL］.（2020–06–30）［2021–03–05］. https://www.fda.gov/science–research /field–science–and–laboratories/field –science –laboratory–manual.

［12］王胜鹏，朱炯，张弛，等. 中国与欧盟药品抽查检验监管对比研究［J］. 中国药事，2020，34（2）：146–157.

［13］EDQM. General procedure for Sampling and Testing of Centrally Authorised Products［EB/OL］.（2015–05–20）［2021–06–01］. https://www.edqm.eu/sites/default/files/general_procedure_for_sampling_and_testing_of_centrally_authorised_products_paphcap_05_49_10r.pdf.

［14］国家食品药品监督管理总局. 国家药品计划抽验质量分析指导原则［S］. 2014.

［15］国家药品监督管理局. 药品检查管理办法（试行）［S］. 2021.

［16］刘文，朱炯，王翀. 国家药品抽检风险管理主要举措分析与建议［J］. 中国药学杂志，2020，55（16）：1394–1398.

本文首发于《药物评价研究》，2021 年第 v.44 卷第 10 期，文字有删改

我国地方药品监管协同体系与能力建设现状及思考

朱佳文[1]，蒋蓉[1]，邵蓉[1]

1. 中国药科大学

摘要： 目的：为全面加强我国药品监管协同体系与能力建设工作提供参考和建议。方法：通过文献分析法，明确药品监管协同的内涵与类型，并对我国药品监管协同问题进行归纳分析。结果与结论：我国药品监管协同体系存在一定问题，如药品监管信息整合共享程度不一，药品风险会商缺乏规范性，省、市、县三级药品监管部门职责边界不清，省药监局统筹安排全省监管工作受到较大制约，跨区域委托生产监管协作机制不健全，药品网络销售协同监管难度大等。针对上述问题，建议我国加强配套法律法规和制度化建设、健全信息共享机制、明确药品监管事权划分、健全药品安全风险会商制度、完善药品网络销售协同监管机制、加强跨区域委托生产监管协同配合等。

关键词： 药品监管协同；监管事权；信息共享；跨区域监管

药品监管具有环节多、链条长和专业性强等特点。要实现药品全生命周期监管，需要各级药品监督管理部门内部职能协同及跨部门、跨区域监管的协同。2021 年 5 月，国务院办公厅发布《关于全面加强药品监管能力建设的实施意见》，专门将"强化监管部门协同"列为重点任务。

本文主要分析地方药品监管部门间纵向职能协同、横向职能协同，以及跨区域监管协同等方面存在的问题及原因，并介绍部分地区在强化监管协同方面优秀做法和经验，最后以问题为导向提出强化我国药品监管协同的建议与思考，从而保障人民群众用药安全有效，推动新时代药品监管事业高质量发展。

一、药品监管协同及其类型

（一）药品监管协同的含义

药品监管协同是指监管主体在明晰职权边界基础上，依法履行各自职责，在行政监管基础上充分发挥技术支撑机构的专业优势，坚持属地管理原则，具体业务由某一部门统筹协调、其他部门及技术支撑机构密切配合，建立起职责清晰、齐抓共管、信息通畅、衔接有序、运转高效的工作机制，从而形成整体监管合力。药品监管协同主要包括组织协调、信息共享、部门联动以及会商沟通等四方面内容（表1）。

表 1　药品监管协同主要内容

维度	具体内容
组织协调	药品监管部门根据工作任务，对监管资源进行合理分配，通过控制、协调以及激励等手段使药品监管队伍之间相互配合，进而实现药品安全监管总体目标
信息共享	不同药品监管部门信息系统之间，通过5G、区块链、物联网、大数据和人工智能等信息技术，实现监管信息数据交流共享，达到资源的优化配置
部门联动	面对共同的药品安全监管问题，通过一定的方式或机制，使药品监管相关部门在工作中形成协同合作的局面
会商沟通	药品监管相关部门为了实现共同的目标，通过会议协商的方式促进沟通交流

（二）药品监管协同类型

良好的药品监管机制不仅是横纵双向药品监管部门的通力合作，更需要跨领域、跨区域监管机构有效的交流和配合。因此，药品监管的协同，应该包括部门间横向职能协同、纵向职能协同和跨区域监管协同。

1. 横向职能协同

药品监管横向职能协同是指在同一级别或同一层面的药品监管相关部门，依法履行各自职责，通过组织协调、信息共享、工作联动、会商沟通等工作机制或方式，形成药品监管合力。包括省药监局内设处室、直属单位和派出机构的职能协同，以及省药监局与卫生健康部门、海关、公安等部门的职能协同两种情形。

我国地方药品监管部门主要为省药监局，在直属单位和派出机构的技术支撑下，构建药品执法监管统一、技术监管统一、属地化监管的整体性监管系统。另外，在药品监管实际工作中，还可能涉及其他监管主体，包括卫生健康部门、海关、公安部门等。例如，对于疫苗的监管，省药监部门负责本行政区域疫苗整体监督管理工作，而卫生健康主管部门负责预防接种监督管理工作，因此需要药监部门与卫生健康部门的相互配合，才能共同保障疫苗的接种安全。

2. 纵向职能协同

药品监管纵向职能协同是指省－市－县三级药品监管部门，在属地化管理原则基础上，依法履行各自职责，通过组织协调、信息共享、工作联动、会商沟通等工作机制或方式，形成药品监管合力。目前药监局只设置到省级层面，市、县级市场监管局内部设置了相应的药品监管部门，主要负责药品零售许可、使用环节质量检查和处罚等。在药品监管过程中，省级药品监管部门和技术支撑机构需对市、县级药品监管部门和技术支撑机构进行业务指导，同时后者要配合前者完成相应药品监管工作。

例如在药品监督检查方面，省药监局相关处室负责统筹协调监督检查工作，拟定总体方案并视情况针对高风险企业开展专项检查和飞行检查，相关直属单位和派出机构协助检查；市、县级市场监管局根据省级计划对辖区内药品零售连锁门店、单体药店、医疗机构等开展日常监督检查和某些专项检查执法工作。

3. 跨区域监管协同

跨区域监管协同是指为实现共同的监管目标，跨省、自治区、直辖市的药品监管主体通过行政协议或者制度规定组织起来，形成横向、纵向或纵横交错的协作关系，相互配合共同行动，整合药品监管资源的一种工作机制。例如，随着药品上市许可持有人制度的全面实施，药品生产组织形式更加多样，特别是药品持有人进行跨区域委托生产，涉及各省级药监部门的职责分工与协调配合。

二、药品监管协同存在问题分析

（一）药品监管信息整合共享程度不一

2021 年以来，各省有序推进"智慧药监"信息化建设，如浙江省发布《浙江省"数字药监"建设方案》，建设一体化的"数字药监"综合集成平台，"浙药稽查"应用全面贯通了省、市、县三级办案机构；宁夏、内蒙古、江西、浙江、天津和重庆 6 个省份已完成与国家药品智慧监管平台 2.0 的试点对接工作，将省（自治区、直辖市）内抽检、监督检查、案件办理等数据以可视化方式展示；重庆药品智慧监管平台突出数据共享和业务协同，建立审批、监管联动机制；北京建立疫苗等高风险品种生产智慧监管系统，采集汇聚药品全过程数据，建立风险模型实时监测分析、动态预警等。

上述省份在智慧监管方面已取得一定成效，对药品监管信息整合共享力度较大，但也有部分省份药监数据整合共享程度较低。例如，虽然目前江苏省药品生产监管信息系统设计了重点业务功能模块，系统收集了企业的品种信息，但相关品种的注册批准工艺等尚未收集，在生产环节现场检查时只能依据企业提供的注册申报资料进行处方和工艺一致性的核查，且药品上市后的不良反应监测、行政措施、召回信息等也均未收集。这些跨部门监管数据的缺失不利于生产环节监管计划的科学制定和监管效能的提高[1]。

（二）药品安全风险会商缺乏规范性

药品安全风险会商是药品监管部门对药品安全风险进行评估和防控的管理方式，是指药品监管相关部门、技术支撑机构及派出机构等根据各自职责排查、收集、评估药品安全风险，通过会商、研讨、评定等形式，综合研判风险因素，评定风险等级，制定并落实防控风险措施的过程。目前，江苏、山西、陕西、甘肃、黑龙江等省份专门针对药品监管问题发布了药品安全风险会商制度规范性文件，对科学研判药品安全形式及促进部门间信息交流和共享具有积极意义。

而其余地区并未专门制定政策文件或只针对医疗器械发布安全风险会商制度政策。如广西由于缺乏药品安全风险会商制度性文件，风险会商沟通缺乏规范性，风险会商过程中未对事项类别进行分类，会商内容的规范性有待加强，且会商沟通的程序没有明确，导致会商存在临时性和随意性，可能使会商联席会议各项安排存在混乱现象，不利于部门间信息交流共享，制约药品监管跨部门协同的效能[2]。

（三）药品监管部门存在职责边界不清

在新的药品监管体制改革下，省、市、县三级药品监管部门可能存在职责冲突、边界不清的情况。部分省份许可事项检查、日常监管检查和投诉举报事项调查等工作流程有机衔接需进一步加强，如省局药品监管部门检查药品批发或零售连锁总部企业发现问题，能否延伸到零售药店、药品使用单位检查；发生应急突发事件时，省级药品监管部门能否要求市、县市场监管部门组织人员去生产、批发企业检查等，上述具体职责分工问题未在"三定方案"中有明确规定，而部分省份也未通过配套的规范性文件予以明确[3]。

（四）省药监局统筹全省监管工作存在一定困难

在大市场监管背景下，省药监局与市、县市场监管局无行政隶属关系，对市、县药品监管部门不是垂直管理模式，仅具有业务上的指导关系，监管工作体系彼此独立，工作目标、工作任务、工作计划也较难统一协调安排，使得药品许可、检查、处罚等工作衔接较难。例如，在药品检查工作中，部分地方市场监管局认为省药监局不是直接上级机关，因此常常以抽调检查员影响基层工作为借口，抵触甚至拒绝省药监局对人员的统筹调配[3]。

（五）跨区域委托生产监管协作机制不健全

药品上市许可持有人制度全面实施后，跨区域委托生产行为愈发普遍。但是目前各省并未专门制定跨区域委托生产监管协同相关规范性文件。在具体跨区域监管过程中缺乏操作层面的依据，而不同省份检查标准不同使得检查内容、检查频次和检查模式等都存在差异[4]。目前，仅少数省份通过联合出台政策文件、签订合作备忘录或监管协议的方式建立跨省协作监管模式，如上海、江苏与浙江三地 2018 年联合出台了《江浙沪药品上市许可持有人跨省委托监管规定（试行）》以及《江浙沪药品检查能力建设合作备忘录》，规定三省（市）药监部门协作监管的职责分工、执法原则、信息通报、争议解决等内容，并确定了认证检查、现场检查、飞行检查和跨省（市）延伸检查的合作范围[5]。

（六）药品网络销售协同监管难度大

药品网络销售监管往往需要跨区域跨部门协同合作，例如在对网售假（劣）药相关主体进行追溯、处罚时，需要药监、市场监管、公安等多部门协作配合，及时移交案件线索，共同打击违法犯罪行为。但是政府部门职能碎片化问题和职能协调矛盾客观存在，部门参与联合监管、协同监管主动性不足，相关监管业务数据缺乏内容支撑和对接保障工作[6]，待证据移交时犯罪窝点早已被毁，办案时效性和效果大打折扣。药品网络销售协同监管规则的制定需进一步通过加强业务统筹、技术算法和行政推动来逐步实现。

三、各省推进药品监管协同能力建设措施比较

在国务院《关于全面加强药品监管能力建设的实施意见》基础上，各省陆续出台了省级层面全面加强药品监管能力建设的相关文件，围绕强化监管协同方面提出落实省、市、县三级监管事权划分，加强对市县药品监管工作的统筹协调和监督指导，完善省、市、县药品安全风险评估及研判会商机制，强化监管数据的共享、分析与使用，健全信息报送、联合办案、检查检验、人员调派、应急处置等工作衔接机制。此外，福建、贵州、江西在全面加强药品监管能力建设的政策文件中特别提出要实现跨省监管互认，湖北、上海、江苏、浙江等省份专门针对药品监管协同制定相关政策文件，制定了更为具体细化的监管协同举措（表2）。

表2　部分省份强化监管协同差异化措施

省份	政策	主要内容
福建	《福建省药品安全和产业促进领导小组印发关于加强药品监管和产业促进能力建设实施方案的通知》（2021年）	（1）实行药品行政处罚案件督办制度和多级联合办案机制 （2）对无证生产经营药品"黑窝点"实行案件首办负责制

续表

省份	政策	主要内容
贵州	《贵州省全面加强药品监管能力建设若干措施》（2021 年）	以重点产品、重点领域为突破口，推动贵州、重庆、四川、云南四省（市）实现跨省监管互认
江西	《江西省全面加强药品监管能力建设的若干措施》（2021 年）	建立区域内各级药监部门"互认互信、联查联审、共建共享"长效合作机制
湖北	《湖北省关于进一步完善药品监管协同联动机制的实施意见》（2021 年）	从健全综合协调、审批服务、监督检查、风险会商、稽查执法、行刑衔接、应急处置和社会共治八个方面，提出完善省、市、县三级药品监管协同联动机制的具体措施
山西	《山西省药品监督管理局"两品一械"网络监管工作机制》（2021 年）	（1）明确各部门职责分工 （2）建立健全信息收集制度、业务协同制度、问题线索处置制度、信息共享制度、风险会商制度、监督考核制度、工作评估制度，形成网络监管长效机制
江苏 / 甘肃 / 山西 / 陕西 / 黑龙江	《江苏省药品监督管理局药品生产质量安全风险研判会商制度（试行）》（2021 年） 《甘肃省药品质量安全风险会商制度（试行）》（2021 年） 《山西省药品监督管理局药品质量安全风险研判会商制度》（2021 年） 《黑龙江省药品监督管理局安全风险研判会商制度》（2021 年） 《陕西省药品监督管理局"两品一械"风险管理会商办法（试行）》（2020 年）	（1）药品监管相关部门根据各自职责排查、收集、评估药品质量安全风险，按属地监管原则，对药品质量风险实行分级管理和分级评估 （2）对风险会商主体、职责分工、工作重点、信息收集具体内容、分析评估、等级评定、管控措施、督查管理、会商程序等内容进行明确规定 （3）坚持"预防为主、风险管理、全程控制、部门协作"的原则
上海 / 江苏 / 浙江	《江浙沪药品上市许可持有人跨省委托监管规定（试行）》《江浙沪药品检查能力建设合作备忘录》（2018 年）	（1）规定三省（市）药监部门跨省协作监管的职责分工、执法原则、信息通报、争议解决等内容 （2）确定三省（市）药品监督部门认证检查、现场检查、飞行检查和跨省市延伸检查的合作范围

续表

省份	政策	主要内容
北京／天津／河北	《深化京津冀食品药品安全区域联动协作机制建设协议》《京津冀药品生产监管工作合作协议》（2016年）	（1）明确"京津冀药品安全联动协作领导小组"及"联席会议"为三地药品安全议事协调机构，负责把握总体战略规划和布局 （2）协议从药品监管、信息共享互通、快速联动反应和大案协查协办等方面规划了三地药品联动协作总纲 （3）实现监管资源互通共享、检查人员互相派遣、检查结果互相认可[7]

如前文所述，针对药品监管协同问题，部分省份已专门制定针对性的政策文件指导地方药品监管部门开展相关工作，为各地加强药品监管协同体系与能力建设提供了一定的经验借鉴。但总体来看，我国在药品监管协同方面仍面临诸多问题亟待解决，需进一步通过加强配套法律法规和制度化建设、健全信息共享机制、明确省（市、县）药品监管事权划分、健全药品安全风险会商制度、完善药品网络销售协同监管机制、加强跨区域委托生产监管协同配合等方面强化药品监管协同能力。

四、加强我国药品监管协同的对策建议

（一）加强配套法律法规和制度化建设

我国应进一步出台规范性文件明确省级及以下地方药品监管部门职责，各地针对监管协同问题出台相应的实施细则及管理办法等配套文件，加强跨部门、跨层级、跨领域协同监管的整体规划和顶层设计。如建立操作性强的跨区域监管规定和延伸监管检查办法等相关规范性文件，完善区域协作监管执法依据，包括各方权利、义务及责任分担、监督检查程序和标准，建立健全质量管理体系，使区域协作执法做到有法可依。

（二）健全信息共享机制

建议充分运用5G、区块链、物联网、大数据等先进技术，深入推进审评审批、监督检查、稽查执法、检验检测、风险防控等重点业务应用系统建设，

加强建设统一规范的药品监管内部交流平台和监管信息数据库。另外，需加强政府部门和行业组织、企业、第三方平台等数据资源开发利用，持续推进全省监管业务系统对接，打通注册、生产、经营、抽检、稽查等全链条数据的信息互通互享。加强省内各地区各类监管信息的归集共享、关联整合和智能化应用，实现多维度查询统计分析，提升监管效率。争取及时准确地与国家药监局数据共享平台及其他省局平台进行数据交换，实现相关业务数据共享协同。

（三）明确省、市、县药品监管事权划分

各地需进一步明确并落实省、市、县三级监管事权划分，厘清职责边界。建议在属地管理基础上，按照"谁审批、谁监管"原则合理划分事权，处理好省级与市、县级药品监管部门间的关系，进一步明确市、县协助职能。省药监局负责对全省药品监管工作的统筹协调，市、县市场监管部门需强化"大局意识""守土意识""责任意识"，协同配合省级药监部门开展药品监管工作。另外，需要强化省级药监部门对市、县药品监管工作的监督指导，通过优化沟通交流渠道、增加会议沟通频次等措施，加强市、县药监工作的有效性，搞好协调配合，避免出现监管"重叠"或监管"盲区"。

（四）健全药品安全风险会商制度

健全药品安全风险会商制度有利于加强横纵双向药品监管工作衔接和协同配合，定期组织相关部门就药品监管问题进行风险会商评估，分析研判药品安全形势，提升安全风险精准应对能力。另外，需进一步规范药品安全风险会商程序，包括明确会商事项、主体、流程等，以及会议的协调安排、审核和报备，健全的会议制度是药品安全会商沟通顺利开展的重要保障，有利于促进会商沟通的程序化、科学化和规范化。

（五）完善药品网络销售协同监管机制

建议各省根据药品网络销售特点，对互联网日常监督检查工作制定流程规范，明确相关监管部门职责划分及跨区域跨部门的协助职能，结合信用监管机制加大对药品网络销售违法行为的惩处力度。加强"互联网＋监管"体系建设，坚持以网管网，对标国家"互联网＋监管"能力第三方评估指标，

完善系统功能，深化与国家"互联网＋监管"系统联通对接。另外，在政府部门内部监管协同基础上，充分联动行业组织和社会公众力量，加强公众安全用药教育，普及用药知识，建设群众举报热线和专栏，重视群众反馈的药品网络销售违法信息等。

（六）加强跨区域委托生产监管协同配合

针对药品跨区域委托生产监管问题，各地应秉持"全国一盘棋"的监管理念，打破地方保护主义。各省药监局应加强信息沟通和监管协同，包括统一日常监管、延伸监管、飞行检查的标准，实现检查标准统一、监管手段互通、检查结果互认。在跨区域联合检查时，采取就近原则，以最大程度节约监管资源。建议各省药监局之间建立常态化的跨区域监管工作组，研究出台细化的监管指导文件，鼓励跨区域开展检查员集中培训和经验交流，统一检查尺度，明确检查要求，探索完善药品跨区域协同监管机制。并加快构建信用联合奖惩机制，实现信用监管协同联动。

参考文献

［1］张书卉，曹嘉成，王金伟，等．信息化系统推进药品生产智慧监管的实践与思考［J］．药品评价，2021，18（17）：1028-1031．

［2］唐长啸．广西食品药品安全监管跨部门协同研究［D］．桂林：广西师范大学，2019．

［3］李克招．大市场监管体系下药品安全监管问题研究［D］．南昌：南昌大学，2020．

［4］潘枭颖，茅宁莹．药品上市许可持有人委托生产的质量风险辨析及对策研究：基于利益相关者视角［J］．中国新药杂志，2019，28（24）：2926-2932．

［5］马韶青，司怡君，霍增辉．我国药品上市许可持有人制度下的区域协作监管机制的完善［J］．中国药房，2020，31（15）：1799-1803．

［6］刘雯，乐益矣．拓展深化"互联网＋监管"应用的四川实践［J］．决策咨询，2022（2）：80-83．

［7］孙玲．共建共管共享，构建协同发展新模式：京津冀联合签署协议深化食品药品安全区域联动协作［J］．中国食品药品监管，2016，14（8）：39-41．

山东省研制机构药品上市许可持有人检查现状及问题探讨

胡敬峰[1]，韩莹[1]

1. 山东省食品药品审评查验中心

摘要：目的：了解药品上市许可持有人质量管理现状，把握药品上市许可持有人检查要点和常见问题，促进药品上市许可持有人制度有效实施。方法：归纳法律法规对药品上市许可持有人的要求，统计分析 2020~2021 年山东省对研制机构药品上市许可持有人检查发现的缺陷项目，对常见问题进行讨论分析。结果与结论：现阶段研制机构药品上市许可持有人检查缺陷集中在质量保证和文件管理等方面。建议药品上市许可持有人建立涵盖药品全生命周期的质量保证体系和文件管理体系；建议监管机构根据风险等级制定检查频次，统一检查标准，明确检查重点，推动药品上市许可持有人制度顺利实施。

关键词：药品上市许可持有人；检查要点；质量保证；文件管理；缺陷项目

药品上市许可持有人（以下简称持有人）是指取得药品注册证书的企业或者药品研制机构等。持有人制度是指药品上市许可与生产许可分离的一种管理制度，取得药品注册证书的法人成为持有人，持有人可以自行生产药品，也可以委托具备条件的药品生产企业进行生产。在该制度下，持有人与药品生产企业分离管理，持有人依法对药品研制、生产、经营、使用全过程中药品的安全性、有效性和质量可控性负责，药品研制、生产、经营、储存、运输、使用等其他主体对各自所处环节承担相应责任[1]。

新修订《药品管理法》于 2019 年 12 月 1 日开始施行，总则第六条规定"国家对药品管理实行药品上市许可持有人制度"。这就从法律层面上正式确立了持有人制度，改变了我国原有的药品上市许可与生产许可"捆绑制"的管理模式[2]。

持有人制度作为新修订《药品管理法》确定的基本制度、核心制度，如何保证其顺利实施，是持有人和监管机构面临的新课题。本文归纳了法律法规对持有人的要求，统计分析 2020 年和 2021 年山东省对研制机构类持有人检查发现的缺陷项目，整理了持有人制度实施中存在的常见问题，提出持有人的改进建议和监管机构的监管对策，以促进持有人制度的实施和完善。

一、法规要求

《疫苗管理法》和新修订《药品管理法》确立了持有人制度，并且对持有人责任和义务提出了明确要求。2020 年 7 月 1 日施行的新修订《药品注册管理办法》和新修订《药品生产监督管理办法》则在实施层面对持有人进一步作了规定。本文归纳了我国现行法律法规对持有人的规定，主要有以下内容：新修订《药品管理法》规定持有人依法对药品研制、生产、经营、使用全过程中药品的安全性、有效性和质量可控性负责。持有人应当建立药品质量保证体系，配备专门人员独立负责药品质量管理，对受托药品生产企业、药品经营企业的质量管理体系进行定期审核；持有人和受托生产企业应当签订委托协议和质量协议；持有人应当建立药品上市放行规程，对药品生产企业出厂放行的药品进行审核，经质量受权人签字后方可放行；持有人应当建立并实施药品追溯制度；持有人应当建立年度报告制度；持有人应当制定药品上市后风险管理计划，主动开展药品上市后研究；持有人应当按照规定全面评估、验证变更事项对药品安全性、有效性和质量可控性的影响；持有人应当开展药品上市后不良反应监测；持有人应当对已上市药品的安全性、有效性和质量可控性定期开展上市后评价；对于存在质量问题或者其他安全隐患的药品，持有人应当立即停止销售并依法召回；持有人停止生产短缺药品的，应当按照规定向有关部门报告；持有人可以转让药品上市许可。

《疫苗管理法》规定疫苗上市许可持有人应当建立疫苗电子追溯系统，与全国疫苗电子追溯协同平台相衔接，实现生产、流通和预防接种全过程最小包装单位疫苗可追溯、可核查；疫苗上市许可持有人应当建立疫苗质量回顾分析和风险报告制度；疫苗上市许可持有人应当按照规定投保疫苗责任强制保险；疫苗上市许可持有人应当建立信息公开制度。

新修订《药品生产监督管理办法》规定委托他人生产制剂的持有人应当按照规定申请办理药品生产许可证，并对持有人的法定代表人和主要负责人的职责进行了具体规定。

二、检查要点

为贯彻落实《药品管理法》，规范持有人检查工作，督促持有人履行药品全生命周期的质量安全责任，国家药监局于 2022 年 3 月发布了《药品上市许可持有人检查要点（征求意见稿）》[3]，作为对持有人进行监督检查的依据。检查要点从总体要求、机构和人员、生产管理、物料管理、质量控制和质量保证、文件与记录管理、销售管理、药品上市后研究及风险管理、疫苗上市许可持有人、其他共 10 个方面对持有人的检查要点进行了规定。检查要点主要适用于对委托生产药品的境内持有人的监督检查，对于境内自行生产药品的持有人，还应符合法律法规及《药品生产质量管理规范》的要求。

为明确药品研制机构作为持有人申办药品生产许可证的验收标准，山东省药监局于 2020 年 6 月印发了《山东省药品研制机构申办药品生产许可证现场检查验收标准（试行）》[4]。验收标准从质量管理、机构与人员、厂房与设施设备、物料与产品、确认与验证、文件管理、生产管理、质量控制与质量保证、药物警戒管理、药品上市后研究、责任赔偿 11 个方面对药品研制机构持有人许可检查要点进行规定。

归纳国家药监局持有人检查要点和山东省药品研制机构持有人验收标准的内容，同时结合持有人现场检查实践，本文将持有人模式下药品质量管理划分为持有人质量管理体系、受托企业质量管理体系、持有人与受托企业之间的协议与沟通三部分。药品研制机构持有人的检查主要包括机构与人员、持有人质量保证、受托方审核（包括受托方的厂房与设施设备、确认与验证、生产管理、质量控制等）、协议与沟通、物料管理、文件管理、药物警戒、上市后研究、责任赔偿等方面。

三、检查情况

截至 2021 年底，山东省共有 23 家药品研制机构申请 B 类药品生产许可证，其中已核发 21 家，待核发 2 家。2020~2021 年共对 23 家药品研制机构开展了 33 次现场检查。其中，2020 年开展现场检查 14 次，包含 12 次药品生产许可核发检查、2 次药品生产许可变更检查；2021 年开展现场检查 19 次，包含 11 次药品生产许可核发检查、4 次药品 GMP 符合性检查、4 次药品生产监督检查。检查情况统计见表 1。

表 1 2020~2021 年药品研制机构持有人检查数量统计

检查事项	2020年	2021年
药品生产许可核发检查（次）	12	11
药品生产许可变更检查（次）	2	0
药品 GMP 符合性检查（次）	0	4
药品生产监督检查（次）	0	4
合计（次）	14	19

对 23 家药品研制机构持有人按地级市分布进行统计，发现 23 家研制机构持有人分布在全省 6 个地级市，其中济南研制机构持有人数量远大于其他地级市（图 1），山东省其他 10 个地级市目前尚无药品研制机构持有人，说明山东省医药研发机构集中度较高。济南药品研制机构持有人数量最多（14家），说明济南作为省会在医药科技、人才、资本方面都有较大吸引力。菏泽数量次之（4家），说明菏泽近些年的医药招商和产业发展政策具有一定成效。

2020~2021 年药品研制机构持有人各类检查共发现缺陷 367 项，平均每次现场检查缺陷 11.1 项。从机构与人员、质量保证（包括持有人质量管理、受托方审核、协议与沟通）、物料管理、文件管理、药物警戒、上市后研究、责任赔偿 9 个方面对检查缺陷项目进行分类统计，统计情况见图 2。

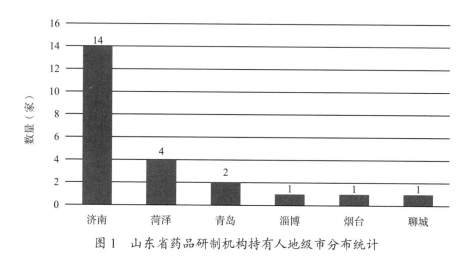

图 1　山东省药品研制机构持有人地级市分布统计

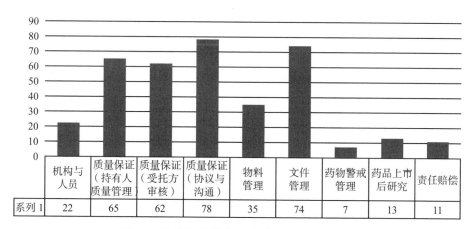

	机构与人员	质量保证（持有人质量管理）	质量保证（受托方审核）	质量保证（协议与沟通）	物料管理	文件管理	药物警戒管理	药品上市后研究	责任赔偿
系列1	22	65	62	78	35	74	7	13	11

图 2　研制机构持有人检查缺陷项目统计

注：如果缺陷内容涉及多个缺陷方面，则按涉及的缺陷方面分别进行统计

　　从缺陷统计结果可以看出，目前药品研制机构持有人缺陷集中的方面依次是质量保证（协议与沟通）、文件管理、质量保证（持有人质量管理）、质量保证（受托方审核）、物料管理、机构与人员、药品上市后研究、责任赔偿、药物警戒管理。质量保证（包括持有人质量管理、受托方审核、协议与沟通）方面缺陷项目最为集中，共205项，占总缺陷项目的55.8%，说明在持有人制度实施的初期，持有人质量体系尚不完善，质量管理风险点较多，质量体系建设是现阶段持有人质量管理的首要任务。文件管理方面的缺陷有74项，占比20.2%。本文统计的33份检查报告中均有文件管理方

面的缺陷项目，说明文件管理不到位，尤其是文件制定不规范、不合理或者不具可操作性是现阶段持有人文件管理中存在的普遍问题。物料管理方面的缺陷主要是持有人对物料供应商管理不到位，供应商档案不完整、供应商审计不充分或未审计，持有人与受托方在物料采购、验收、取样、留样、检验和放行等方面的责任划分不清晰，持有人对上市放行程序规定不明确等。机构与人员方面的缺陷主要体现在部分持有人仍然按照药品研制的模式设置部门与人员，质量管理部门人员数量偏少，质量管理人员工作经验与所持有品种的质量管理需求不完全匹配等。药品上市后研究、责任赔偿、药物警戒管理等方面的检查缺陷数量相对较少，主要是因为现阶段大部分药品研制机构持有人尚无产品上市，这些方面的有些检查要求尚未涉及，持有人应根据产品上市申请的进度不断完善相关工作，确保质量管理持续合规。

四、常见问题

（一）持有人质量管理体系不健全

部分研制机构持有人质量管理体系不健全，质量管理未能涵盖产品全生命周期，尤其是经营、储运、上市后研究、药物警戒等方面管理缺陷项目较多。例如，持有人规定派员对生产现场进行监督，但未制定监督管理规程，也未明确现场监督人员的职责；持有人未评估审核受托运输单位的质量保证能力和风险管理能力，未与受托运输单位签订委托协议；持有人未对经营、使用环节的变更管理进行规定。

（二）持有人对受托方审核评估不充分

研制机构持有人往往缺乏药品生产经验，不能对受托企业进行有效审核评估，特别是对受托企业的厂房设施与设备、确认与验证、生产、文件管理等方面的审核大多不全面、不深入，导致持有人不能有效评估受托企业的质量管理水平，规范药品生产质量能力不足[5]。例如，持有人对受托生产企业的年度审计不全面，未对厂房和设施维护情况、灭菌柜等关键设备的再验证情况等进行审核确认；持有人仅确认受托方进行了共线生产的风险评估，但未审核风险评估是否充分合理，实际受托方在进行风险评估时未包含研发品种试生产的共线情况、未考虑共线品种的用药禁忌。

（三）持有人与受托方质量协议不全面、沟通机制不顺畅

质量协议是持有人与受托企业履行双方所约定的各项活动、责任和义务的基本依据。国家药监局组织制定了《药品委托生产质量协议指南（2020年版）》，用于指导、监督持有人和受托生产企业履行药品质量保证义务。实际检查中，质量协议未能涵盖双方质量活动的全部内容、未能根据委托品种和企业的实际情况调整协议条款，甚至质量协议与实际管理方式不一致的问题较为突出。例如，质量协议规定持有人应当对所有的批生产记录和批检验记录进行归档，但实际持有人仅归档电子版扫描件；质量协议规定持有人应当将成品检验超标结果告知受托方，但实际成品检验由受托方负责，检验超标结果应由受托方告知持有人。

持有人与受托企业应该建立良好的沟通机制，使双方的质量管理体系能够有效对接。但从目前情况来看，双方沟通机制不够顺畅，特别是对于文件的审签、变更控制、偏差处理、纠正与预防措施等方面的沟通问题较为突出。例如，持有人未制定与受托企业进行质量信息沟通及处置的管理规程；持有人未根据偏差的风险等级规定偏差发生时双方的通知时限、沟通程序等。

（四）文件管理体系不完善

持有人的文件管理体系主要存在两方面问题：一是管理文件未能涵盖产品研制、生产、经营、储运、使用的全过程；二是持有人与受托企业各自制定文件，不能保证双方质量管理体系有效衔接。例如，持有人未制定稳定性考察的管理文件，未规定持有人和受托企业在稳定性考察中的职责分工；持有人未对受托生产企业制定的工艺规程、空白批生产记录进行审核和批准；持有人制定的变更操作规程与受托生产企业无法有效衔接，未规定持有人在接到受托生产企业变更申请后的处理流程。

五、建议

持有人制度对于鼓励药物创新、优化资源配置、落实主体责任具有重要意义，但制度效能的发挥也依赖于制度的落实[6]。根据检查常见问题，分别从研制机构持有人角度和监管角度提出建议，以促进持有人制度有效实施。

（一）持有人切实履行主体责任，对药品全生命周期负责

一是要健全质量管理体系。建议持有人切实从药品质量第一责任人的角度出发，合理设置组织机构，成立专门的质量管理部门，配备专职质量管理人员，构建涵盖药品全生命周期的质量管理体系[7]。此外，持有人在质量保证体系建设中要统筹考虑文件管理体系的搭建、持有人自身质量体系建设、对受托方的审核评估、持有人与受托方的协议和沟通等方面，确保质量保证体系能够有效运行。

二是要加强受托企业的审核和管理。建议持有人对受托生产企业的审核应该包括机构与人员、厂房设施与设备、物料与产品、确认与验证、文件、生产、质量控制与质量保证、发运与召回等一整套体系，通过审核的方式评估受托方的生产条件、技术水平和质量管理情况以及受托生产的药品处方、生产工艺、质量标准与委托方的一致性。此外，建议持有人配备具有生产质量管理经验的人员，派员对委托生产全过程进行监督和指导，及时了解受托企业质量管理的动态情况[8]。

三是要规范质量协议并建立沟通机制。建议持有人与受托方根据双方管理方式、品种特点、合作流程签订详细的委托协议，协议应涵盖双方质量管理活动中涉及的全部内容，并清晰界定双方的活动和义务。在质量管理过程中，持有人与受托方应建立顺畅的沟通机制，签订沟通制度文件，明确沟通程序和内容，沟通内容应重点关注质量管理中出现的偏差、变更、纠正与预防措施等[9]。

四是要建立完整的质量管理文件体系。持有人应梳理文件目录，确保质量管理文件没有遗漏。持有人在文件制定过程中要考虑与受托企业质量管理

体系进行衔接，对于工艺规程、批生产记录、批检验记录等委托生产品种文件双方应共同审签，对于受托方的取样、偏差控制、变更处理等质量管理文件持有人应进行审核确认。

（二）监管机构合理确定检查频次和重点，统一检查标准

一是建议监管机构基于持有人持有品种风险、持有品种数量、受托企业质量管理水平、药物警戒等因素，对持有人进行分级分类管理，依据持有人风险级别制定监督检查频次和检查深度。

二是各省份对研制机构持有人药品生产许可检查标准不完全一致，国家药监局制定的《药品上市许可持有人检查要点》尚未出台，建议国家药监局根据持有人制度实施情况，制定并发布正式的持有人检查要点，作为全国持有人检查的依据。

三是建议监管机构基于风险加强对持有人质量管理体系尤其是质量保证和文件管理的检查，引导持有人尽快建立与法规要求相适应的质量管理体系，推动持有人制度顺利实施。

参考文献

［1］朱佳娴，施绿燕，颛孙燕，等. 欧盟、美国、日本药品上市许可持有人制度分析及启示［J］. 上海医药，2020，41（1）：47-51.

［2］董阳. 以创新激励为导向的药品注册改革 - 基于上海市药品上市许可持有人制度的试点经验分析［J］. 中国药事，2019，33（8）：857-863.

［3］国家药品监督管理局. 国家药监局综合司公开征求《药品上市许可持有人检查工作程序（征求意见稿）》《药品上市许可持有人检查要点（征求意见稿）》意见［EB/OL］.（2020-03-02）［2021-01-29］. https://www.nmpa.gov.cn/xxgk/ggtg/qtggtg/20200302155401756.html.

［4］山东省药品监督管理局. 山东省药品监督管理局关于印发《山东省药品研制机构申办药品生产许可证现场检查验收标准（试行）》的通知［EB/OL］.（2020-07-03）［2021-01-29］. http://mpa.shandong.gov.cn/art/2020/7/3/art_108868_9264054.html.

［5］任晓辰，陈先红. 科研院所成为上市许可持有人的挑战与机制探索［J］. 中国医药工业杂志，2020，51（9）：1213-1216.

[6] 王德刚，杨悦. 从《中国制造2025》探讨药品上市许可持有人制度全面实施 [J]. 中国医药科学，2020，10（8）：291-293.

[7] 钟露苗. 药品上市许可持有人在药品全生命周期中安全风险主体责任的探讨 [J]. 中国药物警戒，2019，16（11）：666-669.

[8] 阿蓉娜，梁毅. 上市许可持有人制度下非生产企业的药品委托生产质量管理探析 [J]. 中国药事，2019，33（2）：177-181.

[9] 柳鹏程，王文，王敏娇，等. 基于异维A酸案例浅析药品上市许可持有人药品风险控制措施 [J]. 中国医药工业杂志，2020，51（11）：1461-1467.

本文首发于《中国食品药品监管》，2022年第1期，有删改

完善药品监管领域行政处罚裁量制度的探究——基于相关省级药监部门处罚裁量制度的分析

胡财源[1]

1. 北京市药品监督管理局

摘要： 行政处罚裁量权的制度规范，一直是行政机关实施行政处罚和推进法治化进程中的重点和难点问题。为确保行政处罚裁量权的合理行使，药监部门在积极探索制定行政处罚裁量制度。本文通过对省级药监部门已出台裁量制度的实证分析，探究其关键因素、重要特性和发展方向，为药品监管部门进一步完善裁量制度提供借鉴指导，并在此基础上提出药品监管领域行政处罚裁量制度适用的规范要求。

关键词： 药品监管；行政处罚；裁量制度；发展方向

让群众在每一项执法活动当中感受到公平和正义，是法治政府建设对行政执法提出的明确要求，也是增强群众法治获得感的重要突破口，行政处罚领域尤其如此。新修订的《中华人民共和国行政处罚法》（以下简称《行政处罚法》）明确规定，行政机关可以依法制定行政处罚裁量基准，规范行使行政处罚裁量权，这对于实现行政处罚个案正义尤为重要。行政处罚裁量权的制度规范，一直是行政机关实施行政处罚和推进法治化进程中的重点和难点问题。对于专业性和技术性较强的药品监管领域而言，从研发到使用等各个环节均涉及行政处罚裁量权的运用。为确保行政处罚裁量权的合理行使，避免同案不同罚、行政处罚畸轻畸重，各省级药监部门也在积极探索制定行政处罚裁量制度。本文通过对相关省级药监部门已制定出台的行政处罚裁量制度进行实证分析，以期为药品监管领域行政处罚裁量制度的进一步发展完善及规范化适用，提供相关理论借鉴。

一、药品监管领域行政处罚裁量制度制定出台情况

随着药品监管领域基础性法律法规的相继实施，处罚幅度特别是罚款额度大幅提高，带来了处罚难、执行难及行政复议、行政诉讼案件增多等一系列问题，也潜藏着当事人暴力、隐性抗法等风险。此外，药品监管体制改革后，省级以下取消垂直管理，实行属地管理，监管部门和执法人员受到"社会资本"影响因素增多，实施行政处罚时压力较大，同时面临药品监管渎职的追责风险。各级药品监管部门，特别是基层一线执法人员希望通过出台尽可能细化的行政处罚裁量制度，切实指导行政处罚案件查办，为依法履职提供有效的支撑和保障。为破解药品监管领域行政处罚难点问题，推进基础性法律法规的贯彻实施，深入落实"四个最严"要求，国家药监局下发通知，要求省级药监部门及时制定行政处罚裁量标准，规范行政处罚裁量权，强化案件查办的配套保障。

2020 年 6 月，北京市药监局出台了《北京市药品监督管理局行政处罚裁量权适用规定（试行）》《北京市药品监管行政处罚裁量基准（试行）》，走在全国前列。2020 年下半年以来，各省级药监部门加快了行政处罚裁量制度的制定完善步伐。截至 2021 年 4 月底，从各省级药监部门官网查询，北京市、天津市等 16 个省级药监部门出台了专门适用于药械化领域的行政处罚裁量规则，河北省药监局出台了适用于药品领域的行政处罚裁量适用规定。上述 17 个省级药监部门中，北京市、河北省等 13 个省级药监部门出台了药品行政处罚裁量基准，北京市、内蒙古自治区等 5 个省级药监部门出台了化妆品行政处罚裁量基准，北京市、广东省、贵州省药监局出台了医疗器械行政处罚裁量基准。医疗器械和化妆品领域新的行政法规颁布后，各省级药监部门正在加紧制修订医疗器械和化妆品的行政处罚裁量基准。

二、进一步完善药品监管领域行政处罚裁量制度的发展方向

针对上述已出台的专门适用于药械化或药品领域的行政处罚裁量规范及

药品、医疗器械和化妆品行政处罚裁量基准的研究分析，挖掘裁量制度中包含的关键因素及重要特性，编者总结了以下五个方面的内容，这些内容是药品领域行政处罚裁量制度发展的方向，以期为各级药品监管部门进一步制修订和完善裁量制度提供借鉴指导。

（一）注重裁量规则与基准衔接配套适用问题

本轮相关省级药监部门出台的行政处罚裁量制度，主要围绕药械化领域的裁量规则和药品、医疗器械、化妆品裁量基准建构设计，以制发规范性文件方式发挥裁量指引作用。从裁量规则看，16个省级药监部门基本围绕总则、适用规则、程序规则、监督规则、附则等部分，明确了裁量规范制定的目的、依据、适用范围、适用情形等内容。裁量规则中明确规定，根据法律法规和本省裁量规范制定药械化裁量基准，作为行政处罚裁量的具体适用标准。该规定表明，裁量规则和裁量基准应当配套适用。从裁量基准来看，除北京市、河南省、四川省等省局采取法条条款式规定外，大多数省局采取的是表格呈现方式。裁量基准主要针对《药品管理法》《疫苗管理法》《药品注册管理办法》《药品生产监督管理办法》《医疗器械监督管理条例》《化妆品监督管理条例》等法律法规罚则条款的内容，从违法行为、处罚依据、裁量等级（违法程度）、裁量情节（因素）、裁量标准等方面作了细化规定。值得关注的是，部分裁量基准规定，对于每一项（类）违法行为的处罚裁量情节，不仅适用裁量规则的一般或通用规定，在对每一条处罚依据按照"减轻、从轻、一般、从重"四个阶次裁量时，还逐一列明每一阶次应当考量的特殊情形。

总体上看，具有通用性质的适用规则与具体处罚条款的裁量基准的完整配套适用，是建构行政处罚裁量制度的方向。各级药品监管部门在进一步制定完善裁量规则、基准和细则中，应当借鉴采取一般性的适用规则和罗列式的裁量基准，共同架构具有可操作性的裁量制度。针对具体违法行为设定裁量基准时，每个裁量阶次考量的情形除适用一般规则外，应尽可能考量特殊性情形，提升基准设计的科学化水平。

（二）重视裁量权适用原则的规范问题

在执法实践中，执法人员往往认为法律原则过于抽象化和理论性，与执法的关联度不大。实际上，法的原则从未远离过执法实践，法律原则始终是执法行为的准则与边界。相关省级药监部门规定裁量权行使遵循的原则主要包括合法原则、公平公正原则、过罚相当原则、处罚与教育相结合原则、综合裁量原则等。这些原则性规定符合合法、合理行政的本质要求，也是《行政处罚法》规定的题中之意，对于药品监管领域行政处罚实践具有重要意义。

上述原则纳入行政处罚裁量权所遵循的原则体系，无可厚非，其具体内容甚至可以直接移植使用。此外，因药品监管客体本身的安全性、有效性特质，多个省局已将涉案产品风险性高低纳入从重、从轻或减轻考量情形，并对高风险产品进行了明确界定。在药品监管领域，对于风险性不同的产品，应予以不同的行政处罚裁量考虑。新修订《行政处罚法》第六十五条确立了行政处罚案卷排他规则，只有足够证据支持的裁量情形，才能成为作出处罚裁量决定的唯一依据，其他因素均应排除在外，这对于处罚力度全面加大的药品执法领域而言，尤其应当予以重视。综上所述，合法原则、公平公正原则、过罚相当原则、处罚与教育相结合原则、综合裁量原则、产品风险性原则、案卷排他原则等应纳入药品监管领域行政处罚裁量的原则体系。

（三）明确裁量阶次和幅度的合理划分问题

行政法理论将行政处罚裁量分为从重、一般、从轻、减轻和不予处罚五个阶次。相关省级药监部门将裁量阶次主要规定为从重处罚是根据违法行为的具体情节，在依法可以选择的处罚种类和幅度内，适用较重的处罚种类或者选择法定幅度内较高的部分予以处罚；一般处罚是在可以选择的处罚种类和幅度内，适用适中的处罚种类和幅度；从轻处罚是在可以选择的处罚种类和幅度内，适用较轻的处罚种类或者选择法定幅度中较低的部分予以处罚；减轻处罚是在可能受到的处罚种类或罚款幅度最低限以下予以处罚；不予处罚是因法定条件对当事人的特定违法行为不予处罚。从罚款的裁量阶次来看，大部分省级药监部门采用的是"3：4：3"的比例，即从重处罚幅度是在法定幅度范围内，选择接近上限部分的30%；从轻处罚幅度为在法定幅度范围内，选择接近下限部分的30%；一般处罚幅度为在法定处罚幅度中的中等限度的40%部分。部分省局规定，减轻处罚在法定最低罚款以下确定罚款额度，但不得低于最低罚款限制的10%。

整体上看，裁量等级划分为从重、一般、从轻、减轻和不予处罚五个阶次与3：4：3的比例，应成为药品监管领域行政处罚裁量阶次和裁量幅度的划分趋势。其中对当事人的违法行为给予罚款的，除法律法规特别规定外，参照以下幅度确定：

减轻处罚：10%A——A。

从轻处罚：A——A+（B−A）30%。

一般处罚：A+（B−A）30%——A+（B−A）70%。

从重处罚：A+（B−A）70%——B。

注：A 为最低罚款倍数（数额），B 为最高罚款倍数（数额）。

（四）侧重裁量情形的科学合理设定问题

17 个省级药监部门依据药品领域基础性法律法规和《行政处罚法》（2017年修订）规定，结合各省实际，从产品风险性、违法行为持续时间、违法行为危害后果、违法频次、当事人主观因素等方面，对裁量情形进行综合设定。大部分省级药监部门对于不予处罚情形，基本援引《行政处罚法》（2017 年修订）规定，但北京市、天津市等省（市）局对《行政处罚法》（2017 年修订）规定的"违法行为轻微并及时纠正，没有造成危害后果的"内容进行了细化和明确，实质上是在药品执法领域对该条款进行激活，确保该条款在处罚实践中具有可操作性。

由从轻和减轻的裁量情形规定来看，大多数省级药监部门作了法定和酌定情形设计，考量因素除《行政处罚法》（2017 年修订）第二十七条规定外（表 1）。

表 1　从轻、减轻处罚情形统计（按照规定频次从高到低排序）

序号	从轻、减轻处罚情形	频次
1	积极配合药品监督管理部门调查，如实交代违法事实并主动提供证据材料	15
2	在共同违法行为中起次要或者辅助作用	15
3	当事人有充分证据证明不存在主观故意或者重大过失的（或当事人有充分证据证明不存在主观故意或者重大过失的，且符合质量管理规范）	13
4	违法行为轻微，社会危害性较小	12
5	涉案产品尚未销售或使用（或涉案产品来源合法且尚未销售或使用）	12
6	当事人因残疾或者重大疾病等原因生活确有困难（或相关职能部门认定的社会救助对象有违法行为）	12

续表

序号	从轻、减轻处罚情形	频次
7	当事人发现违法后主动报告，或者主动中止违法行为	11
8	受他人诱骗实施违法行为	10
9	当事人积极采取召回、改正等措施（或当事人积极采取召回、改正等措施消除或减轻危害后果）	9
10	涉案产品风险性低	8

备注：1. 其他情形频次较低；2. 对裁量情形进行归纳汇总，部分类似情形有合并

由从重裁量情形规定来看，相关省级药监部门在《药品管理法》第一百三十七条规定的基础上，从主观故意、社会危害性等方面增加了诸多情形的设定（表2）。

表2　从重处罚情形统计（按照规定频次从高到低排序）

序号	从重处罚情形	频次
1	阻碍执法人员依法执行公务，拒绝、逃避监督检查，或者伪造、销毁、隐匿有关证据材料的，或者擅自动用查封、扣押物品	17
2	在发生突发公共事件时实施违法行为	15
3	符合《药品管理法》第一百三十七条规定	13
4	胁迫、诱骗、教唆他人实施违法	13
5	对举报人、证人、行政执法人员打击报复	13
6	涉案产品风险性高（或涉案产品风险性高且违法行为持续半年及以上）	10
7	造成较大不良社会影响	10
8	拒不采取主动召回等消减危害后果	9
9	被责令停止纠正违法行为后，继续实施违法行为的	7
10	共同违法行为中起主要作用的	7
11	同一性质受过刑事处罚，一年内因同一性质受过行政处罚（中药饮片除外）	7

备注：1. 其他情形频次较低；2. 对裁量情形进行归纳汇总，部分类似情形有合并

裁量情形设定是行政处罚裁量制度规范的重点和难点内容，也备受执法

机关和行政相对人员关注。总体而言，对于裁量情形的设定内容比较集中和明确。各级药监部门在进一步科学合理设定裁量情形时，应考虑以下内容。一是设定不予处罚情形，不能突破法律规定，可以结合药监执法特性，从产品风险性、案值、是否造成危害后果及社会影响等方面对具体条款进行细化规定；二是设定从轻、减轻、从重情形，应重点考量：违法行为人的主观态度和行为（主观过错程度，是否积极配合监督检查情况，违法行为发生后的主观状态，是否积极采取改正、召回等消减危害后果的措施；对于证据、查扣物品是否存在擅自处理等情况，共同违法中的行为）、违法行为危害后果和社会影响性（是否造成危害、危害后果的严重程度、造成的不良社会影响范围和大小）、违法行为性质（涉案产品数量大小、涉案产品来源是否合法、涉案产品是否被使用、违法行为人是否在一定周期内因同类违法行为受到法律制裁）、涉案产品风险性高低（涉案药品、医疗器械是否属于高风险产品，涉案化妆品是否使用禁用物质，涉案产品主要使用对象是否为特殊群体等）、其他因素（违法行为人是否属于社会弱势群体、违法行为发生的特殊时间节点等）。三是新《行政处罚法》修改，其关于首违不罚、无主观过错不罚以及从轻减轻处罚情形的新增内容，应予以贯彻落实。

（五）重视裁量和监督程序的规制问题

程序规制是实现行政处罚裁量权自我规制的一种重要途径。完善的行政处罚裁量和监督程序可以有效控制自由裁量权的滥用，保障药品监管领域处罚案件的实体正义。绝大多数裁量制度明确规定，案件调查中应当加强裁量情形有关证据的调取工作，强化法治部门对于行政处罚裁量的审核，并列明了裁量权行使过程中启动案件集体讨论的具体情形；同时规定，按照《市场监督管理执法监督暂行规定》要求，通过行政执法监督检查、案卷评查等方式，加强对本级和下级部门行政处罚裁量权行使的监督检查。值得关注的是，北京市、重庆市等省（市）局对裁量程序及监督指导方式作出特别具体的规定；江西省、新疆维吾尔自治区等省（自治区）级局对行政处罚裁量权行使的禁止性情形作出明确的制度设计。

法制审核、案件集体讨论和层级监督指导等制度设计，均属于药品监管领域行政处罚裁量权规制的应有之义。新《行政处罚法》修改，进一步增加了行政处罚程序规范的内容，并明确了听证笔录对作出行政处罚的决定性作用。各级药品监管部门在进一步制定和完善药品监管领域行政处罚裁量制度时，应当高度重视裁量和监督程序的规则设计。

三、药品监管领域行政处罚裁量制度适用的规范要求

在药品监管领域行政处罚裁量制度相继制定完善后，如何规范化地适用于行政处罚实践，才是确保个案公平和正义的关键。结合制度规定和执法实践，编者认为，应重点做好以下三方面工作。

一是客观全面地收集和运用行政处罚裁量证据。药品监管领域裁量情形的多样性和证据的关联性，要求执法人员不得随意或象征性地收集证据，应当依法全面充分地调取影响行政处罚裁量的证据材料，确保有充足的证据运用于适用裁量基准过程；裁量阶次的具体划分和综合裁量原则规定，要求执法人员收集影响处罚裁量证据时，不得只收集对当事人有利或不利的证据，对于当事人是否具有从重、从轻、减轻、免于处罚的裁量情节事实均须客观全面地予以收集。

二是充分阐释行政处罚裁量制度适用理由。说明理由是行政法律规定中对于行政机关作出具体行政行为的普遍性要求。新修订《行政处罚法》第四十四条、第四十五条对于处罚前的告知义务和当事人陈述申辩权利的保障作出了更加细化的规定。从部分药品处罚案件文书来看，执法人员对于裁量规范的适用过程只字不提或者笼而统之，裁量权的行使过程无法清晰呈现。当事人往往会提起行政复议和行政诉讼，社会众说纷纭，法律效果和社会效果未能实现有机统一。当前，药品监管领域的行政处罚幅度较以往大幅提高，自由裁量空间较大，执法人员理应更加重视裁量规范适用的阐释工作，在案件调查终结报告、听证告知书、行政处罚决定书等文书中，详细表述裁量的事实理由和规范依据，促使当事人更好地理解和接受处罚结果，确保行政处罚目的和功能价值实现。此外，应当充分听取当事人对于处罚裁量的陈述和申辩，并做好复核工作，通过双方基于裁量权行使的有效互动，尽最大可能地确保药品监管领域行政处罚个案的公平和正义。

三是基于个案综合适用裁量制度。行政处罚裁量权本质是行政执法人员和执法机关在具体个案中行使的法定权力。由于具体案件的复杂多样性，执

法机关应当结合个案的具体情形和事实，在适用裁量制度基础上进行综合研判和具体分析。对个案的综合裁量，一方面，必须符合行政法律原则和药品监管行政处罚裁量权适用原则，并对上述合法性作出合乎理性与正当性的充分说明；另一方面，对于裁量制度规定外相关因素的考量，必须以实现个案正义为目的，充分收集案件合理性需要考量相关事实，并进行充分阐释，确保个案的公平正义能够以被看得见的方式清晰呈现，真正从良法走向善治。

本文转载司法部机关刊《中国司法》，2021 年第 9 期

药品管理行政责任与刑事责任创新及完善

罗杰[1]

1.国家药品监督管理局高级研修学院

摘要： 目的：研究规范适用新修订《药品管理法》的行政责任与刑事责任方法以《药品管理法》修订为视角，从药品管理行政责任与刑事责任的理论基础、实践运行的缺陷入手，借鉴其他国家和地区的立法模式。结果：从实体上对药品管理行政责任与刑事责任各项制度进一步细化完善。结论：行政责任、刑事责任构成药品管理法律责任的核心内容，新修订的《药品管理法》法律责任部分有了较大的变化，必须加强对药品管理行政责任和刑事责任的研究，细化完备各项制度，促进药品管理行政责任与刑事责任的有效实施。

关键词： 药品管理；法律责任；行政责任；刑事责任；创新完善

在现代社会，法律作为国家调控社会关系的重要手段，法律责任的设定和实现是保障社会秩序稳步有序进行的重要方式，协调统一的法律责任体系的建立也是一国法治的重要组成部分，在一定程度上影响着法治的整体建设和进程。创新是法律制度修订的核心任务，没有充分的制度创新，法律修订就难以完成使命。2019年12月1日施行的新修订《药品管理法》，全面贯彻了有关药品安全"四个最严"的要求，"总则"中旗帜鲜明提出"建立科学、严格的监督管理制度"[1]，对法律责任部分进行了较大的修改，从2001年版的28条增加至38条，对药品违法行为规定了严格的法律责任，药品管理行政责任与刑事责任更加系统与完备。

一、药品管理行政责任与刑事责任的理论基础

法律责任是体现法律规范的国家强制力的核心内容，是法律实施中不可

缺少的保障机制，是制止违法、保障权利的重要环节，如果缺乏法律责任的规定，法律规范所规定的权利和义务就形同虚设。

（一）药品管理的法律责任

一般认为，法律责任是指行为人由于违法行为、违约行为或者由于法律规定而应承受的某种不利的法律后果[2]。与道义责任或其他社会责任相比，法律责任具有法定性、程序性和国家强制性 3 个特征：法律责任的大小、范围、期限和性质都是由法律规定，法律责任的认定和实现必须由国家专门机关通过法定程序进行，其他任何组织和个人均无此项权利，法律责任具有国家强制性，通过国家强制力来保障其实施。法律责任的目的就在于通过迫使当事人承担不利的法律后果，以保障法律上的权利义务得以生效，从而实现法律的价值。我国法律责任体系包含行政责任、刑事责任、民事责任和违宪责任，每一种责任都对应轻重不同的违法行为，各种法律责任相对独立，但又有所交叉，行政责任与刑事责任是由于行政违法行为与刑事犯罪侵犯社会公共秩序而行使的两种最主要制裁方式。

药品管理法律责任就是指，药品违法行为主体违反《药品管理法》规定的法定义务而应承担的某种不利法律后果，包括行政责任、刑事责任、民事责任等。药品管理法律责任本质上是国家对药品违法行为所给予的否定性评价，表现为国家强制药品违法行为主体作出一定行为或者不作出一定行为，药品违法行为主体必须对其违法行为承担相应的不利法律后果，恢复被破坏的药品管理法律关系和法律秩序等。

（二）药品管理的行政责任

行政责任是行政法律关系主体因违反行政法律规范所应承担的法律后果和应负的法律责任，行政法律关系主体既包括了行政主体，又包括了行政相对人[3]。药品管理行政责任是因违反药品管理法规或者由于药品管理法规规定的事由，而承担的法定的不利后果，违法行为包括药品监管部门，药品检验机构及其工作人员的行政不当行为，药品研制、生产、经营、使用单位和个人的违法行为等。药品管理行政责任具有惩罚和救济的功能，惩罚就是行政处罚，针对行政相对人的药品违法行为作出的制裁措施，这种药品违法行为虽然具有社会危害性，但是其行为的情节和程度又不够刑事处罚。

（三）药品管理的刑事责任

刑事责任是行为人因实施犯罪行为而应当承担的国家司法机关依照刑事法律对其犯罪行为及本人所作的否定评价和谴责，具体表现为犯罪行为人有义务接受司法机关的调查审判和刑罚处罚，具有强制性、专属性、严厉性等特征。从刑事责任的实施方式来看，包括管制、拘役、有期徒刑、无期徒刑和死刑等主刑和罚金、剥夺政治权利、没收财产等附加刑。药品管理刑事责任是指行为人违反药品管理法规，依照《中华人民共和国刑法》（以下简称《刑法》）规定构成犯罪而应当承担的法定的不利后果，包括药品监管部门，药品检验机构及其工作人员的失职渎职等犯罪行为，药品研制、生产、经营、使用单位和个人的制售假（劣）药品、无证生产销售等犯罪行为。药品违法行为人是否应承担刑事责任，只能由司法机关按照刑事法律的规定和刑事诉讼程序来确定。

（四）药品管理行政责任与刑事责任的竞合

行政责任和刑事责任共同作为公法责任的实现形式，二者的有效衔接是违法行为性质的确定与公法责任追究的必要前提。近年来，在食品药品管理领域出台了一些行政执法与刑事司法衔接的规范，公安机关还专门成立了食品药品犯罪侦查机构，实践中已经取得了不错的效果，但是除继续完善程序性的衔接机制外，还必须要面对行政责任与刑事责任的立法衔接，而其根源就在于药品管理行政责任与刑事责任的竞合。

法律责任竞合是指由于一个法律事实行为的发生同时违反了多部法律规定，并且由此产生两种或两种以上的不同的法律责任[4]。不同的法律规范是从不同的角度、目的、方式对不同的社会关系进行调整，由于社会关系的复杂性导致其本身在一定程度上有重合的部分，所以法律规范在调整社会关系时也会产生重叠的现象。而这种法律责任的竞合既可能是同一法律部门内的（如民法中最常见的侵权责任与违约责任竞合），也可能隶属于不同的法律部门（如行政责任与刑事责任的竞合）。

药品违法行为违反药品管理法规、尚不构成犯罪追究行政责任，而药品犯罪则是既违反药品管理法规，同时也违反刑法的相关规定、构成犯罪依法应当追究刑事责任。可见，两种行为具有同质性，区别仅在于危害性的严重程度不同，两者属于包含关系，通常追究刑事责任的必然追究行政责任[5]。因此，行政责任与刑事责任的追究，在《药品管理法》和《刑法》之间具有一定内在的一致性与重合性，两者的目的、内容均存在一定的重合部分，都是在保障药品的正常管理秩序，维护公民合法正当权益，内容上均直接涉及市场经济秩序、药品管理秩序等，药品违法行为转化为药品犯罪的前提条件包括了违法行为严重、足以严重危害人体健康、违法金额较大、造成严重后果等法定情节，这些在《刑法》及相关司法解释中也有规定。《药品管理法》与《刑法》的交叉性以及《刑法》的补充性、保障性决定了药品管理行政执法和刑事司法衔接的可能性，药品管理行政责任与刑事责任的相异性又是两者之间衔接的必要性前提。

二、药品管理行政责任与刑事责任立法规范和实施中的不足

（一）行政法律立法规范

《行政处罚法》在总则确立了行政责任与刑事责任衔接的依据，第八条第二款规定"违法行为构成犯罪，应当依法追究刑事责任的，不得以行政处罚代替刑事处罚"；第二十七条规定了行政、刑事双向移送条款，即"违法行为涉嫌犯罪的，行政机关应当及时将案件移送司法机关，依法追究刑事责任。对依法不需要追究刑事责任或者免予刑事处罚，但应当给予行政处罚的，司法机关应当及时将案件移送有关行政机关。行政处罚实施机关与司法机关之间应当加强协调配合，建立健全案件移送制度，加强证据材料移交、接收衔接，完善案件处理信息通报机制"；第三十五条规定了行政责任和刑事责任的相互折抵，即"违法行为构成犯罪，人民法院判处拘役或者有期徒刑时，行政机关已经给予当事人行政拘留的，应当依法折抵相应刑期。违法行为构成犯罪，人民法院判处罚金时，行政机关已经给予当事人罚款的，应当折抵相应罚金；行政机关尚未给予当事人罚款的，不再给予罚款"；第五十七条规定了行政案件调查终结涉嫌犯罪的处理，即"违法行为涉嫌犯罪的，移送司法机关"。

（二）刑事法律立法规范

《刑法》第三十七条规定了移送追究行政责任情形，即"对于犯罪情节轻微不需要判处刑罚的，可以免于刑事处罚，但是可以根据案件的不同情况，予以训诫或者责令具结悔过，赔礼道歉，赔偿损失，或者由主管部门予以行政处罚或者行政处分"。第四百零二条规定了不依法移交案件的处理。《中华人民共和国刑事诉讼法》第一百零八条规定了报案或者举报犯罪的义务，即："任何单位和个人发现有犯罪事实或者犯罪嫌疑人，有权利也有义务向公安机关、人民检察院或者人民法院报案或者举报"。有关药品刑事责任的司法解释曾有:《最高人民法院、最高人民检察院关于办理危害药品安全刑事案件适用法律若干问题的解释》（法释〔2014〕14号），《最高人民法院、最高人民检察院关于办理药品、医疗器械注册申请材料造假刑事案件适用法律若干问题的解释》（法释〔2017〕15号）。

我国《刑法》中涉及药品的犯罪罪名主要有：生产、销售假药罪（第一百四十一条），生产、销售劣药罪（第一百四十二条），生产、销售伪劣产品罪（第一百四十条），非法经营罪（第二百二十五条），非法采集、供应血液或者制作、供应血液制品罪（第三百三十四条第1款），采集、供应血液或者制作、供应血液制品事故罪（第三百三十四条第2款）。其中，《刑法修正案（八）》对生产销售假药罪和生产销售劣药罪进行了修订。新修订的《药品管理法》假药、劣药的定义发生变化，《刑法》及司法解释相关内容也需要及时修订。

（三）药品管理法修订规范创新

1. 修订了行政责任与刑事责任的衔接机制

《药品管理法》第一百一十四条规定了药品管理刑事责任的依据，即"违反本法规定，构成犯罪的，依法追究刑事责任"。第一百一十三条规定了行政责任和刑事责任衔接的程序，药品监管部门发现药品违法行为涉嫌犯罪的，应当及时将案件移送公安机关；对依法不需要追究刑事责任或者免于刑事处罚，但应当追究行政责任的，司法机关应当及时将案件移送药品监督管理部门；司法机关商请药品监管部门，提供检验结论、认定意见以及对涉案药品进行无害化处理等协助的，药品监管部门应当及时提供、予以协助。

2. 重新梳理规范药品管理中的行政责任

《药品管理法》从一百一十五条至一百五十条规定了药品管理行政责任，包括无证经营、非法渠道购进、生产经营使用假（劣）药品、未经批准开展临床试验、提供虚假资料骗取行政许可、挂靠挂证经营、违反药品管理秩序生产经营使用、违反药品生产经营质量管理规范、违反网络药品经营规范、违反医疗机构制剂管理规定、违反药品不良反应监测召回管理规定等。

3. 修改拟制假药刑事责任的追究

原《药品管理法》按假药论处的有 3 种情形："国务院药品监督管理部门规定禁止使用的""依照本法必须批准而未经批准生产、进口，或者依照本法必须检验而未经检验即销售""使用依照本法必须取得批准文号而未取得批准文号的原料药生产的"。这些情形在新修订《药品管理法》中不再按假药论处，而是在第一百二十四条作专门的行政处罚规定，对以上行为免除刑事处罚，但加大了行政处罚力度，罚金将按照货值的十五倍以上二十倍以下罚款，货值不足十万的按十万计算；情节严重的，吊销相关许可证及对单位主要负责人进行罚款，十年至终身禁止从事药品生产经营活动。特别是对于之前备受关注的"未经批准进口境外上市药品"，不再列为假药，对于此行为也不再追究刑事责任，而是"未经批准进口少量境外已合法上市的药品，情节较轻的，可以依法减轻或者免予处罚"。《药品管理法》修订施行后，由于对假药定义的范围缩小，以上几种以往按假药论处的"拟制假药"犯罪案件将成为历史。

（四）药品管理行政责任和刑事责任衔接的程序性规范

行刑衔接机制是在查处涉嫌药品犯罪案件中，药品监管部门与司法机关在各司其职、各负其责的前提下，相互配合、相互制约、协调运行，确保涉嫌犯罪人员的行政责任和刑事责任被依法追究的一种过程或模式。2000 年 10 月，国务院开展打假联合行动，首次提出行政执法与刑事执法相衔接（以下简称行刑衔接）。2001 年 4 月 27 日，国务院发布了《关于整顿和规范市场经济秩序的决定》，明确提出建立协作机制。2001 年 7 月 9 日，国务院颁布了《行政执法机关移送涉嫌犯罪案件的规定》，首次以行政法规形式详细规定了行刑衔接机制的结构框架。此后十年间，在国务院统筹下，中央多部门发及联合下发一系列规范性文件，不断对行刑衔接进行细化和完善（表 1）。

表 1 我国药品管理行刑衔接的程序性规范

时间	发布单位	文件名称	内容
2001 年 4 月	国务院	《关于整顿和规范市场经济秩序的决定》	规定行政执法部门对犯罪线索负有及时通报和依法移送义务，明确提出要建立协作机制
2001 年 7 月	国务院	《行政执法机关移送涉嫌犯罪案件的规定》（国务院令 第 310 号）	首次以行政法规形式详细规定了行刑衔接机制的结构框架
2001 年 12 月	最高人民检察院	《人民检察院办理行政执法机关移送涉嫌犯罪案件的规定》	将行政执法活动纳入法律监督范围，重申对公安机关立案监督的原则
2004 年 3 月	最高人民检察院、全国整顿和规范市场经济秩序领导小组办公室、公安部	《关于加强行政执法机关与公安机关、人民检察院工作联系的意见》	首次提出联席会议、案件查询、提前介入三项制度细化和完善信息共享制度
2006 年 1 月	最高人民检察院、全国整顿和规范市场经济秩序领导小组办公室、公安部、监察部	《关于在行政执法中及时移送涉嫌犯罪案件的意见》	强化法律监督，完善提前介入，细化案件交接，规范证据材料
2011 年 2 月	中共中央办公厅、国务院办公厅	《关于加强行政执法与刑事司法衔接工作的意见》	完善联席会议制度、案件咨询制度、信息共享平台建设以及检察监督创新，提出变单向衔接为双向衔接
2012 年 3 月	全国人大	《关于修改〈中华人民共和国刑事诉讼法〉的决定》	明确物证、书证、视听资料和电子数据这 4 类证据材料可以转化使用
2012 年 10 月	最高人民检察院	《人民检察院刑事诉讼规则试行》	除了上述 4 类证据，鉴定意见、勘验检查笔录经检察院审查，符合法定要求的可以作为证据使用
2012 年 12 月	最高人民法院	《关于适用〈中华人民共和国刑事诉讼法〉的解释》	物证、书证、视听资料和电子数据

续表

时间	发布单位	文件名称	内容
2012 年 3 月	原国家食品药品监督管理局、公安部	《关于做好打击制售假劣药品违法犯罪行政执法与刑事司法衔接工作的通知》	针对制售假（劣）药品违法犯罪行为，就加强行刑衔接制度的贯彻执行进行了重申和完善
2012 年 12 月	国家工商行政管理总局、公安部、最高人民检察院	《关于加强工商行政执法与刑事司法衔接配合工作若干问题的意见》	针对工商行政领域的违法犯罪行为，就加强"行刑衔接"制度的贯彻执行进行了重申和完善
2015 年 12 月	原国家食品药品监督管理总局、公安部、最高人民法院、最高人民检察院、国务院食品安全办	《关于印发食品药品行政执法与刑事司法衔接工作办法的通知》	从案件移送与法律监督、涉案物品检验与认定、协作配合、加强沟通交流等方面健全了食品药品行政执法与刑事司法衔接的工作机制

从我国行刑衔接制度的发展历程看，行刑衔接伴随着一定的生产力水平和市场发展条件而产生，主要应用在市场和经济领域，补充行政执法在法律监督管理方面的缺陷；行刑衔接制度建设具有滞后性，每一次行刑衔接程序性规范性文件出台几乎都是急需解决当下突出问题，缺乏预见性、统揽性；行刑衔接各种程序性规范没有上升到法律高度，没有统一的规范，颁发机关多为几部门联合行文。总体来看，由于先后出台的文件较多，在实际运用也容易造成混乱。实践中行刑衔接的运用依然多处于被动状态，衔接机制不畅问题仍然较为突出[6]。

（五）药品管理行政责任与刑事责任实施中面临的问题及原因分析

原国家食品药品监督管理总局印发的《食品药品行政执法与刑事司法衔接工作办法》《关于进一步加强依法行政履职尽责工作的指导意见》，进一步统一了执法思想，巩固健全了新型衔接工作机制，也是落实"四个最严"中最严厉的处罚、最严肃的问责的具体体现。近年来，监管部门移送案件数量稳步提升，检验鉴定工作逐步理顺，协作配合机制进一步完善，打击药品违法犯罪的工作合力明显增强，但在具体的实施操作上也面临着一些困难和问题。监管部门有案难移、以罚代刑、选择性移送、移送材料或时限不规范等问题还比较突出，检验机构、检验水平、检验期限和专家意见，还难以完全满足药品管理刑事责任追究的需要，有些地方药品监管部门和司法机关信息互通，同步办案等问题没有很好地解决。"四多四少"（案件实际发生多，真正查处少；行政处理多，移送司法机关追究刑事责任少；查处一般犯罪分子多，追究幕后操纵主犯少；判处缓刑多，判处实刑少）状况未得到根本改善。

1. 二元化的立法模式难以满足药品监管实际需要

药品管理的行政责任和刑事责任落实不到位，行政执法和刑事司法衔接不畅，最为明显的问题就是药品管理违法与犯罪的判断难题。随着我国社会生活的进一步发展，经济领域各种违法行为大量涌现，立法者将一些经济性质的行政违法行为规定为犯罪并追究行为的刑事责任，采用这种措施来维护市场经济的良好运行[7]。行政执法与刑事司法从本质上来看都是国家行使公权力对不法行为进行打击制裁，但是由于我国二元化的立法结构[8]，在区分刑事责任与行政责任时，类似于药品管理法"涉嫌犯罪应当追究刑事责任"的立法模式仅是原则性规定，《刑法》条文大多数情况下并无直接明确的规定，需要依赖相应的行政法规范进行理解，才能判断是否达到犯罪构成的要求[9]。追究刑事责任的前提一定是该药品违法行为涉嫌构成《刑法》分则中的具体罪名，属于《药品管理法》"情节严重构成犯罪的"的情形，同时还要符合药品犯罪构成要件。这就要求药品监管执法人员对违法行为与犯罪行为的界限以及是否需要移送的标准上有精确的判断，实际执法上难度较大。

2. 执法人员素质和执法强度难以满足责任追究的需要

基层市场监管部门经过机构调整、人员整合重建基本到位，但是从事药品监管工作的人员人数仍然不足，法律、业务素质和执法能力也不强。违法行为是否构成犯罪等问题，需要执法人员掌握基本的刑法学常识和公安机关关于药品犯罪案件的立案追诉标准，又具备丰富的行刑衔接工作经验，才能做出初步判定。但是，药品监管执法人员大多并非法律专业出身，工作中学到的也基本都是本部门相关职能的业务培训，对于药品违法行为罪与非罪的判定往往超出其知识范围。一些药品监管执法人员对于涉嫌犯罪案件移送的标准、"以罚代刑"的后果、移送程序及定性、渎职犯罪认定和检察机关监督认识不足，认为自己只要进行了行政处罚就是履职尽责。另外，药品监管执法强制性手段不足，有时导致案件质量下降和证据灭失。与刑事侦查不同，法律未赋予药品监管执法人员能够对违法人员强制控制权，实践中往往违法人员有充裕时间串供并销毁、转移账本和涉案药品等重要证据，部分涉案违法人员甚至直接畏罪潜逃，导致一些药品违法案件办理质量降低、证据收集不及时[10]。

3. 药品管理行政责任和刑事责任追究具体难题仍未解决

药品管理行政责任与刑事责任的主观要件较难把握。药品违法行政责任一般不考虑违法行为人的主观因素，关注的多是违法行为造成的危害后果和可能带来的风险。《药品管理法实施条例》第七十五条规定了"免罚条款"，即药品经营企业、医疗机构未违反《药品管理法》和条例的有关规定，并有充分证据证明其不知道所销售或者使用的药品是假药、劣药的，应当没收其销售或者使用的假药、劣药和违法所得；但是，可以免除其他行政处罚。这类对于主观无过错药品违法行为人的处理，与药品违法行为的社会危害性相符合，也体现了行政处罚的"过罚相当"原则。而药品刑事责任则不同，药品犯罪主要集中在刑法第三章破坏社会主义市场经济秩序，这一章的罪名是故意犯罪，因此，对药品刑事责任追究主观上的"故意"主观要件要求较高。实践当中，药品监管执法人员基于惯常的执法习惯对违法行为不过多考虑主观要件，但如果涉嫌犯罪需要移送就必须把主观要件作为首要考虑的重点，显然，对执法人员来讲主观方面的证据调查、取得和认定仍较为困难。

行政责任中的拘留方式适用仍存在难题。拘留的规定是《药品管理法》修订的亮点之一，借鉴《食品安全法》立法的经验，对药品违法行为人采取最严厉的一种行政处罚方式，第一百一十八条规定了生产、销售假（劣）药且情节严重的行为，第一百二十二条规定了伪造、变造、出租、出借、非法买卖许可证件情节严重的行为，第一百二十三条规定了提供虚假的证明、数据、资料、样品或者其他手段骗取行政许可情节严重的行为，第一百二十四条规定了7种违反药品管理秩序情节严重的行为。据不完全统计，2016年各地公安机关办理食品安全违法行为行政拘留案件194起，行政拘留200人[11]。但从近两年食品安全案件适用拘留方式的情况来看，未来药品执法实践中仍会存在诸多问题。一是法律规范竞合，适用过程中同案不同罚，对一些严重违法行为，监管部门习惯依据《食品安全法》《药品管理法》处理，而个别地区公安机关在治安检查中发现食品药品违法案件，仍习惯依据《中华人民共和国治安管理处罚法》处理，导致处罚差异较大。二是普遍存在不敢用、不会用行政拘留处罚的现象，特别是公安机关对《食品安全法》《药品管理法》

规定的拘留方式适用有疑虑，目前多是仅限于监管部门行政执法过程中发现的不构成犯罪但严重违法的情形。三是程序规范缺乏。监管部门将严重违法案件移送行政拘留的程序需要进一步规范化，移送管辖的受理机关、审查内容等程序问题缺乏细化的规定。

刑事制裁方式罚金、没收适用与药品管理现状不完全相符。行政责任的罚款与刑事责任的罚金数额存在"倒挂"现象。《行政处罚法》第三十五条规定："违法行为构成犯罪，人民法院判处罚金时，行政机关已经给予当事人罚款的，应当折抵相应罚金；行政机关尚未给予当事人罚款的，不再给予罚款"。该规定从规范角度预设了特定的条件，即刑事罚金刑的数额一定高于行政罚款数额。《药品管理法》修订大幅提高了处罚的数额与倍数，药品监管部门对部分药品违法案件的罚款数额会远远高于人民法院习惯作出的罚金数额，这不仅使"折抵"难以实现，有时甚至会影响到罚款与罚金刑的执行衔接。

行政责任的没收与刑事责任的没收财产的"重叠适用"。《药品管理法》规定的"没收"违法所得与《刑法》上的"没收财产"词义看起来基本相同，实践中适用有些混淆。两者不是同一概念，内涵外延均不相同。同是"没收"，药品行政责任中没收的是违法所得与非法财物，而《刑法》上的没收财产是指没收罪犯本人所有的合法财产的部分或全部，而对于违法所得和非法财物，《刑法》使用的处理方式是追缴，即"犯罪分子违法所得的一切财物，应当予以追缴或者责令退赔。"一般来讲，对药品违法案件中同一行政违法人处以没收违法所得等行政处罚后，不影响对其适用刑事处罚附加刑"没收财产"，也不存在折抵的问题。但如果在刑事责任中先适用没收财产和追缴的附加刑，基于"一事不再罚"原则，则不能在随后的行政处罚中再处以罚款等财产刑。

三、其他国家药品管理的行政责任与刑事责任

（一）美国药品管理的行政责任与刑事责任规范

在立法上，美国根据药品安全监管的需要，在《联邦食品、药品和化妆品法案》（FDCA）中直接设置了药品临床研究、上市申请、生产、销售、广

告、上市后监测、召回等各个环节的刑事责任，对药品安全相关行为主体的各种违法犯罪行为的处罚原则规定得清晰、具体。药品监管机构和司法机构只需依据 FDCA 就可以进行定罪量刑，而不再需要引用其他刑法的相关规定，操作较为方便。这种明确的刑事责任设置有利于统一执法机构与司法机构的意见，使双方紧密协作，提高打击药品犯罪行为的工作效率[12]。具体见表 2。

表 2　美国药品管理相关规定的法律责任

义务	违法行为	处罚依据	法律责任
禁止任何人生产销售或运送假药、掺假药、错误标识药品	生产销售或运送假药、掺假药、错误标识药品	FDCA 第 303 条（a）款	处以 1 年以下监禁或 1000 美元以下罚金或两者并处；再犯或以欺骗或误导为目的实施此类犯罪行为者处以 3 年以下监禁或 1000 元美元以下罚金，或两者并处
药品制造商、加工商、包装商或仓储商的所有者、经营者或代理人不得延误、抵制、限制或拒绝接受美国 FDA 授权的官员或雇员进行执法检查	故意实施这类行为	FDCA 第 303 条（a 款）	处以 1 年以下监禁或 1000 美元以下罚金或两者并处；再犯或以欺骗或误导为目的实施此类犯罪行为者处以 3 年以下监禁或 1000 元美元以下罚金，或两者并处
任何人不得实施下列行为：非法进口药品，销售、购买或交换药品样品或药品优惠券，未经许可批发药品	故意实施这类行为	FDCA 第 303 条（b）款（1）项	处以 10 年以下监禁 或 250 000 美元罚金或两者并处
需要上市申请人、研究者等相关责任主体应如实建立，维护和提供关于药品安全性和有效性的研究的记录和报告	不按新药临床试验规定建立或保留任何记录、提供报告，或拒绝提供、查证或复制临床研究记录	FDCA 第 303 条（a）款、第 306 条	处以监禁或罚金或两者并处，对实施犯罪行为的个人处以禁令
新药上市前必须依法获得批准	将未批准上市的新药引入或运送到洲际贸易	FDCA 第 303 条（a）款、第 306 条	处以监禁或罚金或两者并处，对实施犯罪行为的机构和个人处以禁令

续表

义务	违法行为	处罚依据	法律责任
禁止向责任人（指非处方药标签上的制造商、包装商和经销商）或向卫生及公共服务部部长提交虚假的非处方药严重不良事件	违反前述规定	FDCA 第 303 条（a）款	处以 6 个月以下监禁，单处或并处 5000 美元以下罚金；再犯者处以 1 年以下有期徒刑，单处或并处 10 000 美元以下罚金
企业应当主动召回，或按照美国 FDA 要求及时召回有缺陷的产品	企业拒绝进行美国 FDA 要求的召回、召回无效，或者继续生产、销售损害健康、严重欺骗或有其他缺陷风险的产品	21 CFR7 部分 c 子部	依法向法院发起扣押或其他法律诉讼措施的申请

（二）德国药品管理的行政责任与刑事责任规范

2016 年修订的现行德国《药品法》共有 147 条，针对药品安全的特殊性，详细规定了刑事责任、行政责任以及具体的裁量原则，具有很强的可操作性。首先，在刑事责任方面，《药品法》第 95 条第 1 款规定，任何人（包括个人或法人）违反本法相关规定实施了下列行为之一的，将被处以不超过 3 年的监禁或罚金：销售或使用不安全的药品；销售联邦卫生部禁止销售和使用的药品；生产或销售偏离制药规范的劣质药品、伪造药品或活性物质；不按规定交易或分发处方药。具有下列特别严重情形之一的，将被处以 1~10 年监禁：危害公众健康；使他人面临死亡或身体健康严重损害的风险；出于明显的自利目的为自己或他人谋取相当大的金钱收益；有组织地、反复地生产或销售伪造药品或活性物质。但如果肇事者在第 95 条第 1 款所述的情况下因过失而违法，则处以不超过 1 年的监禁或罚款。《药品法》第 96 条规定，任何人在药品生产过程中非法使用限制或禁止使用的物质、生产或销售错误标识药品、未经许可生产或进口药品、不按临床试验规范进行临床试验、将伪造药品或活性物质进口到适用本法的地域范围内等行为，将被处以不超过 1 年的监禁或罚金。在行政责任方面，《药品法》第 97 条规定，任何人因过失实施了第 96 条关于药品临床试验、上市许可、生产、进口、销售等规定的行为，以及故意或者过失违反其他一些些较轻的违法行为，可处以不超过 25 000 欧元的罚款。

（三）日本药品管理的行政责任与刑事责任规范

日本《药事法》为 2016 年修订版，共有 17 章 91 条，在法律责任设置上，日本《药事法》设置了行政和刑事两种责任形式[13]。行政责任主要表现为日常监管中产品的召回、产品上市、生产、销售各种许可的撤销、停业整改等。《药事法》专设 17 章详细规定药品管理的刑事责任，内容不仅包括注册认证机构的刑事责任，而且包括企业在药品注册、认证、生产、销售、广告、标识等方面的刑事责任。如第 83 条第 6 款对注册认证机构的工作人员受贿或索贿等行为处以 7 年以下的监禁，第 83 条第 7 款对向上述工作人员的行贿者处以 3 年以下或 250 万日元以下的罚款；第 84 条对未经许可开设药房、生产销售未经上市许可药品、销售不合格药品以及被微生物污染而变质的药品、混入异物的药品等行为处以 3 年以下的监禁或 300 万日元以下的罚金，或两者并处；第 85 条对未按规定的方法销售或赠送药品、以明示或暗示的方式发布虚假或夸大广告、违反厚生劳动省关于生产销售许可和广告方面禁令等行为处以 2 年以下的徒刑或 200 万日元以下的罚金，或两者并处[14]。日本药剂师法规定也规定了相应的行政责任与刑事责任，如非药剂师进行销售方面的调剂，处以 100 万日元以下罚款或 3 年以下有期徒刑，或两者并处。停止执业的期间仍然进行业务活动的、在规定的场所之外进行业务的、不凭处方进行销售调剂的、调配药品没有提供正确使用的信息的、药剂师考试工作相关人员有不正当行为的，处以 50 万日元以下罚款或 1 年以下有期徒刑，或两者并处[15]。

美国、德国、日本等发达国家利用统一立法、合并机关、合并职能、完善程序等方式对药品管理"行刑衔接"制度作出规定，确保了药品管理立法的统一性和可操作性。在立法上，各国针对药品安全的特点及监管的实际需要，在药品法中设置了药品管理全过程的行政责任与刑事责任，对各种药品安全犯罪行为的定性标准和处罚原则作出了清晰与具体的规定。通常情况下，药品监管部门和司法机关只需依据药品相关法规就可以进行定罪量刑，而不再需要援引其他刑法的相关规定，操作起来方便而高效，且有利于统一药品监管部门与司法机关的意见，使双方紧密协作，提高打击药品犯罪行为的效率。药品法中直接明确违反相关法条的刑事责任，对于各类药品从业人员还可产生直接的、强烈的警示作用，从而强化刑事责任的威慑效果。

四、药品管理行政责任与刑事责任制度构建完善

要使行政责任和刑事责任在立法体例上很好地衔接，借鉴其他发达国家的立法模式，首先应当在行政法律中规定行为人承担行政责任到何种程度应承担刑事责任，或者在《刑法》中规定，违反行政法律到何种程度和在什么条件下应承担刑事责任。其次，在行政法律中设置具有独立罪名和法定刑的《刑法》规范，即所谓的采用独立性的散在型立法方式[16]。

（一）修订完善《刑法》及相关司法解释

现行《刑法》将社会主义市场经济秩序作为生产销售假药罪、生产销售劣药罪、非法经营罪的类罪名的犯罪客体，将上述罪名列入破坏社会主义市场经济秩序罪。近年来随着我国药品安全形势的发展，党中央、国务院已经将药品安全视作公共安全的重要内容，从实质上讲，药品违法犯罪侵害的客体是公共安全，其危害性质，危害程度和应承担的刑事责任与危害公共安全罪更为接近，因此在《刑法》中应当将药品安全相关犯罪，从现行破坏社会主义市场经济罪列入危害公共安全罪，同时按照全程覆盖（药品研发、生产、经营和使用）的原则完善药品安全相关犯罪罪名设置体系[17]。《药品管理法》修订对假药概念作出较大的修改，刑法修正案（十一）应当及时对刑法有关条文修订，同时重新出台新的司法解释，进一步完善对违反药品管理秩序违法犯罪的惩处。

除在《行政程序法》起草中规范行刑衔接问题，提升行刑衔接相关规定的法律位阶，是解决目前药品管理行政责任与刑事责任衔接运行机制不畅的根本措施之一。类似"构成犯罪的应追究刑事责任"的原则条款应在立法中细化完善，对药品犯罪的罪名、罪状、法定刑应具体、明确予以规定，对药品监管部门调查取证的主体及程序、证据的转化、案件移送的条件、信息共享、配套措施、监督的范围和程序等方面应当专门予以规范。

（二）更新执法理念和模式

落实好药品管理中的行政责任和刑事责任追究，药品监管执法人员和司

法机关工作人员的政治和专业素养提升是关键。应当按照《中共中央关于全面推进依法治国若干重大问题的决定》和"四个最严"的要求，提升政治理念和执法素养，培养规范的执法理念。执法人员应当提高查处药品违法案件的积极性和主动性，加强药品专业知识学习，深入了解其他部门查办药品违法案件的环节和难点，同时要对《刑法》《中华人民共和国刑事诉讼法》及配套司法解释和行刑衔接规范性文件熟练掌握运用。司法机关应当在尊重药品监管部门的专业性、技术性判断的基础上，再按照《刑法》及相关司法解释进一步确定药品违法行为是否涉嫌构成犯罪，以及如何定罪量刑。当药品监管部门判断某一行为超越了行政违法，可能涉嫌犯罪时，应当将该案移送司法机关，而非自行处理或以罚代刑，从而导致行政权超越或者取代司法权，司法机关在接受药品监管部门移送涉嫌犯罪的案件后，也应当尽快作出判断，并将结论告知相应的药品监管部门，如果不涉嫌构成犯罪，应当按照相应的刑事诉讼程序作出撤销案件、不予立案、不起诉等处理，但不能作出其他实体处理，应当尽快移送药品监管部门依法追究行政责任。

（三）完善行政执法和刑事司法衔接程序

1.建立部门之间完备常态化的合作机制

药品监管部门和公安机关在职能上形成互补，两者在执法过程中才会有协同和联合。药品监管部门具备专业的药品检验检测能力，能够为侦查和立案工作提供人力、设备、技术等方面的支持，而公安机关拥有药品监管部门所不具备的执法强制权和威慑力，能够有效化解药品监管部门在日常监管中所遭遇到的一些困境。因此，必须畅通药品监管、公安、检察、审判多部门的联动机制，实现案件办理信息从行政部门到司法部门的正向流动，更要促进案件审判信息从司法机关向药品监管部门的反向反馈[18]，落实新修订《药品管理法》第一百一十三条的要求，建立完善"双轨"移送机制。案件在司法阶段中出现的问题，不管是证据方面的，还是产品认定方面的，药品监管部门应当能及时知晓，这将有利于以后办理涉嫌构成犯罪案件时向司法机关的要求不断靠拢。药品监管部门应当主动发挥自身专业优势，通过日常监管、投诉举报、监督抽检等途径发现案件线索，按照刑事诉讼要求收集证据及时移送。

2. 加强对行政执法收集的证据有效转换

证据的有效转换是药品监管行政执法与刑事司法衔接的重要问题，药品监管部门必须严格按照有关法律法规的程序和要求，依法全面收集固定证据，尤其对于物证、书证等可以作为刑事诉讼证据使用的证据。司法机关则必须按照《中华人民共和国刑事诉讼法》有关规定，严格审查运用证据，对药品监管执法办案中收集到的证据，逐一甄别审查物证、书证，视听资料、电子数据等客观证据的合法性、关联性、真实性。另外，对于药品违法行为涉嫌构成犯罪，主观上是否明知是关键的证据判断标准，应当在行政裁量法规及规范性文件中重点予以明确，细化药品违法行为人主观明知的认定标准，同时在药品监管部门和司法机关达成共识，解决执法人员和司法人员的判断问题。

3. 加强对《药品管理法》重点条款的行政解释

《药品管理法》修订实施后，要加大行政责任与刑事责任的追究，对涉及假（劣）药品认定条款的行政解释就显得尤为急迫。《药品管理法》第九十八条假药定义"药品所含成分与国家药品标准规定的成分不符"中的"成分"如作为法律术语使用，就需要进一步明确内涵和外延；第九十八条以"变质的药品"为依据认定假药、以"被污染的药品"为依据认定劣药，也需要解释"变质""污染"这类用语及法定的区分标准，以及如何进行药品检验等；第九十八条以"非药品冒充药品"认定假药，关于"非药品"的法律认定是药品监管执法中经常遇到的难题，特别是与《食品安全法》第一百二十三条"生产经营添加药品的食品"容易混淆，如何判断这类保健食品究竟是属于食品属性，适用食品安全法规，还是属于药品属性，适用药品安全法规，都需要权威细化的行政解释。

4. 建立完善药品司法鉴定制度

药品是特殊商品，其安全有效性并不能通过人的感知器官直接判断出来，而是需要专门的技术人员通过专门的仪器和方法才能完成，与产品质量司法鉴定和环境监测司法鉴定类似。因此，要落实《药品管理法》第一百一十三条的规定，协助司法机关提供涉案药品的检验结论、认定意见，提升药品检验机构检验报告司法效力，应当商请司法部、最高人民法院、最高人民检察院组建药品检验司法鉴定机构[19]。可以充分利用现有的药品检验机构资源，按照《司法鉴定程序通则》等司法鉴定相关的法律法规，培训具有资质的司法鉴定人，推进专家辅助人、样品鉴定等制度的规范化，按照法定程序和要求，对涉案药品进行司法鉴定，出具相应司法鉴定报告，解决涉案药品"足以严重危害人体健康"等认定疑难问题。

药品管理法律制度是以《药品管理法》为龙头的一套系统化的制度体系。保障我国药品安全，需要《药品管理法》与其他法律、法规、司法解释等多法共治。合理规范药品管理的行政责任与刑事责任，从而恰当制定完善各种法律规制措施，才能在查处药品管理行政违法与刑事犯罪案件时共同发力，实现法律效果的最大化。

参考文献

［1］徐非. 深刻理解新《药品管理法》的精髓要义［J］. 中国食品药品监管，2019（10）：4-16.

［2］沈宗灵. 法理学［M］. 北京：北京大学出版社，2000：402.

［3］罗豪才. 中国行政法教程［M］. 北京：人民法院出版社，1996：326.

［4］张智辉. 中国检察（15卷）［M］. 北京. 北京大学出版社，2007：2-3.

［5］王文华. 行政犯罪与行政违法的界定及立法方式［J］. 东方法学，2008（4）：70-71.

［6］金昌伟. 食品安全案件"行刑衔接"程序机制的审视与重构［J］. 法律适用，2017（9）：61-66.

［7］肖中华、马渊杰. 当代中国社会变迁中的刑法发展［J］. 贵州大学学报（社会科学版），2011（4）：50.

［8］于志刚. 二元制刑法立法模式引发的司法尴尬［J］. 公民与法（法学版），2010（4）：2-5.

［9］蔡小雪. 行政诉讼证据规则及运用［M］. 北京. 人民法院出版社，2006：291-292.

［10］陆琦，林燕辉. 浅议新《药品管理法》及其对药品监管和打击药品领域犯罪的影响［J］. 上海公安学院学报，2019（6）：25-31.

［11］李文姝，马建文. 食品安全规制行刑衔接的疑难与对策实证研究［J］. 法治论坛，2017（4）：220-234.

［12］刘志强，杨悦. 美国药品安全法律责任设置的特点及其对我国的启示中国药房［J］. 中国药房，2018（16）：2162-2164.

［13］陈永法. 国际药事法规［M］. 第 1 版. 北京：中国医药科技出版社，2011.

［14］王昭武，刘明祥. 日本刑法各论［M］. 北京：法律出版社，2011：201-206.

［15］张耀华、曹立亚. 国际药师管理法律法规选编［M］. 北京：中国医药科技出版社，2013：260-264.

［16］陈兴良. 论行政处罚与刑罚处罚的关系［J］. 中国法学，1992（4）：27-29.

［17］陈涛. 食品药品犯罪侦查专业力量建设实证研究［J］. 北京警察学院学报，2015（5）：13-14.

［18］段文海. 生产销售假药案行刑衔接面临的问题与解决途径［J］. 中国药事，2018（5）：591-594.

［19］杨竞、任端平. 食品安全行政执法与刑事司法衔接机制研究［J］. 食品科学，2017，38（15）：316-320.

本文转载自《中国药事》，2020 年第 34 卷第 5 期

论药品监管领域限制从业制度的困境与出路

李桥[1]

1. 都江堰市市场监督管理局

摘要：目的：通过梳理药品领域限制从业法律规范及执法机关在实践中对该法律制度的落实情况，分析规范特点及具体执行存在的问题，并结合实践经验，提出相应的完善建议，为执法人员提供适用该制度的参考依据。方法：对现有药品领域限制从业相关法律法规条款进行归纳，分析其特点及存在问题；对监管部门工作人员及药品生产经营企业进行访谈，了解制度的执行情况及执行困境；分析美国FDA禁止制度法律实践经验，为完善我国限制从业处罚制度提供参考。结果与结论：药品领域限制从业法律制度作为一种新型的法律责任制度，相关制度建设和实践运用还存在着法律规范不完善、适用标准不明确、运行程序不健全、救济渠道不畅通等诸多法律问题，有必要审视该制度的合理性及法律实效性，并在现有立法格局基础上，完善限制从业规范依据、明确适用标准、健全运行程序、畅通救济渠道，实现该制度的有效执行。

关键词：药品监管；法律责任；行政处罚；限制从业；制度完善

一、问题的提出

限制从业是一种古而不老、陈而不旧的法律制度。国外许多特定行业都设置了相关领域的禁入制度，例如英国《药品法》规定的剥夺资格（disqualification）制度，美国《联邦食品、药品和化妆品法》规定了行业禁止令（debarment）制度[1]，德国《药品管理法（2016年修订）》规定联邦卫生部有权根据监管需要限制或禁止生产、销售某种药品等行政措施[2]，欧美药品监管部门对禁令实施的对象内容和期限等问题进行了详细规定。

限制从业法律制度是指国家为维护有序的市场秩序，依据法律规定，禁止行政相对人一定期限内或永久性地从事某种活动、一定期限内不受理行政相对人许可申请的一种法律责任制度[3]。药品领域限制从业法律制度是指药品监管机关为维护药品行政管理秩序，依法责令违反药品法律规范的行政相对人在一定期限内直至终身不得从事药品生产经营活动的行政法律责任制度。

2019 年 7 月，国务院办公厅印发的《关于加快推进社会信用体系建设构建以信用为基础的新型监管机制的指导意见》指出，行政主体要实施严格监管，要在食品药品等与公众生命财产安全直接相关的领域坚决依法实施市场和行业禁入，加大惩戒力度[4]。早在 2001 年版《药品管理法》中便设置了"一定期限内禁止从业"的限制从业法律制度，2019 年修订的《药品管理法》和 2019 年发布的《疫苗管理法》又进一步强化了限制从业法律制度在药品监管中的运用。2021 年 1 月 22 日修订的《行政处罚法》明确限制从业法律制度是行政处罚的一种类型，解决了其法律属性争议问题。但由于其规范依据不完善，还存在着适用对象和条件不明确、适用程序不健全等问题，给执法人员的实践应用带来了很大的难度。为了发挥出其应有的预防药品违法犯罪行为发生的法律效果，强化药品安全监管，编者从法律实效性角度出发，梳理分析现有法律规范，总结实践问题，在现有立法格局基础上，提出完善建议，为执法人员适用该制度参考。

二、理论证明：药品领域限制从业法律制度设置必要性与概念界定

（一）药品领域限制从业法律制度设置必要性

一是完善药品管理法律责任制度的需要。限制从业法律制度既涉及对单位的处罚，也涉及对个人的处罚，该制度的设置弥补了传统上仅处罚违法单位、责任主体与行为主体相分离的单罚制缺陷，是落实药品违法处罚到人要求的有效手段，有利于药品管理法律责任制度的完善[5]。

二是贯彻药品风险管理原则的需要。在风险社会的背景下，药品行政主管部门在履行药品监管职责过程中应贯彻落实风险管理原则，对药品安全采取事前预防措施，利用限制从业法律制度将明显具有危险性的药品生产经营者排除在风险点之外，努力降低药品安全风险发生的概率。

三是切实维护公共利益的需要。限制从业法律制度作为一项预防性行政惩罚性措施，让曾经实施过药品违法犯罪行为的行政相对人暂时或终身丧失从事药品生产经营活动的机会，最大限度地防止药品违法犯罪行为的再次发生，是有效维护广大人民群众用药安全的行政规制手段。

（二）药品领域限制从业法律制度概念界定

药品领域限制从业法律制度是指有关药品管理法律规范中设置的限制从业法律制度，主要见于《药品管理法》《疫苗管理法》中，数量大、形式多。

现行《药品管理法》第一百一十六条、第一百一十八条、第一百二十二条～第一百二十六条、第一百四十一条、第一百四十二条共计9个条款设定了11项限制从业法律制度，《疫苗管理法》第八十条～第八十二条、第八十五条～第八十八条共计7条设定了8项限制从业法律制度。

首先，以被限制内容为标准，可以将限制从业划分为以下三类：一是限制从事药品生产经营活动。在法律条文中主要表现为"×年内／终生不得从事药品生产经营活动"，如《药品管理法》第一百一十八条规定，经营假药的企业法定代表人等终身不得从事药品经营活动。二是不受理许可申请。在法律条文中主要表现为"×年内不受理相应申请"等，如《药品管理法》第一百一十六条规定，许可审批部门十年内不得受理具有生产、销售假药情节严重的企业的许可申请。三是暂停执业活动。在法律条文中主要表现为"暂停执业活动"，如《疫苗管理法》第八十五条法规定，违反规定储存、运输疫苗的医疗卫生人员暂停一年以上十八个月以下执业活动。其次，以限制对象为标准，又可以将限制从事某种业务活动的限制从业划分为以下两类：一是限制人员从事某种业务活动。主要表现为"×年内／终生不得从事……"，如《药品管理法》第一百一十八条规定。二是限制单位从事某种业务活动。在法律条文中主要表现为"×年内／终生不得申请……"，如《药品管理法》第一百一十六条规定。

虽然现有法律未明确规定该制度的概念，但通过对相关法律条款进行归纳分析，可以梳理出药品领域限制从业法律制度的主要内容、限制对象等，并结合该制度的目的和意义将其概念界定为：药品监管行政主体，对违反药品管理法律规范的行政相对人，依据药品管理法律规范的规定，禁止其在一定期限内直至终身从事药品生产经营活动或医疗执业活动的行政法律制度。

（三）药品领域限制从业法律制度与相近法律制度的辨析

为了更准确地界定药品领域限制从业法律制度的概念，避免法律适用的矛盾和冲突，实现各制度之间的综合运用，应当将其与以下几个相关法律制度进行区分。

1. 有别于前科限制就业法律制度

前科限制就业法律制度属于对资格的法定限制，以受到刑事处罚为前提，从刑法执行完毕之后开始执行，时限一般为终身，目的是预防犯罪的发生从而保护公共利益；限制从业法律制度在是一种行政处罚，从行政主体作出限制从业决定时开始执行，时限不固定，目的是对违法行为的惩罚和对再次违法的预防[6]。

2. 有别于从业禁止法律制度

从业禁止法律制度的适用依据是《刑法》，通常被认定为一种保安处分[7]，由法院通过判决作出，限制时间从刑法执行完毕或假释之日开始执行起算，期限为 3 至 5 年；而限制从业法律制度的适用依据是一系列分散的部门行政法律规范，是由行政主体依职权作出的行政处罚，限制时间从行政主体作出限制从业决定时开始起算，期限为一定年限至终身[8]。

3. 有别于暂扣或吊销许可证照

暂扣或吊销许可证照仅适用于需要行政许可的领域，是对行政许可的法律状态的变更，对行政相对人从业资格的剥夺是暂时的，行政相对人可以及时重新申请；而限制从业的适用没有领域的限制，对行政相对人从业资格的限制有一定固定期限，行政相对人在此期间都不能从事相应的业务活动，对基本权利的限制更为严厉[9]。

三、药品领域限制从业法律制度面临的问题

（一）药品领域限制从业法律制度执行现状

目前尚未建立有全国性限制从业处罚的信息公示平台，实践中药品监管部门更倾向于采取吊销行政相对人所持有的许可证、处以巨额罚款等处罚措施，以此来规避限制从业法律制度的适用，在访谈中某省药监局工作人员也

反馈，国家药监局在对该省《药品管理法》执行情况进行调研后，指出该省存在限制从业法律制度没有落实到位的问题。通过梳理被访谈人员反馈的信息，被访谈人员认为限制从业法律制度落实不到位的主要原因如下：一是限制从业法律制度过于严厉，对企业和个人生存发展影响巨大，可能诱发一些社会矛盾，执法人员怕承担执行不当而引起的相应责任；二是限制从业法律制度适用标准不明确，执法人员的自由裁量过宽，加上基层执法人员素质参差不齐，无法确保制度正确适用，所以干脆不用；三是限制从业法律制度程序机制不完善，导致实践中执法人员不知道如何去执行；四是被限制从业者信息公开共享不到位，导致执行效果不佳。此外，某些地方甚至存在因顾忌大企业对当地经济发展的重要性，而不敢依法作出限制从业决定，也就是所谓的 Too Big to Debar[10]。

检察院在制度执行中承担着监督执行的任务，该制度在具体适用中存在着以下难点：一是宣告主体不明确。检察院认为对已经因为药品犯罪行为被判刑罚的企业和个人，应对其适用限制从业的规定，但由于法律规定不明确，对应该由法院对其直接作出从业禁止宣告，还是应由负责药品监管的市场监管部门对其作出限制从业的处罚决定存在着争议。实践中，考虑到《刑法》的不可逆及严肃性，检察院倾向于对市场监管部门提出检察建议，建议由市场监管部门对已被定罪判刑的行政相对人采取相应的措施阻止其继续从事相关生产经营活动，市场监管部门则通常以吊销行政相对人持有的许可证，使其丧失相应经营资质，从而无法继续从事相关生产经营活动来回避限制从业法律制度的适用，实际上该制度根本没得到落实。二是如何应对后续执行监管的问题。无论是法院还是市场监管部门对违法犯罪相对人作出限制从业决定，几年至终身的限制从业处罚期间需要后续监管的跟进，在监管力量有限的情况下，如何有效地监督被限制从业者是否严格执行该决定，是一个有待解决的难题。

一般小型的药品生产经营企业，对什么是限制从业法律制度缺乏了解；生产经营企业普遍认为现行《药品管理法》及《疫苗管理法》对限制从业的规定设置的限制时间过长，处罚过于严厉，且存在救济途径不畅通等问题。

（二）药品领域限制从业法律制度面临的问题

1.法律规范不完善，法律适用存在分歧

现有法律规范涉及该制度的条款数量有限、内容简单、用语模糊，使得该制度在实践中缺乏可操作性。

一方面，现有法律规范中存在大量的"其他""等""情节严重"等不确定性用语，致使被限制对象难以确定，限制范围、适用前提不明确。有关限制期限的规定，以十年至终身为主，而从业禁止法律制度的禁业期限为3至5年，限制从业法律制度的处罚严苛程度明显超过《刑法》中的从业禁止，破坏了资格限制体系的阶梯化设置，并且部分条款限制期限跨度大[11]，部分条款限制期限无跨度，自由裁量空间要么太大、要么太小，缺乏可操作性。另一方面，现有法律规范缺乏相应的制裁措施等内容。现行《药品管理法》第一百四十条增加了用人单位违法聘用被限制从业人员的法律责任，解决了单位违反限制从业法律制度制裁规范欠缺的问题，但是对个人违反制度的制裁仍为空白，行政相对人重复违法无成本，也使得这一制度的规范目的落空。

2.适用标准不明确，导致实践应用不确定

适用标准不明确，使得执法人员难以准确把握应对哪些行政相对人、达到何种程度及满足何种条件的违法行为适用限制从业法律制度。

一是限制对象的范围不确定。实践中，执法人员一般能清晰界定违法单位中的法定代表人和主要负责人，但对直接负责的主管人员、其他责任人员、关键岗位人员究竟包括哪些人员的界定却存在着诸多的争议，难以准确把握的哪些人员应被界定为被限制人员。二是限制内容的界定不明确。药品领域监管人员对"禁止从事药品生产经营活动"有着不同的理解，部分执法人员认为应将限制内容界定为以公司、企业或个体工商户等独立的市场主体开展的药品生产经营活动；部分执法人员则认为应将限制内容界定为与药品生产经营活动有关的一切活动，包括单纯以劳动者身份在他人的生产经营单位中从事有关药品生产经营的活动。三是适用条件不明确。一方面，作为限制从业法律制度适用前提，违法行为"情节严重"的界定标准的缺失，留给了行政主体过宽的裁量空间；另一方面，不以相对人主观过错为构成要件，可能存在打击面过宽的问题，反而更不利于医药产业的发展。

3. 运行程序不健全，制度难以有效执行

《行政处罚法》（2021 年修订）明确限制从业法律制度的行政处罚法律属性，解决了是否应该按照行政处罚程序作出限制从业决定的问题，但仍有部分程序缺失，无法保障行政主体有效地执行该制度。

一是全国性信息公示程序的缺失。《行政处罚法》（2021 年修订）并未明确限制从业处罚决定是否属于应当公开的具有一定社会影响力的行政处罚，不同区域的行政主体会选择不同的平台对药品行政违法行为处罚信息进行公示，存在着公示内容范围不一致、公示频次不确定、信息更新不及时等问题。二是后续监督程序的缺失。要想限制从业法律制度发挥出实效，落实对被限制从业人员的后续监督是关键，若不建立科学有效的后续监督程序，被限制从业者极有可能重操旧业。三是与从业禁止法律制度衔接程序缺失。从现有司法判例看，几乎不存在法院援引其他法律、行政法规来宣告从业禁止的判例[12]，法院基本选择排除适用《刑法》中"从其规定"的衔接条款：首先表现为，应通过判决宣告从业禁止而未宣告，即当某人因犯罪被判处刑法时，法院认为依据"从其规定"其无权再对其宣告从业禁止；其次表现为，独立于部门行政法律规定宣告限制从业，即不考虑其他行政法律对于限制从业的限制时限、限制内容特殊规定。

4. 救济渠道不畅通，削弱行政制裁的公正性

目前针对限制从业法律制度的救济方式主要有听证、复议和诉讼制度，救济方式单一，且多为事后救济。

一是现有听证救济制度存在弊端。《行政处罚法》（2021 年修订）规定被限制从业者享有申请听证的权利，但实践中听证由拟作出处罚决定的行政主体组织实施，在听证中起着决定性作用的听证主持人也是该单位的工作人员，且一般是已提前接触过案件实质性内容的法制审核工作人员，缺乏独立性和中立性，易使听证变成走过场。二是对行政相对人信息保护不到位。首先，现有公示信息范围不明确，存在因公示的信息范围过宽而侵害被限制从业者隐私权的可能。其次，公示信息复核制度缺失，不能有效保障限制从业决定及公示信息的正确。最后，公示信息动态管理缺失，不及时根据实际情况动态调整公示信息，可能损害被限制从业者声誉。三是定期审查评估制度的缺失。限制从业决定一经作出，过了复议、诉讼期就不可逆转，然而被限制人员的危险性却不是一成不变的，如不设立相应的审查评估制度，则无法根据

被限制人员后续的实际情况对限制期限予以调整，这显然不符合比例原则的要求。

四、美国 FDA 禁止制度对我国的启示

（一）美国 FDA 禁止令制度内容

《仿制药实施法案》实施后，《美国联邦食品、药品和化妆品法案》（以下简称《FD&C Act》）第 306 条便规定了行业禁入（debarment）制度，即禁止令制度，分为强制性禁止和非强制性禁止两种类型。

《FD&C Act》为禁止令制度设定了一系列的适用程序和制度，如因积极协助调查、纠正违法行为减轻危害后果等行为而终止禁令的特殊终止程序，因故意雇佣处于禁止期间内的人员而被处以民事罚款的法律制裁制度，动态更新联邦公报上禁止名单公示制度，以及特殊听证、司法审查等制度，以确保禁止令制度能有效执行。美国 FDA 制定有《监管程序手册》，为美国 FDA 工作人员提供用于执行国内外监管执法事务各项操作程序。美国 FDA 还制定了《美国食品和药物管理局工作人员手册指南》（以下简称 SMG7712），该指南第四卷"机构计划指令"概述了美国人员在强制性要求下应遵循的一般程序和许可限制，包括终止和特殊终止限制的申请，并确定了美国 FDA 员工在禁止令发布程序中的分工和责任，以确保禁止行动得到一致和有效的执行。此外，美国还出台了《向媒体披露不利信息》等指导信息公示的文件，规定美国 FDA 在发布禁止名单之前要事先告知行政相对人、再次复核公布信息，及时纠正已发布错误信息，以维护违法主体的合法权益[13]。

（二）美国 FDA 禁止令制度的运行实践

ORA 负责美国 FDA 所有的监管事务，根据 SMG7712 规定，禁止令制度由美国 FDA 监管事务办公室的执行司（以下简称 DE）负责执行。美国 FDA 所有员工都有责任将任何可能被取消资格的人员报告 DE，并在规定的时间范围内将相关材料提交给 DE。由 DE 启动禁止通知，当被取消资格候选人（又称为 debaree）未作出回应或拒绝出席听证会来回应取消资格或默认取消资格提议时，由 DE 发布禁止决定；当 debaree 要求听证时，由科学诚信办公室发

布最终禁令。美国 FDA 最终禁止令需要在联邦公报上进行发布。

经查询美国 FDA 官网，该官网设置了美国 FDA 禁令清单专栏，美国 FDA 禁令清单分为：药品应用禁令清单、药品进口禁令清单及食品进口禁令清单。根据网站公示信息，1995 年至 2021 年 1 月 31 日，共有 183 个自然人被列入了药品应用禁令清单，其中被采取强制性禁令（永久禁令）119 人、被采取非强制性禁令 64 人，有 49 人禁止已终止；共有 8 人被列入药品进口禁令清单；目前尚无自然人以外的任何人进入上述名单。对此，美国 FDA 官员解释：被列入禁令清单的个人，几乎都是企业的主要管理人员，企业也会因此受到牵连破产倒闭，所以无需再将企业列入禁令清单[14]。以上内容反映出，美国 FDA 禁止令制度在美国药品监管领域得到了规范且有效的实施，在美国 FDA 监管工作中发挥者重要的作用，通过对违法犯罪人给予严厉的惩罚，树立法律权威，不仅提高了美国 FDA 监管效率，也提高了美国医药行业的诚信经营水平，确保了美国医药行业有序、安全的发展。

（三）美国 FDA 禁止令制度对我国的启示

对比中美两国限制从业相关立法，美国 FDA 禁止令制度有着完善的法律体系，对禁止令制度的执行主体及部门分工、实施对象、适用前提、禁止内容、禁止期限及如何适用进行了详细的规定，让该制度具有很强的可操作性。我国应在借鉴美国立法规范的基础上，结合我国特色完善我国药品领域的限制从业法律规范依据。对比中美两国限制从业在执法实践中的落实情况，为确保禁止令制度得以规范有效的落实，美国 FDA 设置了信息披露、特殊终止、违反制裁、递交禁用声明等一系列完善的配套制度，我国也应当充分考虑制度设计的严密性，完善限制从业法律制度的相关配套制度，改变因缺乏可操作性而出现执行效果不到位的现状。此外，从美国 FDA 禁止令制度的适用前提和公示的 debarment list 来看，被限制从业对象都是因违反联邦法律而被判有重罪，且在长达 25 年期间仅有 192 个人被列入 drug debarment list，美国 FDA 禁止令制度的使用是很慎重的，鉴于我国限制从业制度适用前提不明确，应参考美国 FDA 禁止令制度及我国《食品安全法》确定的因食品安全犯罪被判处有期徒刑以上刑罚才进行限制从业的适用前提，合理的设定我国药品限制从业法律制度适用前提，并确立"终生限制从业"慎用原则。

五、药品领域限制从业法律制度的完善

（一）完善限制从业法律制度规范依据

在规范层面对限制对象、适用条件、限制期限、限制程序及裁量权的行使规则等作出尽可能明确、详尽的规定，以确保限制从业法律制度的法律实效性。

一是在《行政处罚法》中进一步明确限制从业法律制度的概念内涵，确立行政法规以上法律规范才有权设定的原则。如上文所述，限制从业法律制度较吊销许可证照而言，法律后果明显更为严厉，同时鉴于行政法规以上的法律规范才能设立吊销营业执照的处罚，以此类推，有期限类的限制从业处罚应由行政法规以上法律规范设立，终身类的限制从业处罚应由法律进行设定。二是在现有药品管理单行法中增设违反限制从业的制裁条款，对单位违反法律规定聘用被限制从业人员和被限制从业人员违反限制从业规定的制裁进行规定。三是参照《证券市场禁入暂行规定》制定《药品限制从业实施细则》，在一般行政处罚程序基础上补充制定配套的程序机制，细化限制从业法律制度的相关实施程序，形成药品领域限制从业法律制度适用特别程序。四是根据国家市场监督管理总局印发的《关于规范市场监督管理行政处罚裁量权的指导意见》的精神，结合药品监管执法工作的特殊要求，制定《药品领域限制从业自由裁量规则》，进一步规定限制从业自由裁量权行使的具体规则，明确从重、从轻、减轻或免于处罚的具体情形，防止对同一性质违法行为作出不同的处理决定，确保行政行为的统一性。

（二）明确限制从业法律制度适用标准

清晰界定限制从业的适用对象、限制内容、适用前提，并确立适用上的主观过错原则，才能防止限制从业法律制度被架空或被滥用，同时确保处罚范围施之有度。

一是确定限制对象的判定方法。判定某人是否应被界定为被限制对象，应综合考量以下因素：首先，判定对象是否系单位中工作人员。若非该单位工作人员即使参与单位违法行为，也不能认定为上述人员。其次，判定对象

是否参与单位违法活动。对直接负责的主管人员而言，有决策、组织、事后追认等积极主动的直接参与行为，也有不履行管理监督职责等消极不作为行为；对于其他责任人员、关键岗位人员而言，仅指积极主动的直接参与行为。最后，判定对象是否具有主观过错。对直接负责的主管人员而言，只要具有主观过错即可；对于其他责任人员、关键岗位人员而言，应具有主观故意，因为除单位主管人员外的一般工作人员，基本上都是根据主管人员的指令行事。

二是明确界定限制内容。《药品管理法》将限制内容概括性地表述为"生产经营活动"一词，执法人员在具体适用过程中易对其外延界定产生分歧，为定纷止争，应明确界定限制内容，同时考虑到《药品管理法》通过严厉惩处药品违法犯罪行为来维护药品安全的立法本意，编者认为应将"不得从事药品生产、经营活动"的外延界定为"与药品生产经营有关的所有活动"，包括单纯以劳动者身份在他人的生产经营单位中从事有关药品生产经营的活动。

三是明确适用前提。借鉴《刑法》中从业禁止的适用前提，根据预防再犯罪的需要，将是否系初次违法、是否具有主观过错及过错大小、是否产生危害后果及危害后果的严重性、是否构成刑事犯罪等情形作为衡量行政相对人责任大小的参考因素。借鉴《食品安全法实施条例》《证券市场禁入规定》以例证方式说明何为药品领域违法行为情节严重的立法例，结合现有法律规定及药品监管工作的特点，通过法律规范明确列举出那些情形属于"情节严重"。

（三）健全限制从业法律制度运行程序

在遵守一般行政处罚程序规定的基础上，为限制从业法律制度设定更为公正、严密细致、有针对性的处罚程序，让处罚程序更加公正有序。

一是完善限制从业公示程序。由国家药品监管部门建立全国性的被限制从业人员信息库，制定统一的信息公示模板，依托现有国家企业信用信息公示系统公示限制从业处罚决定及被限制从业者的相关信息，利用信息共享来打破地区管辖权限制壁垒，形成全国性的监管合力，确保限制从业法律制度的有效落实。

二是完善后续执行监督程序。首先，鉴于药品监管部门长期从事药品生产经营活动的监督管理工作，监管人员具有较为深厚的专业技术知识，且药品领域限制从业决定是由其作出的，本着"谁作出、谁执行"的原则，应确定各地药品监管部门为执行机关，由其做好相关处罚决定的执行工作。其次，建立定期访问、用人单位协助执行、举报人奖励等多层次的配套监督制度，鼓励媒体、行业协会等组织和个人对被限制从业者进行监督，形成齐抓共管监管合力，缓解执行机关的监管压力。

三是正确理解和适用《刑法》第三十七条之一"从其规定"。运用法律体系解释方法，基于部门行政法律的专业性及行政机关具有行业监管职责特殊使命，编者认为应对"从其规定"作如下理解和适用：为维护刑法的稳定性、严肃性，制度的适用前提必须满足职业关联性、构成犯罪被判处刑罚、犯罪预防必要性三个要件，适用条件不能从其规定；鉴于从业禁止的禁止期限跨度小，难以适应复杂的犯罪情形，所以限制期限应当从其规定，以增加制度的弹性空间；鉴于从业禁止法律制度限制内容仅笼统地表述为"从事相关职业"，因而为增强制度的针对性和实用性，限制内容应从其规定；为规避执行主体不明确的问题，从减轻司法负担、提高执行效率的角度思考，宜将宣告主体确定为行政主体。

（四）畅通限制从业法律制度救济渠道

在限制从业法律制度实施过程中，除了应保障当事人申请听证、提起复议和诉讼的权利，还应当制定约束和监督行政主体执行限制从业法律制度的配套制度，让处罚结果合法公正，以保障当事人的基本权利。

第一，健全听证主持人制度。为保障听证制度的公平运行，促使行政主体作出公正的决定，应从以下方面来健全现有听证主持人制度：一是借鉴美国的行政法官制度，在行政主体内部选任专门人员负责听证主持工作，并赋予其独立于本机关的选任权，确保听证主持人的独立地位[15]；二是邀请司法部门执法监督工作人员及行业代表参与听证，对行政主体听证活动进行全程监督，确保听证活动的公开透明；三是选任法律专业且业务能力强的人员担任听证主持人，并定期对听证主持人进行培训，确保其专业能力达标[16]。

第二，完善公示信息保护制度。首先，结合药品行业监管特点，明确信息的公示范围，设置统一公示模板。其次，从是否应当作出限制从业决定和公示信息内容两方面做好公示信息的复核工作，确保公示决定、对象和内容无误。最后，应建立公示信息动态管理制度，对公示内容有误的信息和已变更的信息及时进行更正[13]，对提前结束限制从业的及时撤销，保障行政主体的公信力。

第三，建立定期审查评估制度。在限制从业期间，由执行机关定期对被限制从业者的人身危险性进行审查，评估其再次利用职业从事违法活动的可能性，执行机关对每个被限制从业者建立专门的审查评估档案，将每一次定期审查评估记录、结果存档保留，以审查评估档案作为启动暂缓、撤销、减免、特殊终止、恢复等动态调整的特殊执行程序的重要依据，确保限制期限与被限制从业者的人身危险性相适应[17]。

第四，确立"终生限制从业"慎用原则。终身限制从业是限制从业法律制度中最严厉的处罚，是"极端"的资格罚，应当慎用[18]。限制从业的设置要以保障行政相对人的生存和生活为前提，以行政相对人违法行为的行为危害程度为根据，编者认为药品领域终身禁止从事药品生产经营活动的适用前提应规定为：因药品违法行为构成犯罪被判处有期徒刑以上刑罚，并造成严重危害后果，如导致严重不良反应或药品安全事件发生。

参考文献

[1] 宋华琳. 部门行政法与行政法总论改革 [J]. 当代法学，2010，140（2）：61.

[2] 刘志强. 我国药品安全相关法律责任体系现状与问题分析 [D]. 沈阳：沈阳医科大学，2018：63.

[3] 刘炫，宋华琳. 药品管理法律责任的创新制度 [J]. 中国药事，2019，33（11）：1213.

[4] 国务院办公厅. 国务院办公厅关于加快推进社会信用体系建设构建以信用为基础的新型监管机制的指导意见（国办发〔2019〕35号）[EB/OL].（2019-07-16）[2021-03-09]. http://www.gov.cn/zhengce/content/2019/07/16/content_5410120.htm.

[5] 喻少如. 论单位违法责任的处罚模式及《行政处罚法》的完善 [J]. 南京社会科学，2017（4）：89.

[6] 杨曦. 行政法视角下从业限制制度的体系化梳理与完善 [J]. 黑龙江省政法管理干部学院院报，2019，136（1）：143-144.

[7] 张明楷. 刑法学（第五版）[M]. 北京：法律出版社，2016：467.

［8］宋华琳. 禁入的法律性质及设定之道［J］. 华东政法大学学报，2020，23（4）：47.

［9］高聪. 行政法视野下从业禁止处罚之法律规制［J］. 各界，2018（6）：1-2.

［10］Drury D. Stevenson，Nicholas J. Wagoner. FCPA Sanctions：Too Big to Debar［J］. Fordham L. Rev，2011，80（2）：809.

［11］谭冰霖. 单位行政违法双罚制的规范构建［J］. 法学，2020，465（8）：141-142.

［12］欧阳本祺. 我国刑法中的"从其规定"探究——以《刑法》第37条之一第3款的规定为分析对象［J］. 法商研究，20117，34（3）：104-112.

［13］许莉莉. 行政黑名单制度研究［D］. 石家庄：河北大学，2020：43-44.

［14］赵旭东. 黑名单制度［M］. 北京：中国法制出版社，2019：66.

［15］王名杨. 美国行政法［M］. 北京：中国法制出版社，1995：467.

［16］胡锦光，刘宇飞. 行政处罚听证程序研究［M］. 北京：法律出版社，2004：238.

［17］肖萍，黎晨. 对"一定时期禁止"类处罚的反思与规制［J］. 南昌大学学报，2015，46（2）：80.

［18］舒平安. 职业终身禁止的合宪性研究——从保护职业自由的视角切入［D］. 上海：华东政法大学，2018：62-63.

本文首发于《中国药事》，2022年第36卷第3期，有删改